Keweloh / Reinecke
Keimarme Ernährung

Keweloh / Reinecke

Keimarme Ernährung

bei Immunschwäche und Immunsuppression, in der Schwangerschaft und im Alter

Heribert Keweloh, Oberhausen
Uta Reinecke, Walsrode

Mit 88 Abbildungen und 11 Tabellen

WVG Wissenschaftliche Verlagsgesellschaft Stuttgart

Zuschriften an
lektorat@dav-medien.de

Anschriften der Autoren
Dr. Heribert Keweloh
Forststr. 129
46147 Oberhausen

Uta Reinecke
Altenboitzen 45
29664 Walsrode

Bibliografische Information der Deutschen Nationalbibliothek
Die Deutsche Nationalbibliothek verzeichnet diese Publikation in der Deutschen Nationalbibliografie; detaillierte bibliografische Daten sind im Internet unter https://portal.dnb.de abrufbar.

1. Auflage 2018
ISBN 978-3-8047-3687-0 (Print)
ISBN 978-3-8047-3873-7 (E-Book, PDF)

Birkenwaldstraße 44, 70191 Stuttgart
www.wissenschaftliche-verlagsgesellschaft.de
Printed in Germany

Satz: abavo GmbH, Buchloe
Druck und Bindung: W. Kohlhammer Druckerei GmbH & Co. KG, Stuttgart
Umschlaggestaltung: deblik, Berlin
Umschlagabbildung: Biszó/stock.adobe.com

Vorwort

Unser Immunsystem hat in einer Welt voller krankheitsauslösender Bakterien und Viren die Aufgabe, den Körper vor den Angriffen dieser Mikroorganismen zu schützen. Ein Großteil der Infektionen, die Menschen in der heutigen Zeit erleiden, wird beim Verzehr von Speisen durch Krankheitserreger in den Lebensmitteln ausgelöst. Diese Lebensmittelinfektionen treffen besonders Menschen bestimmter Risikogruppen, deren Abwehrsystem dauerhaft oder vorübergehend geschwächt ist.

Dies sind zum einen Patienten mit Immunsuppression, deren Zahl stetig zunimmt. Infektionen können das Leben von Patienten, deren Immunsystem medikamentös unterdrückt wird, akut gefährden. Bei Patienten nach Organtransplantationen müssen die Maßnahmen zum Schutz vor Abstoßungen kontinuierlich aufrechterhalten werden. Stammzelltransplantationen und Chemotherapie, Krebs- und Autoimmunerkrankungen, Immundefekte und Erkrankungen wie AIDS werden ebenfalls von Immunsuppression begleitet oder sind selbst die Quelle der Immunschwäche.

Während der Schwangerschaft tritt bei Frauen eine physiologische Suppression ihres Immunsystems auf, damit der Fötus nicht als körperfremd abgestoßen wird. Sie sind besonders durch Lebensmittel gefährdet, die Infektionserreger enthalten, die auf das Ungeborene übergehen und zu Missbildungen oder gar zum Tod führen können. Auch im Alter reagiert das Abwehrsystem des Körpers immer schlechter auf dem Immunsystem unbekannte Krankheitserreger. Das Risiko, durch Lebensmittel verursachte Infektionen zu erleiden, steigt bei Menschen schon ab dem 60. Lebensjahr an.

Die zahlreichen Empfehlungen zur keimarmen Ernährung unterscheiden sich oft stark, sind wissenschaftlich nicht belegt und durch zahlreiche Unstimmigkeiten gekennzeichnet. Dies führt zu einer erheblichen Verunsicherung der Patienten. Darüber hinaus schränkt eine rigorose keimarme Kost das Wohlbefinden sowie die Lebensqualität der Betroffenen drastisch ein. Sie kann den körperlichen Ernährungszustand dieser Menschen verschlechtern und damit auch den Immunzustand weiter beeinträchtigen.

Nicht alle Mikroorganismen sind eine Bedrohung. In der Medizin haben Bakterien lange Zeit ein düster-bedrohliches Image gehabt. Heutzutage ändert sich das aber, und die vielen guten Seiten der Einzeller, die uns bewohnen, kommen zum Vorschein. Um jedoch vermeidbare exogene Infektionen durch pathogene Keime zu verhindern, bedarf es eines Verständnisses der mikrobiologischen Belastungen und der physiologischen Abläufe im Körper. Erst dann können auf professioneller und auf privater Ebene sinnvolle hygienische Vorkehrungen getroffen werden, um den Zugang der Erreger zum Körper zu minimieren oder ganz auszuschließen. Dabei gibt es keine Patentrezepte und Standardlösungen, und das Infektionsrisiko bestimmter Lebensmittel muss immer im Zusammenhang mit dem Grad der Immunschwäche der Betroffenen gesehen werden. Listen mit für Immungeschwächte geeigneten und ungeeigneten Lebensmitteln können hilfreich sein, verschleiern aber, dass der hygienische Umgang mit ihnen ebenso wichtig ist und die Höhe des Infektionsrisikos bestimmt, die von ihnen ausgeht.

Dieses Fachbuch behandelt die Ernährung von Menschen, deren Immunsystem für den Angriff von Infektionserregern besonders empfindlich ist, und die das Risiko von Lebensmittelinfektionen drastisch reduzieren müssen.

Wir haben uns bemüht, die Anliegen und Probleme aller Betroffenen zu erfassen. Zum einen sind dies Berufsgruppen wie Ärzte, Pflegepersonal, Ernährungstherapeuten, Diätassistenten und Köche, deren Aufgabe die Ernährung und Versorgung dieser Menschen ist. Darüber hinaus ist das Buch auch für die Menschen selbst nützlich, die mit Immunsuppression oder -schwäche leben müssen, für Schwangere und ältere Menschen sowie deren Familienangehörige.

Im ersten Teil erfährt der Leser, welche schädlichen und nützlichen Mikroorganismen in unseren Lebensmitteln enthalten sein können und welche Bedeutung sie für den Menschen haben. Die Abwehrreaktionen des Körpers auf Krankheitserreger und die Konstellation der unterschiedlichen Personengruppen mit geschwächtem Immunsystem erläutern wir im zweiten Teil. Im dritten Teil werden die notwendigen hygienischen Vorkehrungen im Umgang mit Lebensmitteln vom Einkauf bis zu dem Verzehr vorgestellt. Auch in Lebensmittelhygiene nicht ausgebildete Personen werden hier in die Lage versetzt, die wichtigsten Hygieneregeln zu beachten und sichere Speisen zuzubereiten. Im letzten Teil des Buches werden die Lebensmittel gruppiert und ihre mikrobiologischen und hygienischen Besonderheiten beleuchtet. Wir haben uns dabei auf die gängigsten Lebensmittel konzentriert; diese Ernährungsprinzipien sind aber auf andere Lebensmittel übertragbar.

Wir hoffen sehr, allen Lesern dieses Buches bei ihren Ernährungsentscheidungen helfen zu können. Wir bedanken uns bei allen, die beim Schreiben und bei der Herstellung des Buches unterstützt und geholfen haben. Besonderer Dank für die wohlwollende Unterstützung gebührt Herrn Wilfried Bissel, dem Geschäftsführer der Klinik Fallingbostel, der der Autorin Arbeitszeit für die Bucherstellung zur Verfügung gestellt hat. Ebenfalls danken wir Frau Hedwig Schindler und Frau Dr. Nadine Mariani Corea für die kritische Durchsicht des Manuskripts und für ihre wertvollen Tipps. Unser Dank geht auch an die Lektoren des Verlags, Frau Kathrin Kisser, Frau Anne-Kathrin Janetzky und Herrn Dr. Tim Kersebohm, die unser Projekt mit Feuer und Flamme unterstützt haben, für die ausgezeichnete Kooperation.

Oberhausen und Walsrode, im Sommer 2018

Heribert Kewelon
Uta Reinecke

Inhaltsverzeichnis

1 Mikroorganismen als Krankheitserreger in Lebensmitteln

Ernährung ist stets mit dem Risiko verbunden, dass Krankheitserreger beim Essen oder Trinken in den Körper gelangen. Die Erreger können eine Infektion hervorrufen, wenn sie unsere Abwehrmechanismen überwinden und unser Immunsystem überlisten. Infektionen dieser Art, d. h. Lebensmittelinfektionen, können durch eine Kost vermieden werden, die darauf ausgerichtet ist, die Aufnahme krankheitserregender Mikroorganismen durch Auswahl und hygienische Behandlung der Nahrungsmittel zu verhindern.

Die an Lebensmittelinfektionen beteiligten Krankheitserreger sind vermehrungsfähige Lebewesen, die aufgrund ihrer Größe mit dem bloßen Auge nicht sichtbar sind und zumeist **Mikroorganismen** darstellen. Die in riesiger Anzahl auf der Erde vorkommenden Mikroorganismen, zu denen die Bakterien als eine Großgruppe gehören, besitzen höchst unterschiedliche Eigenschaften. Die allermeisten Mikroorganismen können uns nicht krankmachen, da dazu genetisch verankerte Programme und Virulenzfaktoren gehören, die nicht in ihrem Erbgut enthalten sind. Nur einige krankheitserregende Mikroorganismen können in den Körper des Menschen eindringen, sich dort vermehren und den Körper schädigen.

Der Begriff „Keime“ wird nicht einheitlich benutzt. Oft werden damit Krankheitserreger gemeint; häufig und auch in diesem Buch werden Keime mit Mikroorganismen gleichgesetzt.

1.1 Biologie und Lebensweise der Mikroorganismen

Die Mikroorganismen, die als Sammelbegriff nur aufgrund ihrer geringen Größe zusammengefasst werden, bestehen aus unterschiedlichen biologischen Großgruppen (o Abb. 1.1). Die Viren, die häufig als Erreger von Infektionskrankheiten auftreten, werden in der Regel nicht zu den Mikroorganismen gezählt, da sie keine Lebewesen sind (▸ Kap. 1.1.4).

1.1.1 Bakterien

Die kleinsten Mikroorganismen sind die **Bakterien**, die nur aus einer Zelle bestehen und niemals mehrzellig sind. Obgleich Bakterien Einzeller sind, leben sie nicht immer einzeln, sondern bevorzugen oft die Gemeinschaft mit Artgenossen. Bakterien können auf Ober-

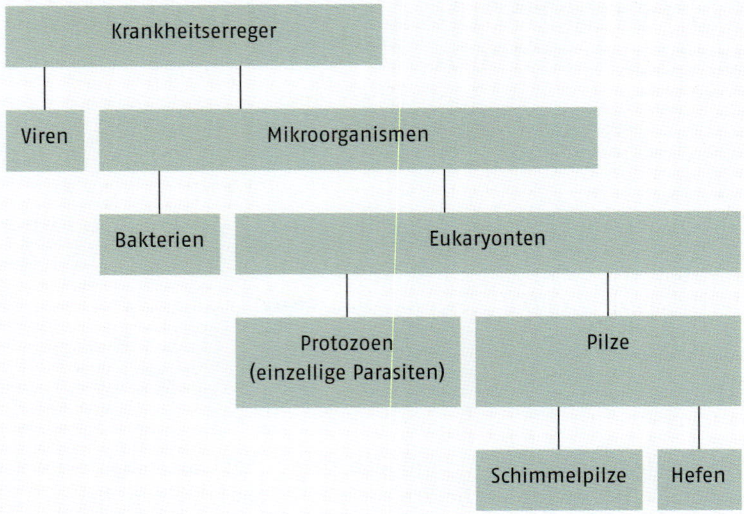

Abb. 1.1 Mikroorganismen stellen keine einheitliche biologische Gruppe dar

flächen **Biofilme** bilden, wie beispielsweise die schleimigen Beläge, die auf Fleisch und Fleischprodukten entstehen. Auch auf blättrigen Teilen von Pflanzen, wie bei vielen Salatpflanzen, befinden sich Biofilme. Dazu müssen die Oberflächen nur häufig mit Wasser in Berührung kommen, z. B. bei Regen oder Berieselung. In nährstoffreichen Flüssigkeiten vermehren sich die meisten Bakterien ebenfalls sehr gut, in einer klaren Brühe sichtbar an einer schnell auftretenden Trübung (Keweloh, Frintrop 2016).

Bakterien vervielfältigen sich durch Querteilung: Aus der Mutterzelle entstehen durch Abschnürung in der Zellmitte zwei identische Tochterzellen. Unter optimalen Umweltbedingungen können zahlreiche Bakterien alle 15–20 Minuten eine neue Zellgeneration bilden. Dazu gehört vor allem eine geeignete Temperatur. Die meisten Bakterien in Lebensmitteln wachsen optimal bei etwa 30 °C, sodass gerade in warmen Küchen und im Sommer ein hohes Risiko besteht, dass gesundheitsgefährdende Keime sich in ungekühlten Speisen stark vermehren. Kühlschranktemperaturen verlangsamen das Wachstum von

Abb. 1.2 Bakterien aus der Gruppe der Listerien

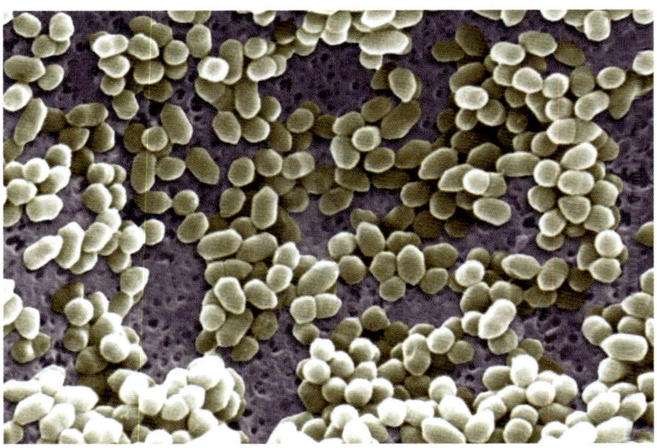

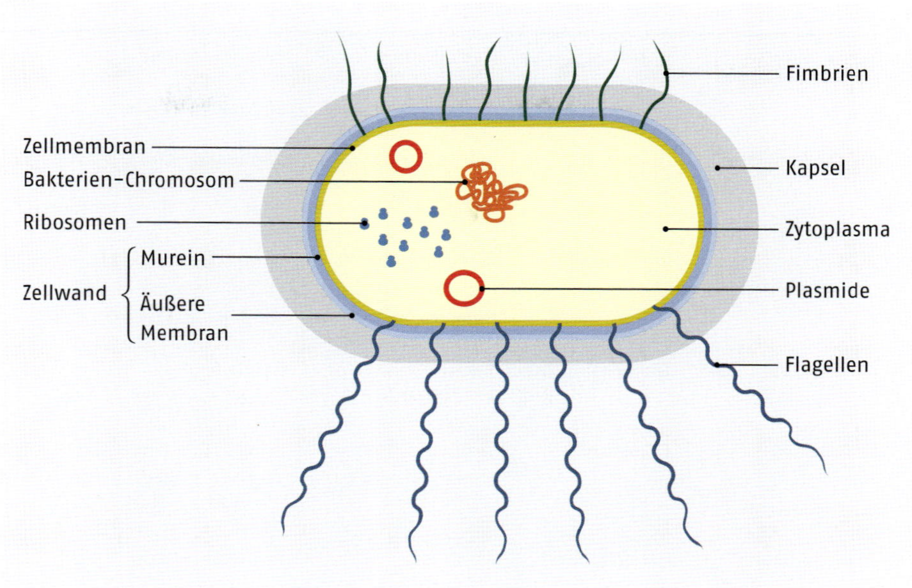

Abb. 1.3 Bakterienzelle (gramnegatives Bakterium)

Keimen beträchtlich, einige Keime wie etwa Salmonellen können sich unter 7 °C überhaupt nicht mehr vermehren.

Für das Wachstum von Bakterien sind weitere chemische und physikalische Umweltfaktoren notwendig, die allerdings ebenfalls von Art zu Art der Bakterien variieren können.

- **Wasser** ist in jedem Fall eine notwendige Voraussetzung für die Vermehrung von Mikroorganismen. Dabei muss das Wasser für die Bakterienzellen verfügbar sein, darf also z. B. nicht durch Zucker oder Salze gebunden sein. Als Maß für Verfügbarkeit des Wassers gilt die Wasseraktivität (*Activity of Water*, a_W-Wert).
- **Nährstoffe** sind die Grundlage für Stoffwechsel und Wachstum der Zellen. Organische Verbindungen (z. B. Zucker) sowie anorganische Stoffe (z. B. Salz-Ionen) müssen in die Zellen aufgenommen und die organischen Stoffe mithilfe von Enzymen umgesetzt werden.
- Der **pH-Wert** muss für eine Vermehrung geeignet sein. Ein zu saures Milieu erlaubt höchstens noch Wachstum der darauf spezialisierten Keime, z. B. der Milchsäurebakterien.
- Je nach **Sauerstoffbedürfnis** der Bakterien muss O_2 in genügender Konzentration vorhanden (für aerobe Keime) oder abwesend sein (für anaerobe Keime).

Die Zellen von Bakterien (Abb. 1.3) enthalten im Inneren, im sogenannten **Zytoplasma**:

- das Erbgut aus DNA, das **Bakterienchromosom** genannt wird,
- **Plasmide**, die zusätzlich erworbene Gene wie Antibiotikaresistenzen aufweisen,
- **Ribosomen**, an denen Proteine synthetisiert werden.

Die Zellhülle hat folgenden Aufbau (von innen nach außen):

- Die **Zellmembran** ist für den Stoffaustausch verantwortlich und besteht aus einer Lipiddoppelschicht mit eingelagerten Proteinen.

Tab. 1.1 Klassifizierung von Bakterien (Auswahl)

Gruppe	Gram-Färbung	O_2-Verhalten	Besonderheiten
Bazillen	Grampositiv	Aerob	Bildung von Bakteriensporen
Bifidobakterien	Grampositiv	Anaerob	Darmbakterien
Clostridien	Grampositiv	Anaerob	Bildung von Bakteriensporen
Enterobacteriaceen (Enterobakterien)	Gramnegativ	Aerob oder anerob (falls kein O_2 vorhanden)	Darmbakterien und Krankheitserreger, z. B. *E. coli*, *Salmonella*, *Yersinia*
Enterokokken (früher Streptokokken)	Grampositiv	Tolerieren, aber benötigen kein O_2	Darmbakterien
Laktobazillen (Gruppe der Milchsäurebakterien)	Grampositiv	Tolerieren, aber benötigen kein O_2	Lebensmittelfermentierer, vergären Zucker zu Milchsäure
Pseudomonaden	Gramnegativ	Aerob	Verderbniserreger

- Die **Zellwand** besteht aus einem netzförmigen Makromolekül, dem **Murein**, einer Verbindung, die nur bei Bakterien gefunden wird.
- Ein Teil der Bakterien (gramnegative Bakterien) besitzt außerhalb der Mureinschicht eine weitere Membran, die **äußere Membran** genannt wird.
- Einige Bakterien können auch Schleimschichten oder **Kapseln** um die Zelle bilden, die eine wirksame Barriere für Antikörper sind.
- Nach außen ragen bei vielen Bakterien die **Flagellen** (Geißeln), die der Fortbewegung dienen, und Anhängsel zur Anheftung an feste Strukturen, wie **Fimbrien** oder Pili, die auf der gesamten Oberfläche zu finden sind.

Die gramnegativen Bakterien enthalten in der äußeren Membran die Lipopolysaccharide (LPS). Diese Moleküle können von Antikörpern als Antigene genutzt werden (Kap. 2.1.3). Außerdem handelt es sich bei diesen Verbindungen um die sogenannten Endotoxine, die beim Tod der Bakterien heftige Entzündungsreaktionen im Wirtsorganismus auslösen können. Die grampositiven Bakterien, die von den gramnegativen durch eine Färbung (Gram-Färbung) unterschieden werden, besitzen eine sehr dicke Zellwand aus vielen Schichten Murein und keine äußere Membran (Keweloh, Frintrop 2016).

Es gibt im Bakterienreich eine Vielzahl von Untergruppen, von denen einige für Lebensmittel und den Menschen bedeutsam sind (▫ Tab. 1.1).

Bakterien können im Allgemeinen mithilfe von Antibiotika abgetötet werden. Antibiotika greifen Strukturen wie z. B. das Murein der Zellwand an, die typisch sind für Bakterien und die in den Zellen des Menschen nicht vorhanden sind.

1.1.2 Pilze

Eine wichtige Gruppe der Mikroorganismen sind die **Pilze**, von denen die Schimmelpilze und die Hefen für die Qualität und Sicherheit von Lebensmitteln von Bedeutung sind. Die Zellen der Pilze sind nicht nur wesentlich größer als die der Bakterien, sie unterscheiden

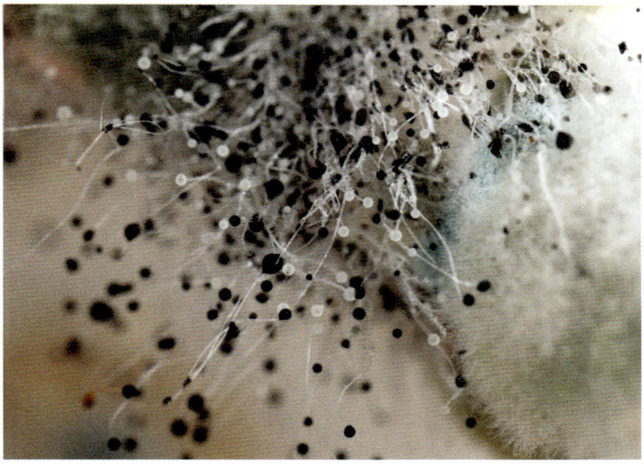

Abb. 1.4 Schimmelpilz (*Penicillium*) mit Hyphen und Sporenbildungsorganen

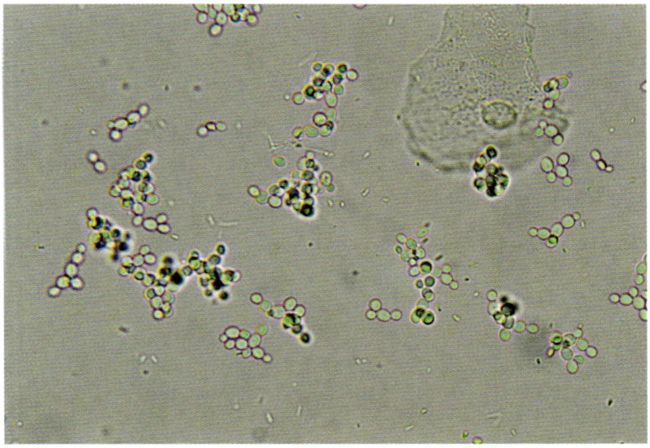

Abb. 1.5 Die Hefe *Saccharomyces cerevisiae*

sich auch durch den Besitz eines Zellkerns und von Chromosomen und ähneln damit im Zellaufbau Pflanzen und Tieren.

Schimmelpilze, die lange fädige Zellen (Hyphen) besitzen, bilden sichtbare Beläge auf Lebensmitteln und anderen Substraten, wenn sie zur Vermehrung in großer Zahl Sporen produzieren (Abb. 1.4). Die Gesamtheit der mikroskopisch kleinen Zellfäden wird Myzel genannt – ein oft weit verzweigtes Geflecht, mit dem sie tief in ihre Nahrungsquellen, z. B. Lebensmittel, eindringen. Schimmelpilze können so auch feste und halbfeste Substrate besiedeln und auch komplexe Kohlenhydrate wie die Zellulose von pflanzlichen Zellwänden abbauen. Schimmelpilze wie Penicillium spielen überdies eine wichtige Rolle als Edelschimmel, beispielsweise bei der Herstellung von Käse.

Hefen sind zumeist Einzeller mit kugeliger Gestalt und seltener fädig aufgebaut (Abb. 1.5). Sie gehören dennoch aufgrund der Zellstruktur zu den Pilzen. Hefen wie z. B. die Bäckerhefe *Saccharomyces cerevisiae* vermehren sich durch Sprossung. Die Hefezelle bildet eine kleine Ausstülpung und aus diesem Zellspross, in den ein neu gebildeter Zellkern einwandert, entsteht nach Vergrößerung eine Tochterzelle. Hefen sind in der Natur häufig dort zu finden, wo zuckerreiche Früchte und Säfte vorhanden sind. Sie können gut in Flüssigkeiten leben und sind in ihrer Ernährung auf Substanzen wie Zucker spezialisiert, die sie vergären und zu CO_2 und Ethanol abbauen.

1.1.3 Protozoen

Eine weitere Mikroorganismenklasse sind die Protozoen, in der ganz verschiedene einzellige Organismen zusammengefasst werden. Von der Größe und dem Aufbau ihrer Zellen sind Protozoen den Pilzen ähnlich. Sie besitzen eine komplex aufgebaute eukaryontische Zelle mit einem Zellkern, in der Chromosomen als Träger der genetischen Informationen lokalisiert sind. Im Gegensatz zu Pilzen haben Protozoen keine Zellwand. Die oft gut beweglichen Organismen werden deshalb auch tierische Einzeller genannt.

Protozoen vermehren sich überwiegend sexuell, wobei diese Entwicklung häufig mit einem Wirtswechsel verbunden ist. So ist der Hauptwirt der in der Schwangerschaft gefürchteten Toxoplasmen die Katze (▸Kap. 1.3.3). Protozoen können sich auch asexuell stark vermehren und widerstandsfähige und dauerhafte Entwicklungsformen wie Eier und Zysten bilden.

Protozoen, zu denen Amöben, Flagellaten, Ciliaten und Sporozoen (Sporentierchen) gehören, gelangen in nördlichen Ländern meist über Lebensmittel oder Trinkwasser in den Wirt. In tropischen Ländern werden Protozoen oft durch Insektenstiche übertragen, wie beispielsweise die Erreger der Malaria und der Afrikanischen Schlafkrankheit.

Protozoen sind oft **Parasiten**, d. h. sie leben in oder an einem anderen Lebewesen und ernähren sich auf Kosten des Wirtsorganismus. Zu den Parasiten, die über die Nahrung aufgenommen werden, gehören auch mehrzellige und größere Tiere wie die Helminthen (Würmer). Erkrankungen, etwa durch Fadenwürmer (Nematoden) oder Bandwürmer, sind in Deutschland inzwischen sehr selten geworden.

1.1.4 Viren

Viren sind ebenfalls Parasiten, die in Lebewesen eindringen und in deren Zellen neue Viren herstellen. Sie sind aus typisch biologischen Substanzen wie Proteinen und Nukleinsäuren aufgebaut und benutzen auch DNA (bzw. die chemisch eng verwandte RNA) als Erbgut. Sie werden jedoch aufgrund folgender Eigenschaften nicht zu den Lebewesen gezählt:

- Viren sind nicht aus Zellen aufgebaut. Sie bestehen nur aus ihrem Erbgut, das in einer Hülle aus Proteinen (Kapsid) eingeschlossen ist. Zusätzlich enthalten einige Viren eine äußere Protein-Lipid-Umhüllung wie z. B. die Grippeviren (○Abb. 1.6).

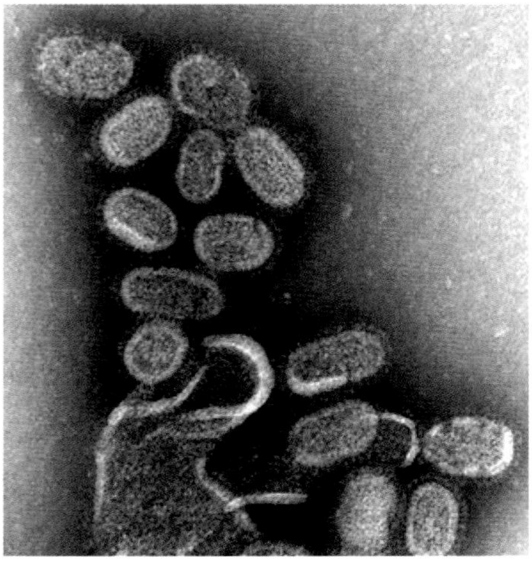

○ **Abb. 1.6** Grippeviren (elektronenmikroskopische Aufnahme)

- Viren können sich nicht selbstständig vermehren, sondern nur in den Zellen eines Wirts.
- Viren besitzen keinen Stoffwechsel. Sie können weder ihr Erbgut selbst kopieren noch ihre Hülle selbst herstellen.

Während die meisten Bakterien einen Durchmesser von etwa einem Mikrometer haben und mit einem Lichtmikroskop beobachtet werden können, sind die Viren noch deutlich kleiner und nur unter dem Elektronenmikroskop sichtbar. Um sich zu vermehren, lagern sich Viren an geeignete Membranproteine der Wirtszellen an. Sie dringen in die Zelle ein und nutzen die Enzyme und Synthesesysteme der Wirtszelle aus. Durch Manipulation der zellulären Regulation gelingt es den Viren, mit der Vorlage der eingeschleusten viralen Erbinformation die Virusbestandteile und Kopien ihres Erbgutes herzustellen.

Da Viren keinen eigenen Stoffwechsel besitzen und sich außerhalb der Wirtszelle nicht vermehren können, sind sie nicht in der Lage sich in Lebensmitteln oder Speisen zu vervielfältigen. Eine Kühlung der Lebensmittel wirkt sich daher nicht risikomindernd aus. Bei Viren dienen Lebensmittel nur als Vehikel, um in den Darm und – je nach Virus – von dort weiter in den Körper des Menschen zu gelangen. Antibiotika sind gegen Viren unwirksam, da diese nur Strukturen angreifen, die bei Bakterien vorhanden sind.

1.2 Mensch- und lebensmittelassoziierte Mikroorganismen

Mikroorganismen können nicht nur aufgrund ihrer Biologie unterschieden werden, sondern auch hinsichtlich ihres Verhältnisses zum Mensch (○ Abb. 1.7). Sie können für den Menschen nützlich, sogar unentbehrlich sein, andere können ihm schaden, sogar seinen Tod herbeiführen.

Obgleich der weitaus größte Teil der Mikroorganismen im Boden oder im Wasser zu finden ist, leben zahlreiche andere Bakterien in enger Symbiose mit dem Menschen. Diese Mikroorganismen sind mit dem menschlichen Körper eng vergesellschaftet, was für beide Lebewesen vorteilhaft ist. Diese Körperkeime, die ihrem Wirt keinen Schaden zufügen, werden auch als **Kommensalen** (wörtlich: Mitesser) bezeichnet.

1.2.1 Darmflora

Der Mensch ist auf allen Körperoberflächen dicht mit Bakterien und anderen Mikroorganismen besiedelt. Dies trifft vor allem auf den Gastrointestinaltrakt zu, in dem von Mund bis Dickdarm unterschiedliche und höchst komplexe Populationen von Bakterien leben. Der Darm, in dem die Nahrung aufgespalten wird, bietet Bakterien hervorragende Lebens- und Nährstoffbedingungen. Die hier ansässige Darmflora wird auch **intestinale Mikrobiota** oder **Darmmikrobiom** genannt. Bei einem gesunden Erwachsenen werden im Darm bis zu 100 Billionen Bakterien gezählt, die aus einigen Hundert verschiedenen Arten bestehen. Ein Grund für diese Vielzahl ist die bemerkenswert große Ausdehnung der Darmoberfläche mit ca. 300 m^2 (im Vergleich dazu 1,4 m^2 der Haut).

Besonders der Dünndarm als Ort der Verdauung und Resorption der Nahrung hat eine stark vergrößerte Oberfläche. Dort können sich nur wenige Bakterien festsetzen, da die Motorik des Dünndarms diesen regelmäßig durchspült. Der vordere Bereich des Dünndarms, der Zwölffingerdarm, ist bakterienarm und enthält vor allem Milchsäurebakterien in einer Konzentration von etwa 10^3 pro Milliliter. Im Dickdarm herrscht eine

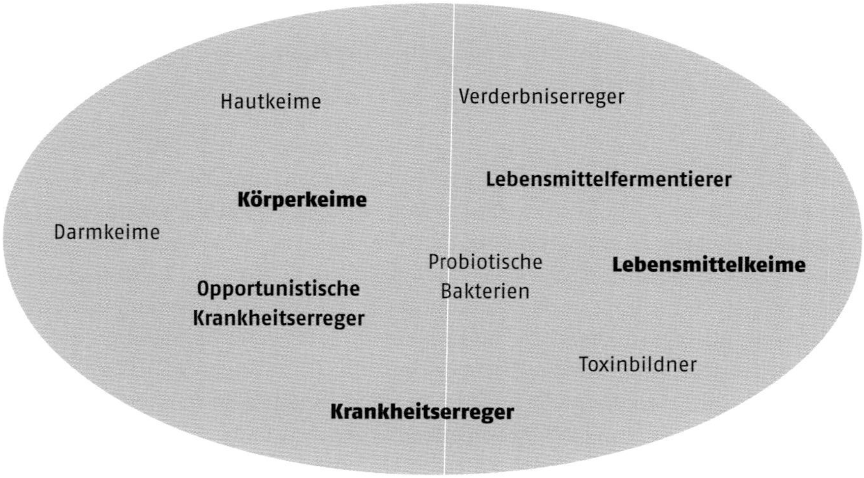

○ **Abb. 1.7** Mikroorganismengruppen mit Bezug zum Menschen und zu Lebensmitteln

dichte Ansammlung von Bakterien; dieser Körperteil ist mit 10^{11}–10^{12} (eine Billion) Bakterien pro Gramm Kot besiedelt.

Darmbakterien haben für uns überaus nützliche und wichtige Funktionen:

- Sie verhindern, dass krankheitserregende Bakterien sich im Darm festsetzen und Infektionen hervorrufen.
- Sie beeinflussen durch Bildung bestimmter Wirkstoffe das Immunsystem.
- Sie bilden für den Menschen wichtige Vitamine wie B_{12} und K.
- Sie bauen Polysaccharidsubstanzen (Ballaststoffe) ab und tragen zur Energieversorgung der Zellen der Darmschleimhaut bei.
- Sie zersetzen Stoffe, die für den Menschen toxisch oder krebsfördernd sind.

Vor der Geburt ist der menschliche Magen-Darm-Trakt noch vollständig steril. Bereits während der Geburt nimmt das Neugeborene Keime auf, die auch zur Besiedlung seines Darms führen. Die ersten Pioniere stammen aus der mütterlichen Vaginalflora und aus der Darmflora.

Im weiteren Kleinkindleben bestimmt die Ernährung die Komponenten der Darmflora; bei gestillten Säuglingen dominieren beispielsweise milchsäureproduzierende Bifidobakterien. Bei Erwachsenen verändert sich die Zusammensetzung der Mikrobiota kaum noch, wenn nicht gravierende Störungen wie Antibiotika-Behandlungen dies herbeiführen. Eine abwechslungsreiche Ernährung, also eine große Vielfalt an Speisen einschließlich Ballaststoffen, führt zu einer großen Artenvielfalt in der Darmflora und somit zu einer größeren mikrobiologischen und gesundheitlichen Stabilität. Darmkrankheiten kommen hier seltener vor.

Zu einer normalen Darmflora gehören gramnegative wie auch grampositive Bakterien und einige Pilze wie *Candida*. Die typische Dünndarmflora besteht vorwiegend aus Laktobazillen, Enterobacteriaceen, Enterokokken, *Bacteroides* und *Bifidobacterium*. Bei einer nicht intakten Dünndarmflora können sich Keime des Dickdarms Zugang zu den Bereichen des Dünndarms verschaffen und Symptome wie etwa Durchfälle hervorrufen.

Tab. 1.2 Einfluss mikrobieller Verderbnisprozesse auf Lebensmittel

Eigenschaft	Veränderung
Geschmack/Geruch	▪ Ansäuerung ▪ Fäulnis ▪ Gärung ▪ Ranzigkeit ▪ Muffiger/modriger Geruch
Festigkeit	▪ Erweichung ▪ Verhärtung
Aussehen	▪ Verflüssigung ▪ Schleimbildung ▪ Schimmelbildung ▪ Verfärbung

1.2.2 Verderbniserreger

Nicht nur die den Darmtrakt besiedelnden Bakterien spielen für die menschliche Ernährung eine wichtige Rolle, viele weitere sind vor allem in und auf Lebensmitteln zu finden. Die Mikroorganismen, die auf Pflanzen und Tieren zu Hause sind, gelangen oft in die Lebensmittel, die aus pflanzlichen oder tierischen Produkten hergestellt werden (Keweloh 2016). Solche Mikroorganismen ernähren sich, wie auch die Menschen, von den Eiweißen, Kohlenhydraten und Fetten der Nahrungsmittel. Sie führen vor allem durch die Ausscheidung ihrer Stoffwechselprodukte und Veränderungen der Eigenschaften der Lebensmittel zum Verderb (▫ Tab. 1.2).

Verderbnisprozesse sind selten auf einzelne Mikroorganismenarten zurückzuführen, sondern fast immer auf das Zusammenwirken verschiedener Mikroorganismen. Die Anfangskeimbelastung, die Zusammensetzung der auf den Lebensmitteln ursprünglich vorhandenen Mikroflora und die eingetretenen Kontaminationen sind entscheidend für den Zeitpunkt der Verderbnis. Auch die Eigenschaften des Lebensmittels, wie die Verwertbarkeit der Nährstoffe, sowie die Lagerbedingungen, die Temperatur und die Feuchtigkeit im Lagerraum, sind für den Verderb von Bedeutung.

Verderb wird oft von einer Vermehrung von Keimen begleitet, die auch für den Menschen giftige Stoffe ausscheiden (Toxinbildner, ▸ Kap. 1.3.1) oder Lebensmittelinfektionen hervorrufen. Allerdings können sich auch Krankheitserreger in Lebensmitteln und Speisen vermehren, ohne dass sichtbare Anzeichen von Verderb auftreten.

1.2.3 Lebensmittelfermentierende Mikroorganismen

Einen Teil der auf Pflanzen oder Tiere spezialisierten Mikroorganismen nutzen die Menschen schon seit Jahrtausenden zur Herstellung und Veredlung ihrer Nahrungsmittel. Lebensmittel, die früher unbewusst und heutzutage planvoll mithilfe von Bakterien und Hefen hergestellt werden, werden fermentierte Lebensmittel genannt (Keweloh 2016). Die Mikroorganismen, die **Lebensmittelfermentierer**, spielen für die menschliche Ernährung eine

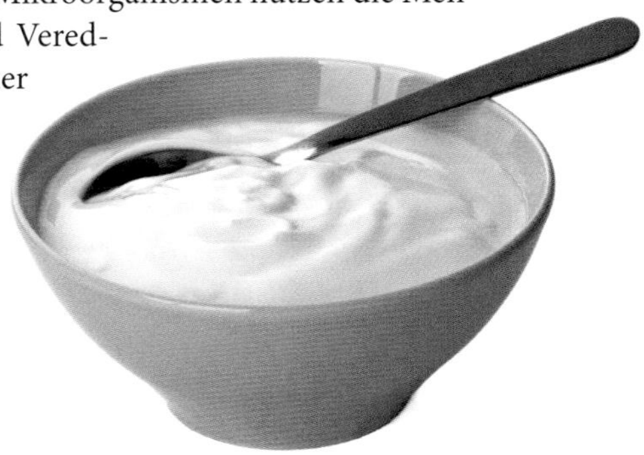

große Rolle. Bei der Lebensmittelherstellung sind häufig Milchsäurebakterien beteiligt. Sie benötigen keinen Sauerstoff zum Wachstum, vergären Zucker zu Milchsäure und bilden dabei zahlreiche Geschmacks- und Aromastoffe.

Beispiele für fermentierte Lebensmittel und die jeweils beteiligten Mikroorganismen sind:

- Joghurt, Sauermilchprodukte: Milchsäurebakterien
- Brot, Bier, Wein: Hefen (*Saccharomyces cerevisiae*)
- Sauerkraut, saure Gemüse, Salzgurken: Milchsäurebakterien u. a.
- Pökelwaren, Rohwurst: Bakterien und Schimmelpilze
- Käse wie Camembert, Roquefort und Gorgonzola: Schimmelpilze
- Sauerteig, Kefir, Kombucha: Hefen und Bakterien

Die fermentierten Lebensmittel zeichnen sich neben der Verbesserung der qualitätsbestimmenden Eigenschaften in der Regel auch hinsichtlich ihrer erhöhten Lebensmittelsicherheit aus. Sie sind nicht nur im Vergleich zur Rohware haltbarer, sondern bieten krankheitserregenden Keimen oft auch keine günstigen Bedingungen zur Vermehrung (z. B. durch einen niedrigen pH-Wert).

Klassische Lebensmittelfermentierer können Laktobazillen sein, die in stoffwechselaktiver Form in den Darm des Konsumenten gelangen können. Dazu dürfen beispielsweise lebende Joghurtkulturen nicht durch Erhitzung abgetötet werden. Bei der Lebensmittelherstellung eingesetzte Schimmelpilzkulturen müssen gesundheitlich unbedenklich sein und dürfen keine Mykotoxine bilden.

1.2.4 Probiotische Bakterien

Eine ähnliche Rolle wie Laktobazillen in Joghurtprodukten spielen probiotische Bakterien (Probiotika), die über die intestinale Mikrobiota die menschliche Gesundheit beeinflussen sollen (Bischoff 2009). So werden ihnen unter anderem die folgenden gesundheitlichen Auswirkungen zugeschrieben, welche allerdings bislang nicht wissenschaftlich sicher bewiesen wurden:

- Verkürzung der Krankheitsdauer bei Durchfallerkrankungen, besonders bei antibiotikaassoziierter Diarrhö,
- Stärkung bzw. Beeinflussung des Immunsystems,
- Produktion antibakterieller Stoffe im Dünndarm und Schaffung eines sauren Milieus, das schädliche Bakterien an ihrer Ausbreitung hindert.

Probiotische Kulturen in Lebensmitteln sind ausschließlich Milchsäure- und Bifidobakterien. Die jeweiligen Stämme wurden zumeist aus dem Stuhl von Menschen isoliert; es handelt sich also offensichtlich um Darmbakterien. Sie gehören zu solchen Arten, die auch typisch für Lebensmittelfermentationen sind.

Probiotika können sich nicht dauerhaft im Darm ansiedeln und müssen deshalb kontinuierlich konsumiert werden. Sie werden darauf getestet, dass sie die Passage durch den Magen überleben. Aber auch tote Bakterien können eventuell über ihre Oberflächenantigene Effekte im Darm ausüben.

Da probiotische Bakterien Bakteriozine – Proteine, die konkurrierende Bakterien abtöten – produzieren, hemmen sie damit das Wachstum anderer Bakterien und verhindern eventuell die Ansiedlung von krankheitserregenden Bakterien. Dieses Phänomen wird als **Kolonisationsresistenz** bezeichnet (▸ Kap. 2.1.1).

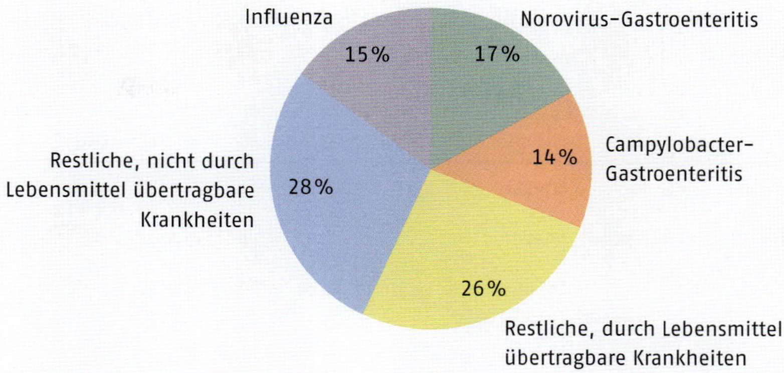

Abb. 1.8 Durch Lebensmittel übertragbare Erkrankungen in Deutschland im Vergleich zu restlichen Infektionskrankheiten (Jahresstatistik meldepflichtiger Krankheiten des Robert-Koch-Instituts 2015)

Ob auch immungeschwächte Personen von Probiotika profitieren können oder ob diese ihnen eher schaden, ist umstritten. Wer Immunsuppressiva nimmt oder ein eingeschränktes Immunsystem hat, sollte sich dazu mit dem Arzt absprechen.

1.3 Krankheitserreger in Lebensmitteln

Sowohl tierische als auch pflanzliche Lebensmittel können mit Krankheitserregern (pathogenen Mikroorganismen) belastet sein, die besonders für empfindliche Personen, manchmal aber auch für Menschen mit gutem Allgemeinzustand und Immunschutz gefährlich werden können. Führen solche pathogenen Keime, die auf oralem Wege (mit dem Mund) aufgenommen werden, zu Infektionen, spricht man von Lebensmittelinfektionen. Die meist harmloseren Lebensmittelvergiftungen im eigentlichen Sinne werden von einigen Bakterien, den Toxinbildnern, ausgelöst (Keweloh 2016).

Die Erreger von Lebensmittelinfektionen können eine lokal begrenzte Magen-Darm-Infektion hervorrufen. Dies äußert sich in Übelkeit, Erbrechen, Bauchschmerzen, Fieber und Durchfall, der eventuell auch blutig sein kann. Einige Keime verursachen eine extraintestinale (systemische) Infektion. Verschiedene oral aufgenommene Erreger, wie Salmonellen und Listerien, können den Darmtrakt verlassen und eine oft sehr schwerwiegende Infektion in Körperorganen verursachen.

Außerdem können in einigen Fällen Spätschäden auftreten, was wahrscheinlich für alle Infektionskrankheiten gilt. Dies ist vor allem für *Campylobacter*-Erkrankungen (▸Kap. 1.3.1) bekannt, bei denen das Guillain-Barré-Syndrom (GBS) als Komplikation häufig beobachtet wird. Die Autoimmunreaktion ist inzwischen die häufigste Lähmungserkrankung in Europa. Sie kann ein bis drei Wochen nach der Magen-Darm-Infektion auftreten und lebensbedrohliche Formen annehmen.

Durch Lebensmittel übertragbare Infektionskrankheiten sind im Vergleich zu nicht durch Lebensmittel hervorgerufene Infektionen in Deutschland genau wie in anderen Ländern der Erde sehr häufig (Abb. 1.8). Neben den über die Atemluft übertragenen, eher harmlosen Erkältungskrankheiten sowie den saisonal auftretenden Grippeerkrankungen (Influenza), treten in Deutschland vor allem die durch Noroviren und die durch *Campylobacter*-Bakterien übertragenen Gastroenteritiden (Magen-Darm-Erkrankungen) auf (◘ Tab. 1.3).

◘ **Tab. 1.3** Erkrankungen mit potenziell lebensmittelbedingter Übertragung in Deutschland und Erreger (Jahresstatistik meldepflichtiger Krankheiten des Robert-Koch-Instituts 2015)

Erkrankung	Erreger	Kategorie	Inzidenz[1]	Erkrankungsfälle
Norovirus Gastroenteritis	Norovirus	Viren	110,2	89045
Campylobakteriose	*Campylobacter jejuni, C. coli*	Bakterien	86,9	70190
Rotavirus Gastroenteritis	Rotavirus	Viren	41,1	33160
Salmonellose	*Salmonella*	Bakterien	17,1	13823
Giardiasis	*Giardia lamblia*	Protozoen	4,5	3602
Yersiniose	*Yersinia enterocolitica*	Bakterien	3,4	2752
Kryptosporidiose	*Cryptosporidium parvum*	Protozoen	2,1	1735
EHEC-Erkrankung	Enterohämorrhagische *E. coli*	Bakterien	2,0	1604
Hepatitis E	Hepatitis-E-Virus	Viren	1,3	1267
Hepatitis A	Hepatitis-A-Virus	Viren	1,1	856
Listeriose	*Listeria monocytogenes*	Bakterien	0,8	662
Shigellose	*Shigella*	Bakterien	0,7	570

[1]Anzahl der Fälle pro 100 000 Personen

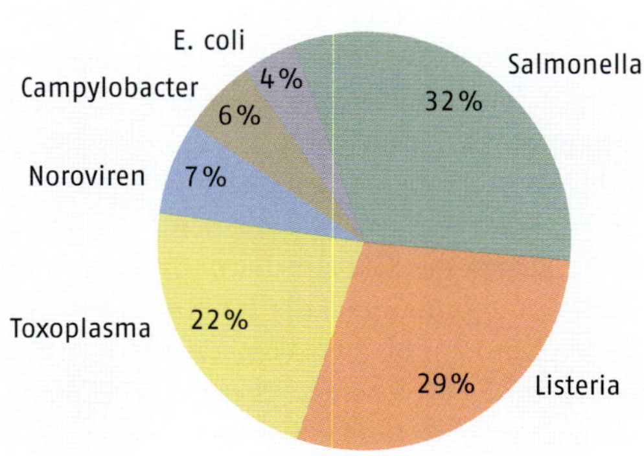

○ **Abb. 1.9** Auftretende Erreger (in %) bei tötlich verlaufenden Lebensmittelerkrankungen pro Jahr in USA (nach Mead et al. 1999)

Die Norovirus-Gastroenteritis wird häufig direkt (geschätzt: 60 %) und nicht über Lebensmittel, sondern über virushaltige Tröpfchen in der Luft oder über kontaminierte Hände übertragen. Sie kann aber bei Betroffenen im Haushalt jederzeit bei unzureichender Küchenhygiene über das Essen weitergegeben werden.

Die von *Campylobacter* verursachte Erkrankung, auch Campylobakteriose genannt, ist damit sicherlich die zurzeit häufigste durch Lebensmittel verursachte Infektionskrankheit. In den USA infizieren sich ca. 2,4 Millionen Menschen jährlich mit diesem Erreger (Trevejo et al. 2005). Die Jahr für Jahr konstant hohen Fallzahlen sind vor allem auf ungelöste Hygieneprobleme mit Geflügelfleisch zurückzuführen (▸ Kap. 4.7.1).

Wissenswert

Im Rahmen des **Infektionsschutzgesetzes** (IfSG) sammelt das Robert-Koch-Institut die Daten meldepflichtiger Erkrankungen. Das Infektionsschutzgesetz, das seit dem 01.01.2001 in Kraft ist, regelt, welche Krankheiten und welche Nachweise von Erregern meldepflichtig sind. Alle Infektionskrankheiten, bei denen aufgrund des Erregers eine lebensmittelbedingte Übertragung angenommen werden kann, sind meldepflichtig.

Die Zahlen sind insofern nur die Spitze des Eisbergs, da viele Erkrankte sich nicht behandeln lassen, Ärzte die Diagnostik der vorliegenden Krankheiten nicht durchführen lassen und so die beteiligten Erreger nicht gefunden werden. Schwierig ist auch häufig die Zuordnung einer Erkrankung zum Verzehr bestimmter Lebensmittel.

Hingegen sind Salmonellenerkrankungen seit 1992 in Deutschland stark rückläufig. Sie haben im Jahr 2015 mit 13 823 gemeldeten Erkrankungsfällen den niedrigsten Stand seit Jahrzehnten eingenommen. Eine Reihe weiterer Erreger, die den Bakterien, Viren und den Protozoen zugeordnet werden können, sind für weniger häufige Lebensmittelinfektionen in Deutschland verantwortlich. Die durch Rotaviren hervorgerufene Gastroenteritis wird hier nicht weiter behandelt. Sie betrifft fast ausschließlich Kleinkinder, die nach wenigen Infektionen einen ausreichenden Immunschutz aufbauen können, sodass sie im Erwachsenalter eine Immunität aufweisen.

Die Zahlen der gemeldeten Erkrankungen mit lebensmittelbedingter Übertragung sagen wenig über die Schwere und den Ausgang der Infektionen aus. Über die Zahl der geschätzten Hospitalisierungen und Todesfälle können Untersuchungen in den USA, in denen ähnliche Erkrankungsdaten wie in Deutschland vorliegen, Auskunft geben (Mead et al. 1999). ○ Abb. 1.9 zeigt, dass neben Salmonellen auch häufig Listerien und Toxoplasmen für Todesfolgen verantwortlich sind. Die hohe Zahl an Toxoplasmose-Erkrankungen dürfte auf die weite Verbreitung der Immunschwäche-Erkrankung AIDS in den USA der 1990-Jahre zurückzuführen sein. *Campylobacter* und Noroviren haben einen geringeren Anteil Verstorbener bei hohen Zahlen an Erkrankungsfällen. Die Zahlen der an pathogenen Lebensmittelkeimen Verstorbenen beschränken sich auf Fälle, bei denen die Erreger wahrscheinlich über Lebensmittel übertragen worden sind (insgesamt ca. 1800 pro Jahr). Viele der pathogenen Keime können Personen auch ohne Lebensmittelbeteiligung direkt infizieren (z. B. 5 % bei Salmonellen und 60 % bei Noroviren).

Unter **opportunistischen Krankheitserregern** (Gegensatz: obligat pathogene Erreger) werden Mikroorganismen und Viren verstanden, die eine Schwächung des Immunsystems oder eine Primärerkrankung ausnutzen. Es handelt sich dann oft um **endogene**

Infektionen, bei denen die Erreger aus der normalerweise harmlosen, körpereigenen Mikrobiota stammt. Einige Beispiele für Opportunisten sind folgende:

- *Pseudomonas aeruginosa* ist ein gefürchteter Krankenhauskeim, der bei Menschen mit intaktem Immunsystem selten Krankheiten auslöst, bei Patienten mit schwachem Immunsystem z. B. in Wunden oder in der Lunge Infektionen hervorruft.
- Die Hefe *Candida albicans* kann eine Candidose (Haut- und Schleimhautbesiedlungen z. B. bei Soor) auslösen.
- Der Schimmelpilz *Aspergillus fumigatus* kann bei Immunschwäche eine Aspergillose (Infektion der Nasennebenhöhlen oder der Lunge, bisweilen auch anderer Organsysteme) hervorrufen.
- *Clostridium difficile*, ein normalerweise harmloses Darmbakterium, kann sich nach Antibiotikavorbehandlungen aufgrund der Schädigung der Darmflora stark vermehren und eine Pseudomembranöse Kolitis (schwere Darmentzündung mit starker Diarrhö) verursachen.
- *Bacteroides*, ein häufiges Darmbakterium, kann bei Immunsuppression u. a. eine Peritonitis, eine Entzündung des Bauchfells, hervorrufen.

1.3.1 Bakterielle Krankheitserreger

Die meisten durch Lebensmittel übertragenen Infektionskrankheiten werden durch Bakterien verursacht (◘ Tab. 1.3), die häufig systemische Infektionen hervorrufen. Auch hinsichtlich der vitalen Bedrohung sind die bakteriellen Erkrankungen von höchster Priorität.

Salmonellen

Die zu den Enterobacteriaceen gehörenden Salmonellen können in ca. 2500 Stämme differenziert werden, die sich in ihren Oberflächenstrukturen wie den Lipopolysacchariden und den Flagellen (▸ Kap. 1.1.1) unterscheiden und allesamt pathogen sind (Krämer, Prange 2016). Da die Keime ihren natürlichen Standort im Darmtrakt haben, werden Salmonellen-Erkrankungen (Salmonellosen, in seltenen Fällen auch Typhus oder Paratyphus) immer durch eine fäkale Kontamination verursacht. Oft liegen allerdings längere Infektketten vor. Beispielsweise können Insekten (z. B. Schaben) oder Nager (z. B. Ratten und Mäuse) beteiligt sein, die Salmonellen mit Kot und Urin ausscheiden oder sie mit Maul bzw. Füßen übertragen.

Der Ausgangspunkt vieler Infektionen ist der Mensch, der bei einer Salmonellose und eine Zeitlang danach (manchmal sogar mehrere Monate) infektiöse Bakterien mit dem Stuhl und teilweise mit dem Urin ausscheidet. Da zur Erkrankung meist eine hohe Infektionsdosis notwendig ist, müssen sich die Salmonellen in der Regel stark in den Lebensmitteln vermehren. Enteritis-Salmonellen sind außerdem im Darm vieler Nutztiere zu finden, so etwa bei Schweinen, Rindern und Hühnern sowie bei zahlreichen Wildtieren.

Eine Gefahr geht besonders von nicht erhitztem Fleisch und Eiern sowie daraus hergestellten Lebensmitteln aus, aber auch von rohen pflanzlichen Produkten. Die Inkubationszeit – die Zeit zwischen der Ansteckung und dem Ausbruch – beträgt bei einer Salmonellose gewöhnlich 8–48 Stunden; die Symptome sind meist Durchfall, Erbrechen und zum Teil Fieber.

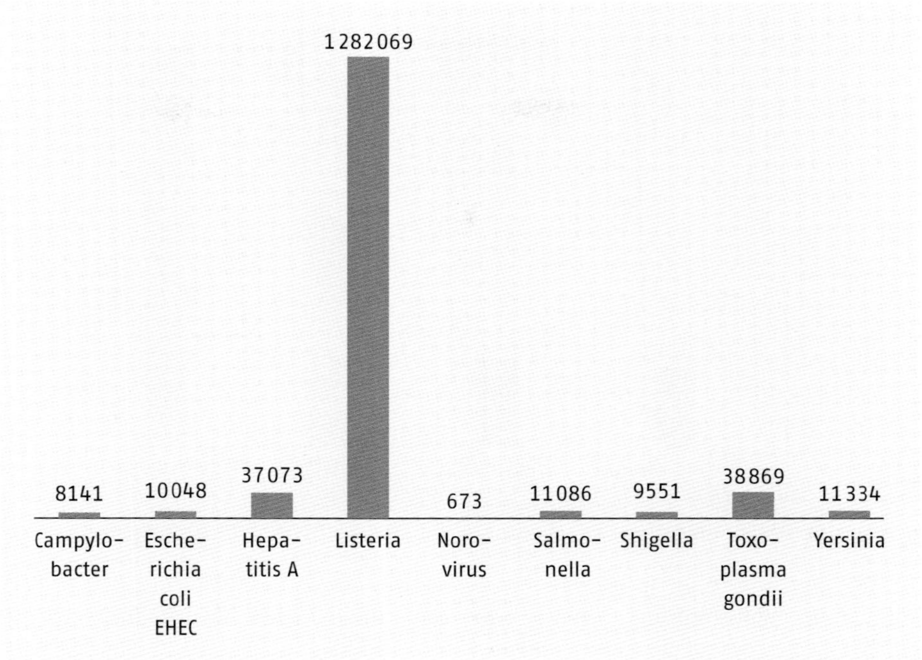

Abb. 1.10 Jährliche Kosten bei Lebensmittelinfektionen in US-Dollar pro Fall, USA 2012 (nach Byrd-Bredbenner et al. 2013)

1

Listerien

Bakterien, die Listerien genannt werden, verursachen die Infektionskrankheit Listeriose. 99 % der *Listeria*-Infektionen werden durch kontaminierte Lebensmittel verursacht. Listerien kommen fast überall vor; sogar in vielen Lebensmittelbetrieben führen sie zu häufigen Kontaminationen. Deshalb sind sie in vielen Lebensmitteln zu finden, bei guter Kühlung aber in geringen Mengen, die als nicht krankheitsauslösend gelten.

Sie vermehren sich noch bei tiefen Temperaturen, wie etwa im Kühlschrank. Besonders häufig werden sie in Rohmilch und daraus hergestellten Produkten wie Rohmilchkäse gefunden.

Bei einem leichten Krankheitsverlauf klingen die Beschwerden innerhalb weniger Tage wieder ab. Listerien lösen bei Immunkompetenten oft gar keine Symptome aus. Bei immunschwachen Patienten dagegen führen Listerien zu schweren lebensbedrohlichen Erkrankungen (▸ Kap. 2.2). Die Inkubationszeit der Listeriose beträgt einige Tage, manchmal auch mehrere Wochen, je nachdem wie viele Listerien aufgenommen wurden.

Da Listerien über das Essen in den Körper gelangen, ist zuerst der Magen-Darm-Trakt von Symptomen betroffen. Erkrankte Personen entwickeln Beschwerden wie Erbrechen und Durchfall, und oft auch weitere Symptome wie Fieber, Abgeschlagenheit sowie Glieder- und Muskelschmerzen.

Listerien-Infektionen sind oft sehr schwerwiegend, was gut daran erkennbar ist, dass sie wesentlich höhere Krankheitskosten als andere Lebensmittelinfektionen verursachen (Abb. 1.10). Die Folgeschäden können langandauernde Rehabilitationsmaßnahmen notwendig machen. In einigen Fällen können sich die Krankheitserreger im Körper weiter ausbreiten und lebenswichtige Organe befallen. Listerien, die die Blutbahn erreichen,

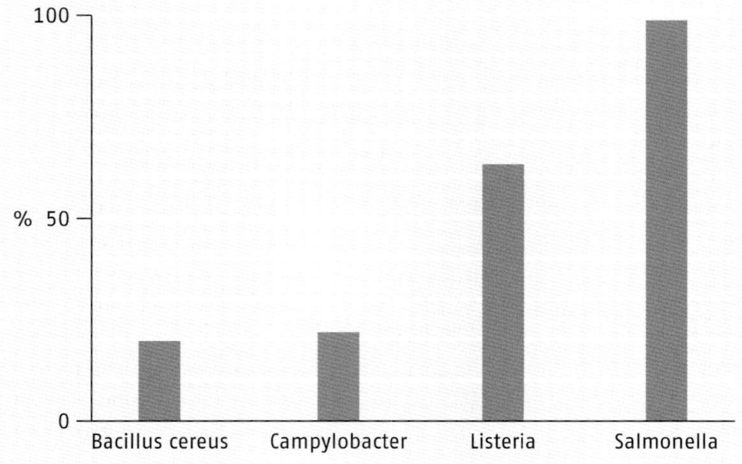

Abb. 1.11 Bekanntheitsgrad von Lebensmittelpathogenen (nach Hölzl, Aldrian 2011)

können eine Blutvergiftung (Sepsis) verursachen, die in vielen Fällen tödlich verläuft. Greifen die Erreger auf das Gehirn und die Hirnhäute über, kann eine gefürchtete Gehirnentzündung (Enzephalitis) oder eine Hirnhautentzündung (Meningitis) entstehen, besonders oft bei Menschen mit einem geschwächten Immunsystem.

Campylobacter

Campylobacter-Bakterien sind wie Salmonellen Darmkeime, die bei vielen Nutztieren besonders häufig im Geflügeldarm, vorhanden sind. Schätzungen gehen davon aus, dass 50–80 % der *Campylobacter*-Infektionen durch kontaminiertes Geflügelfleisch ausgelöst werden (EFSA Panel on Biological Hazards 1437 2010). Die Keime kommen vor allem auf rohem Hühnerfleisch vor, das im Handel teilweise zu über 50 % mit den Keimen kontaminiert ist. Insbesondere frisches Hähnchenfleisch mit Haut, wie etwa Hähnchenkeulen, sind stark, hautfreie Geflügelstücke weniger stark verunreinigt; auch Tiefkühlware ist betroffen. Eier führen jedoch nur in seltenen Fällen zu *Campylobacter*-Infektionen.

Während des Schlachtprozesses kann Darminhalt infizierter (aber symptomloser) Hühner auf andere geschlachtete Geflügel übertragen werden. Die Kontamination betrifft in erster Linie die Geflügelhaut, da sie den Keimen günstige Überlebensbedingungen bietet.

Campylobacter können sich zwar bei niedrigen Temperaturen nicht vermehren. Sie überleben jedoch Kühltemperaturen besser als beispielsweise Salmonellen und führen leicht aufgrund einer sehr niedrigen Infektionsdosis zu einer Erkrankung mit Fieber, Bauchschmerzen und heftigen Durchfällen.

Obgleich die Campylobakteriose in Deutschland die häufigste durch Lebensmittel verursachte Infektionskrankheit ist, sind die Keime und die von ihnen ausgehenden Gefahren nur wenigen Personen bekannt (**o** Abb. 1.11). Im Gegensatz zu Salmonellen und eingeschränkt auch Listerien sind nur etwa jedem fünften Verbraucher *Campylobacter*-Keime ein Begriff.

Pathogene E. coli-Bakterien

Escherichia coli (*E. coli*) kommt als Kommensale im Darmtrakt jedes Menschen sowie von Säugetieren und Vögeln vor. Da die Bakterien regelmäßig in Fäkalien zu finden sind und leicht im Labor nachgewiesen werden können, werden sie als Fäkalindikator eingesetzt, d.h. als Anzeiger für eine Verschmutzung, z.B. von Lebensmitteln oder Trinkwasser durch Fäkalien. Ein Nachweis von *E. coli* gilt als Hinweis auf die mögliche Anwesenheit von Krankheitserregern.

Neben den harmlosen Vertretern gibt es – wesentlich seltener – pathogene *E. coli*-Stämme, die zumeist auf Plasmiden zusätzliche Virulenzgene besitzen, die ihnen eine Infektion und Schädigung des menschlichen Körpers ermöglichen. Zu den besonders gefährlichen Varianten gehören die enterohämorrhagischen *E. coli*-Bakterien (EHEC), die eine Darmentzündung und blutigen Durchfall verursachen.

Die Zellen der EHEC-Stämme produzieren im Dünndarm verschiedene toxische Faktoren, von denen das Shiga-Toxin (auch Verotoxin genannt) als besonders gefährlich gilt. Shiga-Toxine sind Proteine, die auch von Shigellen (Erreger der Bakterienruhr) gebildet werden.

Bei EHEC-Infektionen tritt in erster Linie bei Kindern unter sechs Jahren und bei älteren Menschen das „hämolytisch-urämische Syndrom“ (HUS) als eine gefürchtete Komplikation auf. Dabei kommt es zur Hämolyse (Abbau der roten Blutkörperchen) und zu einem akuten Nierenversagen (Urämie), was zu schweren Nierenschäden führen oder sogar tödlich enden kann.

Toxinbildende Bakterien

Lebensmittelvergiftungen (Lebensmittelintoxikationen) werden häufig von folgenden Bakterien hervorgerufen:

- *Bacillus cereus*,
- *Clostridium perfringens*,
- *Staphylococcus aureus*.

Diese Keime bilden im Lebensmittel (manchmal auch erst im Darm) Toxine. Voraussetzung für eine Lebensmittelvergiftung ist, dass sich die Erreger im Lebensmittel ausreichend vermehrt haben. Die Toxine sind teilweise hitzestabil und können dann durch Kochen oder Garen nicht inaktiviert werden. Nach einer kurzen Inkubationszeit von oft nur wenigen Stunden lösen sie vor allem Übelkeit, Durchfall und Erbrechen aus. Lebensmittelintoxikationen sind jedoch nicht ansteckend. Menschen aller Altersklassen sind betroffen; bei älteren Menschen kommt es immer wieder zu ernsten und auch tödlichen Verläufen.

Ein weiterer Produzent von Toxinen ist das Bakterium *Clostridium botulinum*. Die von diesem Keim gebildeten Toxine wirken auf Nervenzellen. Sie können beim Menschen die Lähmungserkrankung Botulismus verursachen, die in Deutschland nur noch sehr selten auftritt.

1.3.2 Viren als Krankheitserreger

Verschiedene Viren können bei unhygienischer Essenszubereitung durch die Speisen in den menschlichen Körper gelangen und zu Infektionen führen. Die durch Lebensmittel übertragbaren Viren können jedoch nicht nur Durchfallerkrankungen, sondern auch

Leberentzündungen (Hepatitis) hervorrufen. Durch Lebensmittel entstehende Lebererkrankungen werden durch Hepatitis A- und E-Viren hervorgerufen.

Hepatitis-A-Viren. Risikolebensmittel sind insbesondere Muscheln. Aufgrund ihrer Ernährungsweise als Wasserfiltrierer können Muscheln in ihrer Umgebung besonders bei Einleitung von Abwasser Viren anreichern. Werden die Muscheln dann roh oder unvollständig gegart verzehrt, nimmt der Konsument die aktiven Viren auf und erkrankt.

Hepatitis-E-Viren. Sie können in Schweinen und Wildschweinen nachgewiesen werden. Das Virus galt in Deutschland lange als selten. Seitdem häufiger auf diese Viren getestet wird, steigen jedoch die gemeldeten Fallzahlen. Für chronisch Leberkranke und Frauen im letzten Schwangerschaftsdrittel kann das Hepatitis-E-Virus lebensgefährlich sein (bis zu 20 % aller Infektionen enden tödlich). Bei Transplantierten und Patienten mit Immunschwäche sind chronische Verläufe möglich.

Für virale Magen-Darm-Erkrankungen sind bei Säuglingen und Kleinkindern häufig Rotaviren und bei Personen aller Altersklassen Noroviren verantwortlich (▫ Tab. 1.3).

Noroviren. Die meisten Menschen infizieren sich mit Noroviren mehrmals in ihrem Leben. Bei alten und immunschwachen Menschen können die Erkrankungen schwer ver-

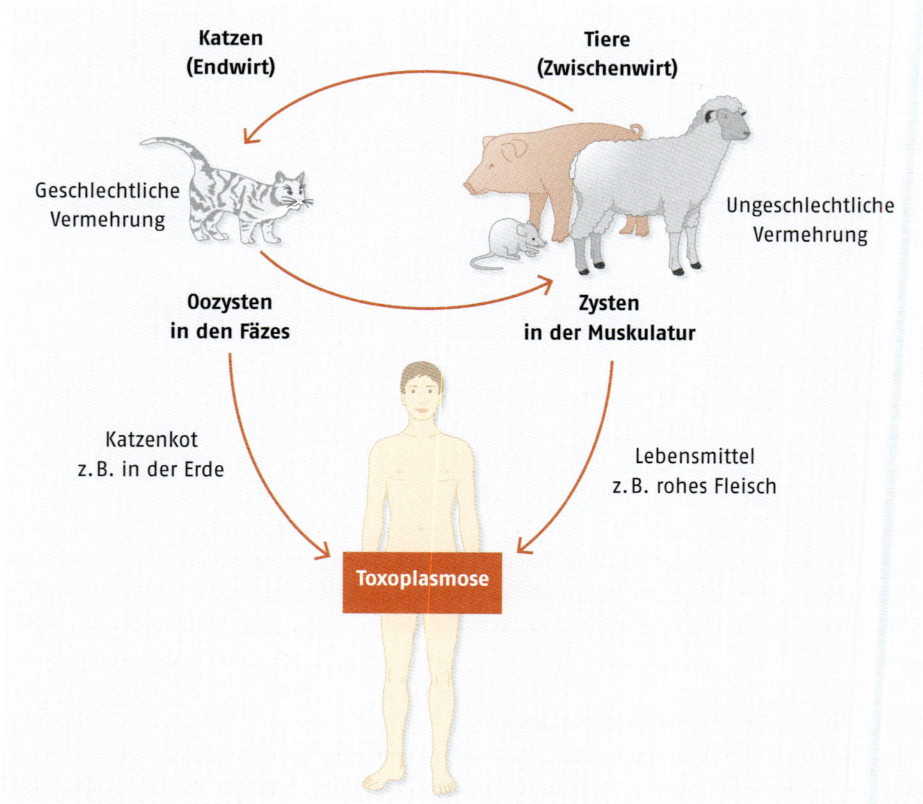

Abb. 1.12 Lebenszyklus von *Toxoplasma gondii*

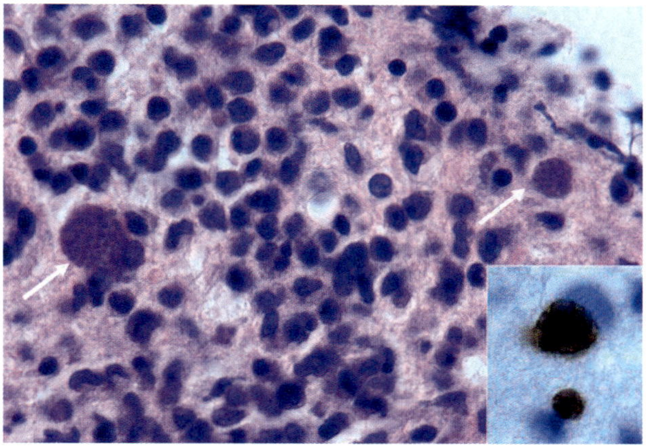

Abb. 1.13 Toxoplasmen im Muskel

laufen und vereinzelt tödlich enden. Immungeschwächte erkrankte Personen können Noroviren über mehrere Monate ausscheiden.

Noroviren werden oft über Schmierinfektionen übertragen. Die Viren befinden sich im Stuhl und im Erbrochenen, sie können durch direkten Kontakt weitergegeben werden. Außerdem können Noroviren durch kleine Tröpfchen direkt über die Luft auf andere Menschen übertragen werden. Die Viren können sich auch auf Toiletten, Türgriffen und sonstigen Oberflächen befinden, wo sie über viele Tage infektiös bleiben. Deshalb ist es zur Prophylaxe sehr wichtig, sich regelmäßig und gründlich die Hände zu waschen.

1.3.3 Protozoen und Pilze als Krankheitserreger

Zahlreiche Protozoen können über kontaminierte Lebensmittel und verunreinigtes Trinkwasser auf den Menschen übertragen werden. Mehrere Arten von Protozoen sind als Erreger von Lebensmittelinfektionen bekannt.

Toxoplasmen. Der Erreger der Toxoplasmose, *Toxoplasma gondii*, kann eine Vielzahl von Tieren infizieren, sich jedoch nur in Katzen sexuell vermehren (Abb. 1.12). Dort bilden sie sogenannte Oozysten – Ruhestadien, die von den Katzen mit dem Kot ausgeschieden werden, oft in der Gartenerde zu finden sind und Menschen bei Kontakt infizieren können. Die Toxoplasmen bilden in der Muskulatur von Schweinen und anderen Tieren ebenfalls Ruhestadien, genannt Zysten, die beim Verzehr von rohem Fleisch übertragen werden.

Eine Infektion des Menschen mit Toxoplasmen kommt häufig vor. Die Parasiten durchdringen die Darmwand und bilden in der Muskulatur sowie in Organen und auch im Gehirn Zysten, die lebenslang überdauern können (Abb. 1.13).

Die Existenz von Zysten im Gehirn hat eventuell weitreichende Folgen. Die Parasiten stehen unter Verdacht, Verhaltensänderungen mit erhöhter Risikobereitschaft und sogar Schizophrenie auszulösen. Untersuchung an Rekruten der tschechischen Armee zeigten beispielsweise, dass mit dem Parasiten infizierte Männer deutlich häufiger in Verkehrsunfälle verwickelt sind als nichtinfizierte. Auch bei Ratten und Mäusen konnten durch Toxoplasmen herbeigeführte Verhaltensänderungen gezeigt werden. Infizierte Tiere verlieren ihre Angst vor Katzen und deren Geruch und gelangen so leichter in ihren Endwirt (Vyas et al. 2007).

Die Infektion verläuft bei immunkompetenten Menschen oft unbemerkt, kann aber auch grippale Beschwerden und Durchfall hervorrufen. Bei Menschen mit schwachem Immunsystem kann eine Toxoplasmose ernste Folge haben. Die Erreger lösen beispielsweise bei vielen AIDS-Patienten einen Abszess im Gehirn aus, der tödlich verlaufen kann. Toxoplasmen zählen daher – neben Salmonellen und Listerien – zu den lebensmittelübertragenen Infektionserregern mit der höchsten Sterblichkeitsrate (o Abb. 1.9).

Lamblien. *Giardia lamblia* ist der Erreger der Giardiasis (Lamblienruhr). Symptome der Infektion mit *Giardia lamblia* sind durch Durchfall, Bauchkrämpfe und Mattigkeit charakterisiert. Die Krankheit kann chronisch verlaufen. Risikolebensmittel sind rohes Fleisch und rohes Gemüse, Salate und Beeren.

Kryptosporidien. *Cryptosporidium parvum* ist ein Darmparasit beim Menschen und bei zahlreichen Tieren, z. B. Rindern. Der Erreger ruft vor allem nach Konsum von kontaminiertem Trinkwasser eine wässrige Diarrhö hervor, häufig verbunden mit Bauchschmerzen, Fieber und Erbrechen. Die Oozysten der Kryptosporidien, mit denen Menschen sich infizieren können, können über eingeleitete Abwässer oder über die Fäkalien von weidenden Rindern in Gewässer gelangen, die zur Trinkwasserversorgung genutzt werden. Eine andere Quelle der Erreger sind rohe tierische und pflanzliche Lebensmittel.

Ruhramöben. Auch der Erreger der Amöbenruhr, *Entamoeba histolytica*, wird nach Kontamination und Verzehr von rohen Lebensmitteln oder von Wasser übertragen. Die Amöbenruhr ist eine Durchfallerkrankung mit blutiger Diarrhö und krampfartigen Bauchschmerzen. Insbesondere Entwicklungsländer sind betroffen, in denen bis zu 90 % der Bevölkerung infiziert sein können. Infektionen durch diese Protozoen sind in Ländern wie Deutschland mit guter Abwasserentsorgung und Trinkwasserversorgung selten.

Sarkosporidien. Bei der Sarkosporidiose befallen Sporozoen der Gattung *Sarcocystis* Rinder und Schweine und als Endwirte andere Tiere oder den Menschen. Der sicherste Schutz vor einer Infektion ist der Verzicht auf rohes Rind- und Schweinefleisch.

Pilze. Bei gesunden, immunkompetenten Personen lösen Pilze in der Regel keine Infektionen aus, können aber durchaus opportunistische Erreger sein (▸ Kap. 1.3). Sie verfügen über keine oder wenige Virulenzfaktoren und können Infektionen nur bei Menschen auslösen, deren Abwehrmechanismen beeinträchtigt sind. Das größte Risiko einer Pilzinfektion tragen Patienten mit Neutropenie oder Immunsuppression wie Transplantatempfänger. Diese Personengruppen sollten Räume oder Freiluftbereiche mit hohem Gehalt an Schimmelpilzsporen meiden. Überwiegend sind es *Aspergillus*-Pilze, die als Sporen überall vorkommen und lebensbedrohliche Infektionen der Atemsysteme hervorrufen können.

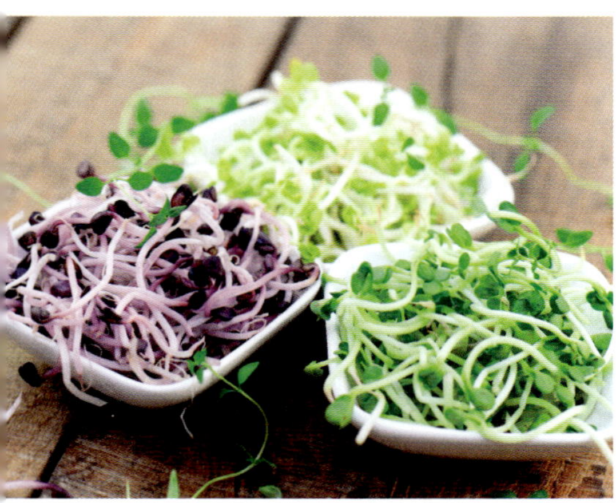

Immungeschwächte Personen sind auch von Infektionen durch die Hefe *Candida* bedroht. Die Infektionen entstehen in der Regel nicht über Lebensmittel, sondern endogen, ausgehend von einer schon vorhandenen Besiedelung des Darms oder des Mundraums.

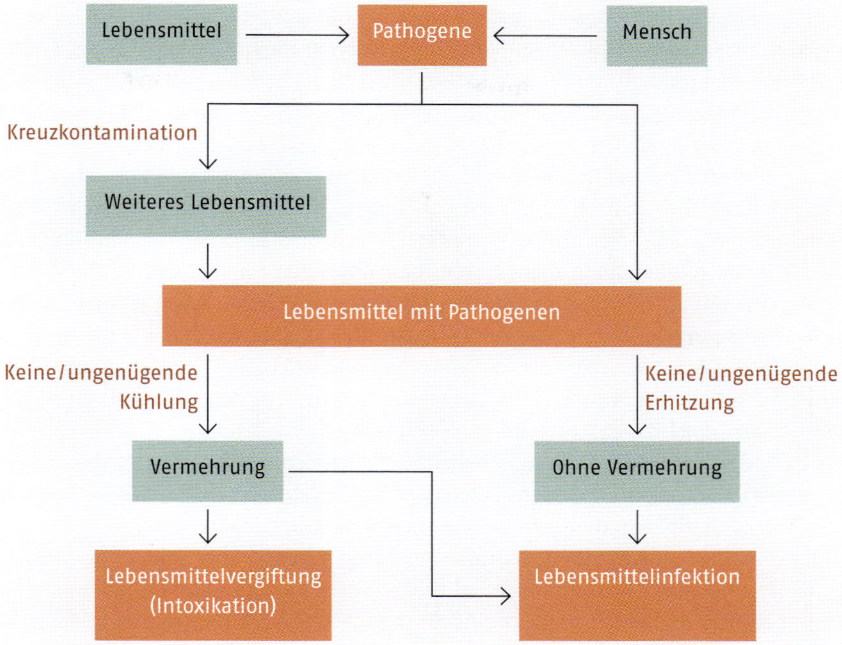

Abb. 1.14 Entstehung von Lebensmittelinfektionen und -vergiftungen in der Küche

1.4 Vermeidung von Gefahren durch Lebensmittel

Pathogene Mikroorganismen können generell über Lebensmittel bzw. Rohwaren oder über den Menschen (Eintragsquellen) in die Küche eingeführt werden. Dort können sie über Kreuzkontaminationen auf andere, z. B. verzehrfertige Lebensmittel gelangen und über das Essen aufgenommen werden (Abb. 1.14).

Folgende Eintragsquellen sind möglich und müssen beachtet werden:

- **Tierische Lebensmittel**: Die meisten pathogenen Keime finden sich auf rohem Geflügelfleisch sowie auf Schweine- und Wildfleisch, in Hackfleisch und auf Eiern.
- **Pflanzliche Lebensmittel**: Auf ihnen werden seltener Pathogene gefunden, aber Sprossen, Keimlinge, frische Kräuter und Schnitt- und Mischsalate sind als keimhaltig bekannt (FAO, WHO 2008). Da pflanzliche Lebensmittel bei der Verarbeitung oft keiner keimabtötenden Hitzebehandlung unterzogen werden, ergibt sich die Notwendigkeit einer sehr guten Küchenhygiene.
- **Infizierte Personen**: Mit Magen-Darm-Erregern infizierte Personen können bei unzureichender Handhygiene bei der Küchenarbeit Keime auf Lebensmittel übertragen. Auch einige Tage, manchmal sogar Wochen nach der Genesung können oft noch Krankheitserreger im Stuhl gefunden werden. Von Personen, deren Immunabwehr geschwächt ist, können beispielsweise Salmonellen sogar über mehrere Monate ausgeschieden werden.
- **Mit Keimen besiedelte Personen**: Der menschliche Körper ist des Öfteren mit Mikroorganismen besiedelt, die krankheitserregende Eigenschaften besitzen. Diese kommen

jedoch nur in bestimmten Situationen, z. B. bei einer Schwächung des Immunsystems, zum Tragen und führen dann erst zu einer Erkrankung. So sind 30–40 % aller Menschen in den oberen Atemwegen von *Staphylococcus aureus* besiedelt – ein Keim, der sich auch in Lebensmitteln vermehrt und häufig zu Lebensmittelvergiftungen führt (Krämer, Prange 2016).

Bei einer Salmonelleninfektion und bei Lebensmittelvergiftungen müssen sich die Bakterien in der Regel vor dem Verzehr vermehrt haben. Keime wie *Campylobacter* verursachen dagegen Erkrankungen ohne vorheriges Wachstum in den Lebensmitteln. Solche Erreger können folglich auch nicht durch die Kühlung von Lebensmitteln und Speisen kontrolliert werden. Die von diesen Keimen ausgehende Gefahr kann jedoch durch eine **Hitzeinaktivierung** der Keime bzw. der Lebensmittel gebannt werden. Erhitzung ist generell die sicherste Methode der Keiminaktivierung und spielt eine herausragende Rolle bei der gewerblichen Lebensmittelherstellung sowie bei der Speisenzubereitung in privaten Küchen. Folgende Hitzeverfahren können unterschieden werden:

- Als **Pasteurisierung** wird die in Lebensmittelbetrieben durchgeführte Abtötung eines Großteils der Mikroorganismen – meist bei Temperaturen um 70–80 °C – bezeichnet. Dabei werden die krankheitserregenden Keime sämtlich inaktiviert.
- Unter **Sterilisierung** versteht man die bei Temperaturen über 100 °C durchgeführte Inaktivierung aller Mikroorganismen, die in einem Lebensmittel enthalten sind (z. B. bei der Konservenherstellung). Die Abtötung schließt auch die von manchen Bakterienarten wie Bazillen und Clostridien gebildeten hitzeresistenten Sporen ein (◘ Tab. 1.1).
- Durch **Garen** wie Kochen, Braten, Grillen etc. wird in der Küche bei unterschiedlich hohen Temperaturen eine Abtötung von Keimen erreicht.

Bei Hitzebehandlungen muss darauf geachtet werden, dass die Lebensmittel im Inneren (Kerntemperaturen) die gewünschte Temperatur für eine gewisse Zeit erreichen. Dabei verlangt die Abtötung von Viren oft noch etwas drastischere Mittel als die von Bakterien. Einige Minuten lange Heißhaltezeiten im Temperaturbereich von 70–80 °C oder eine kurze Erhitzung auf Kerntemperaturen von mindestens 90 °C scheinen notwendig zu sein, um Noroviren vollständig zu inaktivieren.

Die **Kühlung** ist hingegen nicht in der Lage, Keime abzutöten. Die Mikroorganismen können im Kühlschrank nur im Wachstum verzögert oder gehemmt werden. Dabei ist zu beachten, dass Keime wie Listerien, die sich noch bei einer Temperatur von 0 °C vermehren können, umso langsamer wachsen, je kälter es ist. Salmonellen sind bei den üblichen Kühlschranktemperaturen von 7 °C und kälter vermehrungsunfähig.

Auch bei **Tiefkühlen** (Einfrieren) kommt es nicht zu einer Abtötung von Bakterien. Eine Temperatur unter –18 °C sichert jedoch im Gegensatz zu Kühlschrankbedingungen, dass keinerlei Wachstum von Mikroorganismen stattfindet. Gefrieren – bei mindestens –21 °C über einige Tage – können Protozoen (z. B. Toxoplasmen) im Gegensatz zu Bakterien jedoch nicht überleben.

1.4.1 Kreuzkontaminationen

Bei der Zubereitung von Lebensmitteln können Produkte durch direkten Kontakt mit anderen verunreinigten Lebensmitteln kontaminiert werden, aber auch indirekt über Hände, Geräte, Einrichtungsgegenstände oder Spritzwasser aus Abflüssen sowie Kondenswasser (◘ Abb. 1.15). Durch Kreuzkontaminationen können pathogene Keime auf

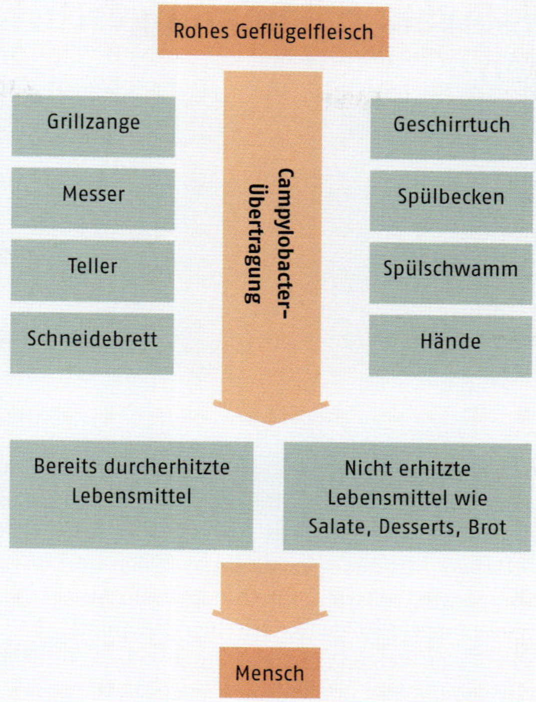

Abb. 1.15 Kreuzkontaminationen, die zu einer *Campylobacter*-Infektion führen können

Lebensmittel übertragen werden, die z. B. bei Salaten oder Desserts vor dem Verzehr nicht mehr erhitzt werden. Erreger mit niedriger Infektionsdosis wie EHEC-Bakterien und *Campylobacter* können dann bereits Infektionen verursachen.

Wegen der hohen Erkrankungszahlen (Tab. 1.3) sind Kreuzkontaminationen durch *Campylobacter*-Bakterien von größter Bedeutung. Die Keime können – übertragen auf Werkzeuge der Küche wie Messer, Grillzangen und Schneidebretter – lange, bis zu 24 Stunden, überleben (Humphrey et al. 2001). Die Bakterien befinden sich bei Geflügel oft in hoher Zahl auf der Oberfläche und besonders stark im Bereich der Haut, dort in den Poren und Federfollikeln (Bundesinstitut für Risikobewertung, Stellungnahme Nr. 002/2008 2007), sodass die Keime so gut wie gar nicht mit Wasser abwaschbar sind. Das Muskelfleisch von Hähnchen ist im Inneren nur sehr selten und dann mit sehr wenigen *Campylobacter*-Keimen kontaminiert (Berndtson et al. 1992).

Die seltene und geringe Belastung im Fleischinneren durch *Campylobacter*-Keime spricht dafür, dass den Kreuzkontaminationen eine weitaus wichtigere Rolle zukommt als dem vollständigen Durcherhitzen von Geflügel. Besonders problematisch ist, dass die Gefahr durch Kreuzkontaminationen im Gegensatz zum Durcherhitzen von Geflügel nicht im Bewusstsein der Konsumenten verankert ist.

Eine besondere Gefahr stellt außerdem die **Rekontamination** pathogener Keime dar, wie z. B. die Übertragung von Keimen auf ein bereits durcherhitztes Lebensmittel. Durch das über die Hitze hervorgerufene Abtöten der Keime fehlt nun eine Konkurrenzflora, sodass sich neu ansiedelnde Keime schnell vermehren können.

2 Erregerabwehr bei immungeschwächten Personen

Gelangen pathogene Keime bei einer Lebensmittelinfektion in den Körper, können die Symptome harmlos oder heftig sein, je nach Erreger sowie des Zustands des Immunsystems. Das Immunsystem des Menschen ist ein auf verschiedenen Ebenen wirkendes Abwehrsystem des Körpers, das aus spezialisierten Zellen und Organen aufgebaut ist. Neben Mikroorganismen wie Bakterien, Pilzen und Protozoen sowie Viren werden von ihm auch körpereigene entartete Zellen (Krebszellen) bekämpft.

Krankheitserreger müssen sich an einer bestimmten Stelle im Körper ansiedeln und dort vermehren, da sie wie alle Mikroorganismen an ein Milieu aus chemischen und physikalischen Faktoren oder an spezielle Wirtszellen angepasst sind. Dazu können sie einen von verschiedenen möglichen Übertragungswegen nutzen, um über eine bestimmte Eintrittspforte in den Körper zu gelangen.

Folgende **Übertragungswege** von krankheitserregenden Mikroorganismen sind möglich:

- Eine Kontaktübertragung geschieht bei der Berührung mit einem Körperteil, besonders der Hand.
- Eine Übertragung durch die Luft, z. B. von Grippeviren, erfolgt meist in Form von Flüssigkeitströpfchen (Aerosolen).
- Einige Erreger können nur über Körperflüssigkeiten (wie Blut) von Mensch zu Mensch übertragen werden.
- Werden pathogene Keime beim Essen und Trinken übertragen, müssen sie in Lebensmittel oder Speisen gelangen.

Krankheitserregende Keime können je nach Übertragungsweg über verschiedene Eintrittspforten – wie Wunden oder das Atmungssystem – in den Körper eindringen. Pathogene Lebensmittelkeime nutzen den Mund, um in den Magen-Darm-Trakt zu gelangen, in dem sie sich vermehren können.

Viele Lebensmittelpathogene (wie z. B. Salmonellen) nutzen vorher die Speisen zur Vermehrung aus, da sie sich im Körper nur in hoher Zahl erfolgreich durchsetzen können. Besonders hochinfektiöse Erreger wie *Campylobacter*, *E. coli*-EHEC und Noroviren, die Lebensmittel allein als Transportvehikel nutzen, brauchen das nicht. Diese Keime können auch direkt übertragen werden, z. B. durch Berührung des Mundes mit einer kontaminierten Hand.

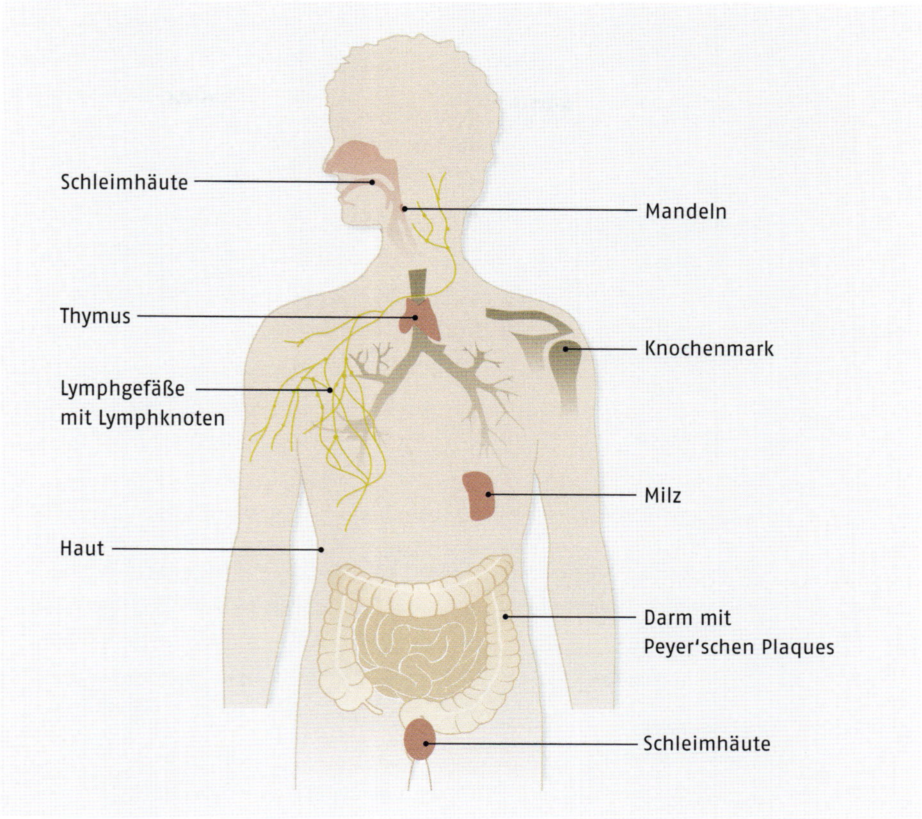

Abb. 2.1 Lymphatisches System

2.1 Abwehrsysteme gegen Infektionserreger

Die zentrale Aufgabe des Immunsystems ist die Eliminierung von Krankheitserregern. Der Körper verfügt dazu über ein ganzes Bündel von Abwehrmechanismen, um krankheitsverursachende Mikroorganismen unschädlich zu machen. Schon vor der Aufnahme von Krankheitserregern oder mikrobiellen Toxinen kann allerdings durch erfolgreiche Hygienemaßnahmen ein erster Schutzschild vor Lebensmittelinfektionen und -vergiftungen aufgebaut werden (▸Kap. 1.4).

Das eigentliche Immunsystem ist ein sehr komplexes System aus verschiedenen Organen, Geweben und Zellen (Vollmar 2013). Ein spezieller Teil ist das lymphatische System mit den wichtigen Aufgaben, Immunzellen zu bilden und in der Lymphflüssigkeit (sowie im Blut und in Gewebeflüssigkeiten) zu transportieren (Abb. 2.1). Das lymphatische System besteht aus den Lymphgefäßen und den primären lymphatischen Organen, zu denen Thymus und Knochenmark gehören. In diesen Organen läuft die Ausbildung und Reifung der Lymphozyten (Untergruppe der Leukozyten, der weißen Blutkörperchen) ab. In anderen, den sekundären lymphatischen Organen – wie Lymphknoten, Milz, Mandeln und Peyer'schen Plaques der Darmschleimhaut – findet der Kontakt mit Antigenen und die Vermehrung der Lymphozyten statt.

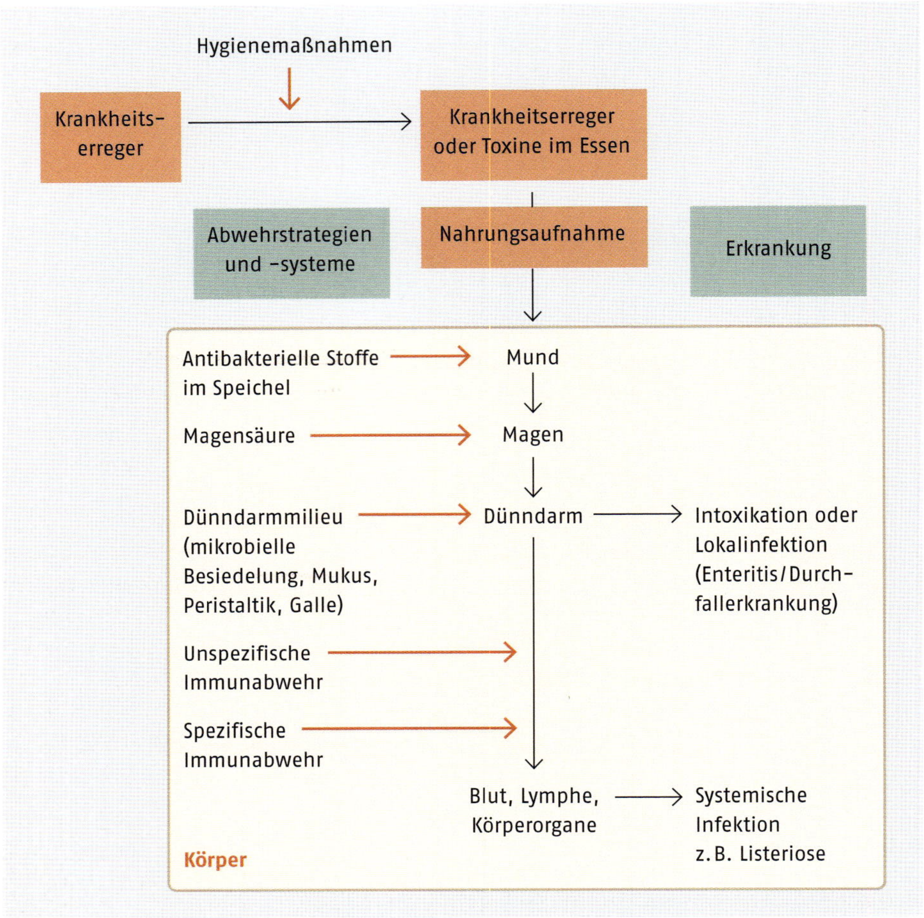

Abb. 2.2 Abwehrbarrieren und -systeme gegenüber lebensmittelpathogenen Keimen

Das Immunsystem kann in zwei Abwehrsysteme aufgeteilt werden, das unspezifische (angeborene) und das spezifische (erworbene) Immunsystem. Beide Abwehrsysteme, die über gemeinsame Komponenten eng miteinander vernetzt sind, bestehen aus einer Vielzahl von Zellen, wie den Lymphozyten, und aus Molekülen, wie z. B. Antikörpern sowie den Zytokinen, den hormonartigen Botenstoffen des Immunsystems.

2.1.1 Primäre Abwehrbarrieren

Keime, die in den Körper eindringen, müssen zuerst äußere, mechanische und chemische Barrieren überwinden. Beispielsweise ist die Haut ein wichtiger Schutzmantel unseres Körpers. Fettsäuren und die dort ansässige Hautflora verhindern das Festsetzen schädlicher Keime, die als Eintrittspforte auf Hautverletzungen angewiesen sind. Auch die Schleimhaut in den Atemwegen wie den Bronchien bekämpft eindringende Bakterien. Von Flimmerzellen werden die Keime über den Rachen wieder nach draußen transportiert.

Der Darmtrakt stellt mit seiner Darmschleimhaut von etwa 300 m^2 die größte Kontaktfläche des Körpers zur Außenwelt dar. Die Vergrößerung der Oberfläche wird über zahllose Zotten und Ausstülpungen erreicht. Die Darmschleimhaut, über die Stoffe in das mikroorganismenfreie Innere des Körpers aufgenommen werden, ist nicht nur mit zahllosen Bakterien der Darmflora (▸ Kap. 1.2.1), sondern auch mit pathogenen Keimen konfrontiert. Im Magen-Darm-Trakt existieren zahlreiche Abwehrbarrieren, die einen Großteil der aufgenommenen Mikroorganismen abtöten (○ Abb. 2.2).

Mund und Magen

Schon der Speichel enthält bakterizide (keimtötende) Stoffe und Enzyme wie das Lysozym, das die Zellwand der Bakterien angreift, indem es das netzartige Murein spaltet. Aufgrund der kurzen Verweildauer im Mund überleben jedoch die meisten Mikroorganismen.

Im Magen geraten Keime in eine saure Flüssigkeit, die bei nüchternen Personen einen pH-Wert von 0,8–1,0 hat. Täglich werden etwa zwei Liter Magensaft mit einem Anteil von etwa einem Liter Salzsäure (HCl) gebildet. Bei der Aufnahme der Nahrung wird die Sekretion der Säure angekurbelt, die von den sogenannten Belegzellen der Magenschleimhaut produziert wird.

Obgleich einige Bakterien wie *Helicobacter pylori* dank spezieller Anpassungen den sauren Magen besiedeln können, werden fast alle anderen Mikroorganismen dort schnell abgetötet. Je nach Bakterienart überleben nur wenige die Magenpassage und erreichen den Dünndarm. Gestützt wird dies durch Experimente, bei denen Freiwillige Cholera-Bakterien (*Vibrio cholerae*) zusammen mit einer Natriumcarbonatlösung schluckten, die die Magensäure neutralisiert. Bereits durch eine **Infektionsdosis** von 10^4 Bakterien wurde unter diesen Bedingungen eine starke Erkrankung hervorgerufen. Hingegen löste in einem Experiment ohne pH-Wert-Pufferung erst eine Aufnahme von mindestens 10^8 Bakterien eine Cholera-Erkrankung aus.

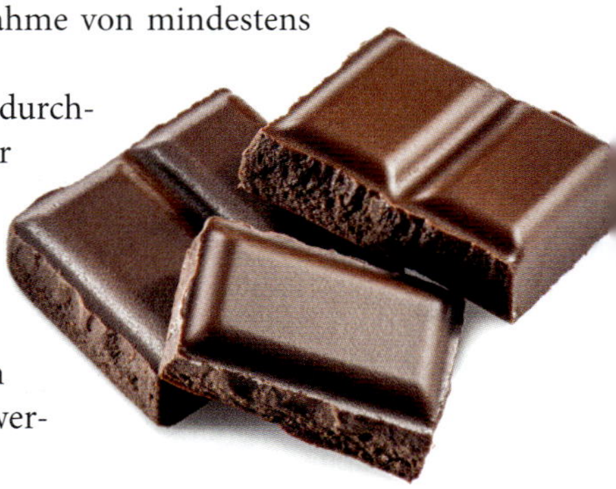

Ähnliche Versuche wurden auch mit Typhus-Salmonellen durchgeführt und bestätigten die Bedeutung der Säurewirkung für die zur Infektion notwendige Bakteriendosis. In der Regel vermehren sich deshalb vor einer Salmonelleninfektion die Bakterien schon im Lebensmittel, da meist 10^4–10^5 Salmonellen für eine Infektion notwendig sind.

Die Infektionsdosis ist stark von den Nahrungsmitteln abhängig, die gleichzeitig mit den Keimen aufgenommenen werden:

- In fettreichen Lebensmitteln sind Bakterien gut gegen die sauren Verhältnisse im Magen abgeschirmt und können größtenteils lebend in den Darm gelangen. Werden pathogene Keime beispielsweise zusammen mit Eigelb oder Kakaobutter dem Körper zugeführt, sind sie durch diese Substanzen geschützt. So können Salmonellenerkrankungen etwa durch den Verzehr von Schokolade hervorgerufen werden. Offensichtlich reichen dazu sehr niedrige Keimzahlen (unter 100 Salmonellen) aus.
- Einige Speisen, vor allem eiweißreiche, puffern die Säure und erhöhen den pH-Wert im Magen auf 4–5, sodass pathogene Keime nicht abgetötet werden.
- Flüssige Lebensmittel, wie Milch, Suppen und Getränke, verdünnen die Magensäure und verweilen oft zu kurz im Magen, sodass Keime nicht effektiv inaktiviert werden.

Außerdem können immunsuppressive Medikamente (▸ Kap. 2.2) und Immunschwäche-Erkrankungen (▸ Kap. 2.3) die zur Infektion notwendige Keimzahl erniedrigen.

2

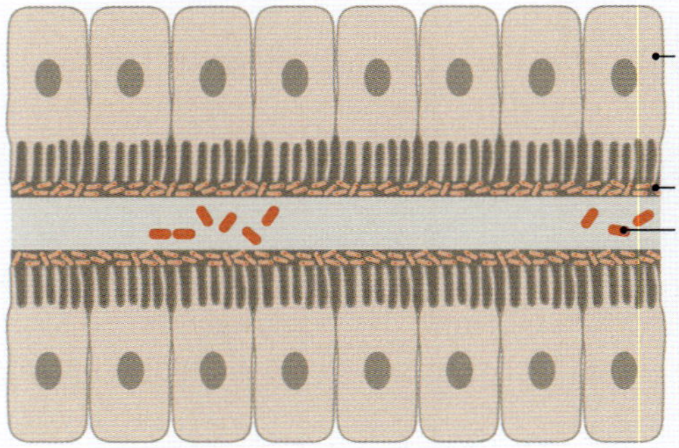

Abb. 2.3 Kolonisationsresistenz

Darmtrakt

Gelangen Keime in vitalem Zustand über Lebensmittel in den Dünndarm, müssen sie sich dort an der Darmschleimhaut, der inneren Auskleidung des Darms, festsetzen, um sich zu vermehren. Im Dünndarm sind eindringende Bakterien einem leicht alkalischen pH-Wert ausgesetzt, der das Wachstum der meisten Bakterien ermöglicht. Der Dünndarm bietet dennoch nur wenigen Keimen die Möglichkeit zu überleben, da verschiedene Barrieren zur Hemmung von Mikroorganismen existieren.

Mukus. Die Schleimhautzellen produzieren große Mengen Mukus (Schleim), der die Darmzellen vor dem Eindringen von Darmbakterien schützt. Der Schleim verhindert, dass die Bakterien an die inneren Darmzellen, die Epithelzellen, binden. Einige Bakterien wie die Salmonellen besitzen allerdings so leistungsstarke Flagellen (▸Kap. 1.1.1), dass sie sich durch die Schleimschicht bewegen können.

Darmperistaltik. Die Muskelkontraktionen des Darms schieben Darminhalt mitsamt den Bakterien, die sich nicht an der Darmwand anheften können, weiter Richtung Darmausgang. Bakterien, die es schaffen, sich im Dünndarm festzusetzen, besitzen dazu spezielle Zellanhängsel wie Fimbrien (Abb. 1.3).

Proteolytische Enzyme. Über die Bauchspeicheldrüse werden Verdauungsenzyme in den Dünndarm abgegeben. Proteolytische Enzyme schädigen besonders grampositive Bakterien. Diese besitzen keine äußere Membran, mit der sie Enzymen den Zugang zur Zelle verwehren können.

Galle. Gallensäuren sind in der Leber produzierte Abkömmlinge des Cholesterins, die über die Gallenblase in den Darm gelangen. Gallensäuren sind anionische hydrophobe Detergenzien (grenzflächenaktive Stoffe). Sie spielen bei der Fettverdauung im menschlichen Körper eine wichtige Rolle und können im oberen Dünndarmtrakt eine hohe Konzentration erreichen. Gallensäuren sind besonders gegen grampositive Bakterien bakterizid, die keine äußere Membran besitzen.

Mikrobielle Besiedlung. Die Darmflora bildet auf der Darmschleimhaut einen Biofilm (▸Kap. 1.1.1). Durch die hohe Besiedlungsdichte wird es neu ankommenden Keimen im Darm erschwert, sich festzusetzen und zu vermehren, sodass diese schnell wieder ausge-

schieden werden (○ Abb. 2.3). Die Verhinderung der Neubesiedlung des Darms mit fremden z. B. pathogenen Keimen wird **Kolonisationsresistenz** genannt.
Verschiedene Ursachen sind für die Kolonisationsresistenz verantwortlich:

- Die Andockstellen für Bakterien an der Darmschleimhaut sind besetzt.
- Die Substrate (Nährstoffe für Bakterien) im Darm sind aufgrund der Konkurrenz durch die Darmflora limitiert.
- Die Bildung von antimikrobiellen Substanzen durch ansässige Darmbakterien schädigt fremde Keime.

Ein geschwächtes Immunsystem hat einer Überbesiedlung des eher keimarmen Dünndarms durch eigene oder fremde Keime wenig entgegenzusetzen (Brechmann et al. 2017). Durch die Über- bzw. Fehlbesiedlung kommt es zu einer Schädigung und zu einer erhöhten Durchlässigkeit der Darmschleimhaut.

Wenn die Anzahl der nützlichen Darmbakterien z. B. durch eine Antibiotikabehandlung stark reduziert wird, geht die Kolonisationsresistenz verloren. Es entstehen Möglichkeiten der Ansiedlung und Vermehrung pathogener Bakterien (z. B. *Clostridium difficile* im Dickdarm). Außerdem muss davon ausgegangen werden, dass Darmbakterien während einer ausgeprägten Immunsuppression und bei gestörter Kolonisationsresistenz zu endogenen Infektionen führen (Kommission für Krankenhaushygiene und Infektionsprävention 2010).

2.1.2 Unspezifisches Immunsystem

Das unspezifische Immunsystem kann wahrscheinlich den überwiegenden Teil der Infektionserreger, die in den Körper eindringen, eliminieren, ohne dass Krankheitssymptome entstehen. Es erkennt, ob sich Mikroorganismen überhaupt im Körper an Stellen befinden, an denen sie nicht sein sollten.

Dieser Teil des Immunsystems erkennt allgemeine Klassen von Mikroorganismen, unabhängig davon, ob sie krankheitserregend sind. Beispielsweise werden Bakterien durch die Präsenz des Zellwandbausteins Murein identifiziert sowie gramnegative Bakterien an den Lipopolysacchariden.

Wichtige Komponenten des unspezifischen Immunsystems sind Fresszellen (Phagozyten) wie Granulozyten und Makrophagen. In einem Prozess, der **Phagozytose** genannt wird, umfließen sie Bakterien und andere Fremdkörper, um sie ins Zellinnere aufzunehmen und dort abzubauen.

Granulozyten. Diese weißen Blutkörperchen befinden sich vorwiegend im Blut und haben eine kurze Überlebensdauer. Sie können neben der Phagozytose auch Enzyme freisetzen, Entzündungsreaktionen durch freigesetzte Botenstoffe verstärken und Infektionserreger direkt abtöten. Granulozyten sind benannt nach ihren Granula im Zytoplasma – Vesikel, die vor allem Enzyme zum Abbau der Fremdpartikel enthalten.

Makrophagen. Sie sind langlebiger als Granulozyten und befinden sich primär in Geweben. Sie schütten ebenfalls verschiedene Wirkstoffe aus, die die Immunabwehr hemmen oder fördern. Makrophagen können kleine Teile von Substanzen, die bei der Phagozytose durch Abbau entstehen, durch besondere Trägermoleküle auf die eigene Zellmembran transportieren und nach außen anderen Immunzellen präsentieren. Dies ist beispielsweise der Fall für die Antigene von phagozytierten Krankheitserregern. Als **antigenprä-**

sentierende Zellen zeigen sie anderen Zellen des Immunsystems die Erreger an, die bekämpft werden sollen.

Natürliche Killerzellen. Diese Zellgruppe kann insbesondere infizierte Körperzellen zerstören. Sie bekämpfen Viren, Parasiten und andere Krankheitserreger, die sich in körpereigenen Zellen eingenistet haben und sich dort vermehren. Dafür besitzen natürliche Killerzellen verschiedene Rezeptoren, mit denen sie an Oberflächenmoleküle von Körperzellen binden und zwischen unversehrten und infizierten Zellen unterscheiden können. Ein Rezeptor der Killerzellen erkennt eine Struktur, die auf fast allen Zellen unseres Körpers vorhanden ist und als MHC (*Major Histocompatibility Complex*) bezeichnet wird. Sie schützt die körpereigenen Zellen vor der Zerstörung.

Ein Teil des angeborenen Immunsystems ist das **Komplementsystem**, das zur Eliminierung von zellgebundenen Antigenen beiträgt. Das System besteht aus mehr als 20 verschiedenen Proteinen im Blutplasma und kann z. B. von Oberflächenantigenen von Bakterien aktiviert werden, indem eine Kaskade von proteolytischen Spaltungen ausgelöst wird.

Das unspezifische Immunsystem kann, insbesondere über die antigenpräsentierenden Makrophagen, das spezifische Abwehrsystem aktivieren und eine spezifische Immunantwort einleiten.

2.1.3 Spezifisches Immunsystem

Die spezifische oder adaptive Immunabwehr ist in der Lage, sich auf neue und veränderte Erreger einzustellen, ihre spezifischen Strukturen zu erkennen und gezielt Abwehrmechanismen einzuleiten. Oberflächenstrukturen von Mikroorganismen stellen für das Immunsystem **Antigene** dar, an die spezifische Antikörper oder Immunzellen mit antikörperähnlichen Rezeptoren binden können. Auch einzelne Substanzen, vor allem Proteine, können Antigene sein, ohne Bestandteil von Einzellern oder Viren zu sein.

Das spezifische Immunsystem lernt im Laufe des Lebens eine Unterscheidung zwischen körpereigenen und fremden Bestandteilen zu treffen, zwischen „guten" Darmbakterien und eindringenden Pathogenen. Deshalb wird dieser Teil des Immunsystems auch als erworbene Immunabwehr bezeichnet. Sie beinhaltet die Produktion spezieller Immunzellen (Lymphozyten) und von Antikörpern, die gemeinsam die Eindringlinge auszuschalten versuchen. Die im Rahmen der spezifischen Immunantwort ablaufenden Reaktionen (○ Abb. 2.4) beruhen auf den Wechselwirkungen verschiedener Zelltypen sowie der Ausschüttung einer großen Anzahl unterschiedlicher Botenstoffe, den Interleukinen (eine Teilgruppe der Zytokine), durch die Immunzellen.

Die Lymphozyten, die körperfremde und körpereigene Strukturen zu unterscheiden lernen, können in die beiden Gruppen der T-Zellen und der B-Zellen eingeteilt werden. Das T im Namen der T-Lymphozyten steht für Thymus (○ Abb. 2.1), in dem diese Zellen wichtige Reifungsschritte machen. Die B-Zellen entstehen beim Menschen im Knochenmark (engl. *Bone Marrow*), worauf der Buchstabe B hinweist.

T-Lymphozyten. T-Zellen wandern ständig durch den Organismus und überwachen die Körperzellen auf krankhafte Veränderungen der Zelloberfläche. Sie werden wie die B-Zellen im Knochenmark als unreife Zellen gebildet und wandern von dort in den Thymus, um zu reifen. Dort werden spezifische Rezeptoren auf der Zelloberfläche ausgebildet und alle die Zellen ausgemustert, die auf körpereigene Proteine reagieren. Nur T-Zellen,

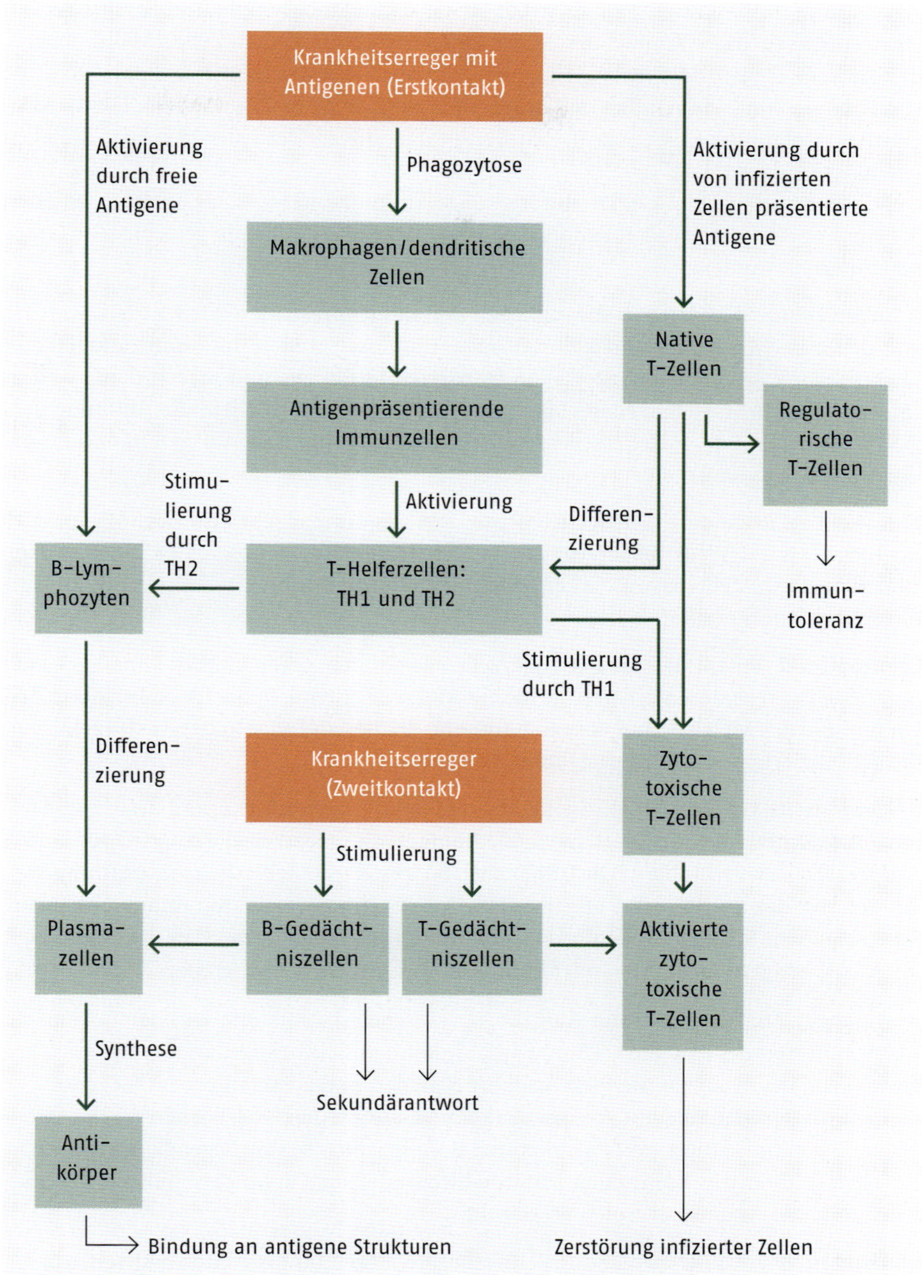

Abb. 2.4 Spezifische Immunantwort

die gegen Fremdantigene und nicht gegen körpereigene Zellen vorgehen, verlassen den Thymus.

Um eine immunologische Aktivität zu entfalten, müssen diese sogenannten naiven T-Lymphozyten, die noch keinen spezifischen Antigenkontakt hatten, stimuliert werden.

Dazu wandern die naiven Lymphozyten in die sekundären lymphatischen Organe ein. Dort entstehen nach Kontakt mit einer antigenpräsentierenden Zelle (Makrophagen, dendritische Zellen oder B-Lymphozyten) die ausdifferenzierten T-Lymphozyten, die von Bakterien und Viren infizierte Körperzellen bekämpfen (o Abb. 2.5). Die **T-Zell-Aktivierung** erfolgt über spezifische T-Zell-Rezeptoren, die auf der Oberfläche von T-Zellen verankert sind.

Die T-Lymphozyten bilden die **zelluläre Immunabwehr**. Die ausdifferenzierten T-Lymphozyten werden als Effektorzellen bezeichnet und können in verschiedene Gruppen unterteilt werden.

T-Helferzellen. Sie erkennen die Antigene der antigenpräsentierenden Zellen, wie z. B. von dendritischen Zellen und Makrophagen, und lösen weitere Immunreaktionen aus. Sie schütten Zytokine (Botenstoffe) an infizierten Orten aus und locken damit andere Immunzellen an. T-Helferzellen vom Typ 1 (TH1) kurbeln vor allem die Abtötung infizierter Zellen an und T-Helferzellen vom Typ 2 (TH2) stimulieren B-Lymphozyten und die Produktion von Antikörpern.

Die wichtige Rolle der T-Helferzellen wird bei der Immunschwäche-Krankheit AIDS deutlich. Das HI-Virus befällt vor allem T-Helferzellen, wodurch es zu einer starken Abnahme dieses Zelltyps mit starker Beeinträchtigung der Immunreaktionen auf Infektionserreger kommt (▸ Kap. 2.3.1).

Zytotoxische T-Zellen. Die auch T-Killerzellen genannten Zellen können anhand eigener individueller Rezeptoren erregerspezifische Antigene erkennen, die ihnen infizierte Zellen mithilfe der MHC-I-Komplexe präsentieren. In diesem Fall schütten sie Proteine aus, die die infizierten Zellen lysieren (auflösen).

Regulatorische T-Zellen (Treg). Sie haben die Funktion, die Aktivierung des Immunsystems einzuschränken und überschießende Immunreaktionen, wie die Angriffe auf intakte Körperzellen, zu verhindern. Die früher auch Suppressor-T-Zellen genannten Immunzellen unterbinden im gesunden Organismus die Entstehung von Autoimmunkrankheiten. Sie spielen eine wichtige Rolle für die **Immuntoleranz** – die Eigenschaft des Immunsystems, körpereigene Strukturen oder harmlose Antigene nicht anzugreifen.

B-Lymphozyten. Sie haben die Aufgabe, spezifische Abwehrstoffe zu bilden, wenn im Körper ein fremdes Antigen erkannt wird. Sie können sich zu sogenannten Plasmazellen entwickeln, die in hohen Mengen Antikörper bilden und ausschütten. Im Gegensatz zu den T-Lymphozyten, die nur Antigene erkennen, die auf den Oberflächen von körpereigenen Zellen präsentiert werden, erkennen B-Zellen auch frei vorliegende Antigene. Die B-Zellen gehören zur **humoralen Immunabwehr**, die auch auf nichtzellulären Bestandteilen, wie den Antikörperproteinen, beruht.

Antikörper. Die Antikörper sind Eiweiße, die eine Erkennungsstruktur besitzen, mit der sie eine körperfremde Struktur, ein Antigen, spezifisch binden. Die passgenaue Wechselwirkung von Antikörper und Antigen wird oft mit dem Prinzip von Schlüssel und Schloss verglichen. Die auch **Immunglobuline** (Ig) genannten Proteine werden in verschiedene Unterklassen wie IgA, IgD, IgE, IgG und IgM eingeteilt. Die Antikörper kommen je nach Subtyp gelöst oder an eine Zelle gebunden in bestimmten Körperteilen vor. Während IgG und IgM frei im Blut zirkulieren, wird beispielsweise IgA in den Mund und Verdauungstrakt abgegeben.

Die mit Antikörpern beladenen Mikroorganismen sind markiert und werden anschließend von phagozytierenden Zellen aufgenommen. Durch die Bindung der Antikörper an antigene Strukturen von Mikroorganismen wird verhindert, dass die Keime an Körperzellen binden und in sie eindringen. Haben sich Bakterien oder Viren in Körperzellen eingenistet, sind die extrazellulären Antikörper wirkungslos.

Dendritische Zellen. Sie gehören zur den Phagozyten und kommen vor allem in Oberflächengeweben und Schleimhäuten vor. Sie können als Fresszellen pathogene Keime in ihr Zellinneres aufnehmen und dort enzymatisch abbauen. Gleichzeitig gehören sie wie die Makrophagen zu den antigenpräsentierenden Zellen, die Antigene aufnehmen, verarbeiten und auf der Zelloberfläche präsentieren, um eine gezielte Immunantwort in Gang zu setzen.

Gedächtniszellen. T- und B-Zellen können sich zu Gedächtniszellen entwickeln, die im Gegensatz zu anderen Immunzellen lange Zeit im Blut verbleiben und bei einer erneuten Infektion desselben Erregers schnell aktiv werden. Aufgrund des bereits erfolgten Erstkontakts mit Erregern sind sie auf ein bestimmtes Antigen spezialisiert. Deshalb kann die Immunreaktion bei einem Zweitkontakt als sogenannte Sekundärantwort wesentlich schneller und effektiver ablaufen.

2.1.4 Immunsystem des Darms

Der Dünndarm besitzt ein Immunsystem, das pathogene Keime durch die Produktion spezifischer Antikörper und über Entzündungsreaktionen bekämpft. Das intestinale Immunsystem, das den Großteil aller körpereigenen Immunzellen besitzt, steht mit der Darmflora über zahlreiche durch Bakterien gebildete Stoffe sowie mit dem Nervensystem in engem Kontakt.

Das Immunsystem des Dünndarms wird auch schleimhautassoziiertes Lymphgewebe (*Gut-associated Lymphoid Tissue,* GALT) genannt. Es produziert viel mehr Antikörper, die in das Darmlumen ausgeschüttet werden, als beispielsweise im Blutsystem auftreten. Die Darmschleimhaut enthält zahlreiche Ansammlungen von Lymphfollikeln, die sogenannten Peyer'schen Plaques, die eine zentrale Rolle bei der Infektionsabwehr im Darm spielen (**o** Abb. 2.5).

Das Immunsystem des Darms muss pathogene Mikroorganismen von harmlosen Darmbewohnern unterscheiden. Es sollte außerdem die Nahrungsmittelbestandteile, die als Antigene auf das Immunsystem wirken können, als harmlose Substanzen erkennen. Das Immunsystem muss also Immunreaktionen auf antigene Verbindungen in den Nahrungsmitteln sowie Antigene der nützlichen Darmflora unterdrücken. Das häufige Auftreten von Lebensmittelallergien und chronischen Darmentzündungen zeigt, dass dem Darmimmunsystem diese komplexe Aufgabe nicht immer gelingt.

Nur wenige Mikroorganismen können durch die Schleimschicht bis zur Epithelschicht durchdringen. Die Epithelzellen der Darmschleimhaut halten untereinander engen Kontakt und verschließen die Zellzwischenräume über sogenannte *Tight Junctions*, schmale Bänder aus Membranproteinen. Diese Barriere kann allerdings gelockert werden, wie z. B. bei Personen mit starken Immunschädigungen und auch bei Alkoholmissbrauch beobachtet wird. Bei einer erhöhten Durchlässigkeit der Darmschleimhaut (Darmpermeabilität) können nicht nur unverdaute Nahrungsmittelbestandteile, sondern komplette Mikroorganismen den Darm verlassen und in den Blutkreislauf gelangen, wodurch das Immunsystem stark stimuliert wird. Als Folge können lokale Entzündungen der Darm-

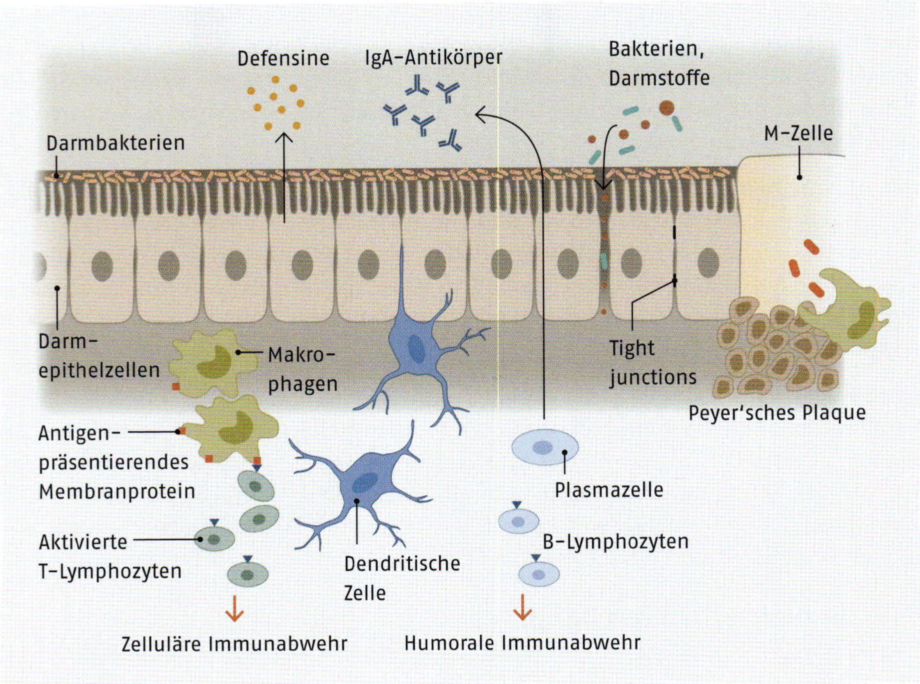

Abb. 2.5 Intestinales Immunsystem

schleimhaut und Nahrungsmittelunverträglichkeiten entstehen. Bei Morbus-Crohn-Patienten ist häufig zu beobachten, dass die Barriere zwischen dem Darmlumen und dem Organismus defekt ist. Auch verschiedene Autoimmunerkrankungen (▸Kap. 2.3.1) werden damit in Zusammenhang gebracht.

Einen unspezifischen Schutz gegen eindringende Mikroorganismen bieten antimikrobielle Peptide wie Defensine (körpereigene Antibiotika), die die Zellmembranen von Bakterien zerstören. Ebenso sind Antikörper am Schutz der gastrointestinalen Barriere beteiligt. B-Lymphozyten schütten Immunglobulin A (IgA) in das Darmlumen aus, um die Bakterien der Darmflora, auch die körpereigenen Kommensalen auf Distanz zur Darmwand zu halten. Die Zellzwischenräume der Darmwand können von Zellen der Immunabwehr wie den dendritischen Zellen eingenommen werden. Sie winden ihre Ausstülpungen wie Tentakel durch die *Tight Junctions* und nehmen Kontakt mit den Antigenen im Darminneren auf.

Eine wichtige Rolle im Darmimmunsystem spielen die sogenannten M-Zellen (engl. *Microfold Cells*), die verstreut zwischen den Epithelzellen über den Peyer'schen Plaques sitzen. Sie übernehmen die ständige Überwachung des Darmlumens, indem sie von dort Antigene aufnehmen und sie ins Innere weiterleiten. Die Antigene können auch Bakterien, Viren oder Protozoen sein. Die Antigene werden an der darmabgewandten Seite an die Zellen des spezifischen Immunsystems abgegeben. Die M-Zellen können zu B- und T-Lymphozyten, auch zu Makrophagen sowie dendritischen Zellen Kontakt aufnehmen.

Diesen Weg haben sich einige pathogene Keime wie Salmonellen, Yersinien und Listerien zur weiteren Ausbreitung im Körper zunutze gemacht. Listerien können beispielsweise über die M-Zellen in die Darmschleimhaut eindringen. Über Phagozytose gelangen sie in Makrophagen, in denen sie jedoch nicht zerstört und abgebaut werden. Die Keime können sich stattdessen aus den Phagozytose-Vesikeln befreien und in das Zytoplasma übertreten, um sich dort zu vermehren. Listerien können tagelang in Makrophagen überleben und sich so im Körper ausbreiten.

Dabei kann eine **systemische Erkrankung** entstehen, eine Infektion, die nicht mehr auf den Darm beschränkt ist (○ Abb. 2.2). Durch Einschwemmung in die Blutbahn können die Erreger andere Organsysteme wie das Gehirn befallen. Dies gelingt einigen Lebensmittelpathogenen wie Salmonellen und Listerien recht häufig, andere verbleiben an der eigentlichen Eintrittsstelle im Körper, dem Dünndarm. Sie erzeugen eine **Lokalinfektion**, die auch Enteritis genannt wird, wenn sie auf den Dünndarm beschränkt bleibt.

2.1.5 Aktivität des Immunsystems

Lebensmittelinfektionen treffen nicht alle Menschen gleichermaßen. Bei Menschen mit einem gut funktionierenden Abwehrsystem, den sogenannten **Immunkompetenten**, kommt es nach Eindringen von Keimen in den Körper oft überhaupt zu keiner Erkrankung. Auch kann die Infektion harmlos und ohne schwerwiegende Symptome verlaufen. Patienten mit einem durch Krankheit, Alter oder Medikamente geschwächten Abwehrsystem können hingegen lebensbedrohliche Krankheitsverläufe haben. Sie müssen deshalb vor Infektionen besonders geschützt werden.

Die Aktivität des Immunsystems wird durch **Hormone** gesteuert, wobei Cortisol und Adrenalin eine wichtige Rolle spielen. Während Adrenalin anregend und stimulierend wirkt, hat **Cortisol** eine dämpfende Wirkung auf das Immunsystem. Cortisol, das der Körper in der Nebennierenrinde bildet und bei langanhaltendem, chronischem Stress in erhöhtem Maße ausgeschüttet wird, unterdrückt die zelluläre Immunabwehr. Das Hormon verringert die Aktivität der natürlichen Killerzellen und der T-Helferzellen. Auch die Aktivität der Makrophagen, die bei Kontakt mit Keimen die Immunantwort einleiten, ist verringert, sodass sich Infektionen leichter etablieren können.

Cortisol hat neben der immunsuppressiven auch eine entzündungshemmende Wirkung. Unter **Entzündung** werden alle an bestimmten Orten ablaufenden Reaktionen auf schädliche Reize wie Rötung, Schwellung, Überwärmung, Schmerz gefasst. Die Entzündung beruht auf der Aktivierung und dem Einwandern von Immunzellen am Ort der Gewebeschädigung.

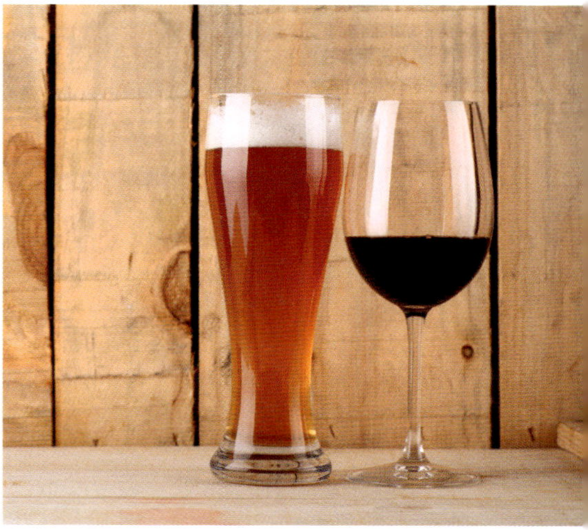

Auf diesem hormonellen Weg können auch psychische Belastungen und **Stress** das Immunsystem schwächen und die Infektanfälligkeit erhöhen. Bekanntermaßen bricht die Infektion durch Herpes-simplex-Viren, die kleine Bläschen an Lippen und Mund verursachen, gerade bei geschwächten Abwehrkräften häufig aus. Akuter Stress kann im Gegensatz zu chronischem Stress dagegen einen durchaus positiven Einfluss auf die Infektabwehr haben. Eine verstärkte Magensäurebildung, oft an Symptomen wie Sodbrennen erkenntlich, führt zu besserer Inaktivierung von Keimen. Stress kann die Verdauungstätigkeit beschleunigen, Durchfall auslösen und damit krankheitserregende Keime ausspülen.

Starker Konsum von **Alkohol**, wie auch der Gebrauch vieler anderer Drogen, erhöht das Risiko, an bakteriellen und viralen Infektionen zu erkranken. Langfristiger Alkoholmissbrauch führt zu veränderter Regulation des Immunsystems, zu Autoimmunreaktionen und unspezifischen Entzündungsreaktionen, die auch für alkoholbedingte Organschädigungen wie die der Leber von Bedeutung sind (Cook 1998). Auch ein einmaliger übermäßiger Alkoholkonsum schwächt offenbar das Immunsystem. Schon einige Stunden nach starkem Alkoholgenuss hat sich die Zahl der phagozytierenden Zellen und der T-Zellen beträchtlich verringert, sodass sich das Infektionsrisiko kurzfristig erhöht.

2.2 Immunsuppression – Unterdrückung des Immunsystems

Bei einer Immunsuppression wird das körpereigene Immunsystem durch Medikamente unterdrückt. Sie wird vor allem nach Organtransplantationen und bei verschiedenen Autoimmunerkrankungen eingesetzt. Die Leistungsfähigkeit des geschwächten Immunsystems der Patienten ist je nach Intensität der Behandlung sehr unterschiedlich.

Bakterien und Viren sind die mit Abstand bedeutsamsten Krankheitserreger bei Immunsuppression und -schwäche. Aber auch Protozoen wie Toxoplasmen und Pilze können zu einer Bedrohung werden. Hefepilze (z. B. *Candida*) und Schimmelpilze (z. B. *Aspergillus*) können unter diesen Bedingungen Infektionen verursachen. Die von Krankheitserregern hervorgerufenen Infektionen unterscheiden sich oft von denen bei Menschen mit intaktem Immunsystem:

- Die Infektionen nehmen einen schwereren oder atypischen Verlauf.
- Es treten chronische oder ständig wiederkehrende Infektionen auf (z. B. durch *Campylobacter*).
- Latente Infektionen (z. B. Toxoplasmose) oder persistente Erreger (z. B. Tuberkulose-Bakterien, Herpesviren, Hepatitis-B-Viren) werden reaktiviert.
- Infektionen mit opportunistischen bzw. gering virulenten Erregern (▸ Kap. 1.3) treten auf.

2.2.1 Organtransplantationen

Eine Organtransplantation hat das Ziel, ein geschädigtes oder funktionsuntüchtiges Organ durch ein gesundes Organ zu ersetzen. In den deutschen Transplantationszentren werden am häufigsten Nieren transplantiert; weitere Transplantatorgane sind Leber, Herz, Lunge, Pankreas und Dünndarm.

Das Hauptproblem der Transplantationen sind Immunreaktionen des Empfängerorganismus gegen das Transplantat. Nach Organtransplantationen erkennt das Immunsystem das neue Organ als körperfremdes Gewebe, das bekämpft und eliminiert werden muss. Deshalb ist in der Regel eine lebenslange Immunsuppression nötig, um das transplantierte Organ zu erhalten. Aufgrund der herabgesetzten Immunabwehr ist die Gefahr, an einer Infektion zu erkranken und eventuell zu sterben, deutlich erhöht.

Durch die Immunsuppressiva können zudem Erkrankungen – wie z. B. Diabetes mellitus, Bluthochdruck oder eine Einschränkung der Nierenfunktion – ausgelöst werden. Um die Lebensqualität der Transplantationspatienten zu sichern, müssen selektive und gut verträgliche Medikamente gegen Abstoßungreaktionen entwickelt werden.

Üblicherweise werden in den ersten Wochen nach der Transplantation, in der **Induktionstherapie**, mehrere Medikamente verabreicht, da dann die Gefahr einer Abstoßungsreaktion am größten ist. Eventuell beginnt die immunsuppressive Therapie sogar schon vor der Transplantation. Danach werden die Medikamente in ihrer Dosierung und Anzahl reduziert und es wird eine **Erhaltungstherapie** eingeleitet. Ziel ist – neben der Verhinderung von Abstoßungsreaktionen – die natürliche Immunabwehr des Patienten nicht mehr als nötig zu beeinträchtigen. Regulatorische T-Zellen spielen eine wichtige Rolle beim Schutz der übertragenen Organe vor reaktiven T-Zellen und bei der Reduzierung der Abstoßungsreaktionen.

Kommt eine Abstoßungsreaktion in Gang, wird versucht, sie mit hochdosierten immunsupprimierenden Medikamenten und Antikörpern (▸Kap. 2.2.4) aufzuhalten. Immunsuppressiva zielen vor allem darauf ab, die Vermehrung oder die Aktivierung von T-Lymphozyten zu unterdrücken. Ohne Gegenmaßnahmen würden die Abstoßungsreaktionen zum Verlust des transplantierten Organs führen.

Drei Arten von Abstoßungsreaktionen können unterschieden werden:

- Die **hyperakute Abstoßung** tritt oft innerhalb von Minuten nach der Transplantation ein und ist besonders bei Nierentransplantationen gefürchtet. Sie wird durch Antikörper verursacht, die zum Zeitpunkt der Transplantation im Empfänger bereits vorhanden sind und sich gegen Blutgruppenantigene oder die Antigene des Transplantats selbst richten. Bei einer hyperakuten Abstoßung wird das Transplantat sofort wieder entfernt.
- Die **akute Abstoßung** tritt frühestens einige Tage nach der Transplantation ein, kann jedoch auch noch Monate später auftreten. Sie wird in der Regel durch T-Lymphozyten verursacht, die in das Transplantat eindringen und auf solche Proteine reagieren, die sich von denen des Empfängers unterscheiden. Auch vom Empfänger gebildete Antikörper gegen Antigene des gespendeten Transplantats (z. B. MHC-Moleküle) können eine Rolle spielen. Eine akute Abstoßung kann meistens durch Immunsuppressiva behandelt werden.
- Die **chronische Abstoßung** kann noch Jahre nach der Transplantation auftreten. Verantwortlich sind chronische Entzündungen der Gefäßwände im Transplantat, die zur Verengung der Gefäße und Durchblutungsmangel des Gewebes führen. Die zugrunde liegenden immunologischen Prozesse sind nicht vollständig geklärt. Auch eine höhere Dosierung immunsuppressiver Medikamente ist bei einer chronischen Abstoßung wenig wirksam.

Direkt nach der Transplantation kommt es durch die Immunsuppressiva zu einer besonders starken Schwächung des Immunsystem. Daher muss in dieser Zeit der Kontakt mit Keimen bei der Ernährung und auf anderen Wegen so weit wie möglich verhindert werden.

Oft werden von immunsupprimierten Patienten auch Säurehemmer oder Säureblocker eingenommen, um die Säurebildung im Magen zu unterdrücken – denn Transplantierte leiden häufig unter Sodbrennen und Magenschmerzen. In diesem Fall werden Infektionen nicht nur durch die Immunsuppression, sondern auch durch die Verhinderung der Säureinaktivierung von Keimen (▸Kap. 2.1.1) begünstigt. Eine Vermeidung bestimmter Lebensmittel wie Alkohol, Kaffee und Cola sowie fettreicher und stark gewürzter Speisen, die die Säureproduktion im Magen anregen, ist hier empfehlenswert.

2.2.2 Chemotherapie und Stammzelltransplantationen

Die Chemotherapie bei der Behandlung von Krebserkrankungen führt zu einer Unterdrückung der Immunreaktionen. Bei der Chemotherapie ist die Immunsuppression eine unerwünschte Nebenwirkung der Verabreichung von Zytostatika, die die Vermehrung von Krebszellen hemmen sollen, aber auf Immunzellen ebenfalls wirken. Auch eine umfangreiche Bestrahlung (Strahlentherapie) wirkt sich auf das Immunsystem aus.

Bei Erkrankungen des blutbildenden Systems, z. B. Leukämien, kann die Stammzelltransplantation, die Übertragung von gesunden Blutstammzellen, das erkrankte Blutsystem komplett ersetzen. Die Transplantation von Blutstammzellen wird auch als **Knochenmarktransplantation** bezeichnet. Blutstammzellen, die Vorläuferzellen der Blutzellen, sind im Knochenmark ansässig und können sich in alle Blut- und Immunzellen entwickeln.

Einer Stammzelltransplantation geht meist eine **Hochdosis-Chemotherapie** voraus. Kann im Rahmen einer Krebsbehandlung durch die übliche chemotherapeutische Behandlung eine komplette Krankheitsrückbildung nicht erreicht werden, so kann ebenfalls eine Hochdosis-Chemotherapie sinnvoll sein. Die verabreichte Dosis an Zytostatika ist dabei so hoch, dass auch widerstandsfähige Krebszellen im Körper abgetötet werden. Dabei werden die Patienten mithilfe einer hochdosierten Chemotherapie, oft in Kombination mit einer Bestrahlung, so intensiv behandelt, dass neben den erkrankten Zellen auch das gesamte Knochenmark zerstört wird. Diese vorbereitende Behandlung, die auch das blutbildende System im Knochenmark und die komplette Immunabwehr zerstört, wird Konditionierung genannt. Nach Abschluss der Hochdosis-Chemotherapie werden dem Patienten gesundes Knochenmark oder gesunde Stammzellen wie bei einer Bluttransfusion übertragen, die das zerstörte Knochenmark wieder aufbauen. Eine Gewinnung von Blutstammzellen aus dem Blutkreislauf ist möglich, wenn vorher bestimmte Wachstumsfaktoren die Stammzellen dazu bringen, in großer Zahl aus dem Knochenmark in den Blutkreislauf auszuwandern.

Das Knochenmark der erkrankten Patienten wird durch gesunde Zellen ersetzt, die von einem geeigneten Spender oder vom Patienten selbst stammen. Die Blutstammzellen sind **allogen**, wenn sie von einem Spender stammen, oder **autolog**, wenn sie vom Patienten selbst kommen. Bei einer allogenen Stammzelltransplantation müssen die Gewebemerkmale auf der Oberfläche der Blutzellen von Spender und Patient übereinstimmen oder sich zumindest sehr stark ähneln, um die Gefahr einer Abwehrreaktion des gespendeten Knochenmarks gegen den Organismus des Patienten zu minimieren.

Die Blutstammzellen wandern in die Knochen, siedeln sich dort an und beginnen neue funktionstüchtige Zellen zu bilden. In der Regel dauert es drei Wochen, bis das fremde Knochenmark angewachsen ist und sich das Immunsystem erholt. Für die Zeit der extremen Immunschwächung müssen von den Patienten strenge Infektverhütungsmaßnahmen und Ernährungsregeln eingehalten werden (Höfler, Sprengart 2012), die von Klinik zu Klinik jedoch durchaus unterschiedlich ausgelegt werden. Die Maßnahmen werden für die Empfänger autologer Stammzellen für eine Dauer von drei Monaten und für die Empfänger allogener Stammzellen für die Dauer der Einnahme von Immunsuppressiva empfohlen (Tomblyn et al. 2009). Eine leichte Abwehrschwäche bleibt nach dem Anwachsen der Stammzellen noch mehrere Monate lang bestehen.

Aufgrund der Chemotherapie kann es zu einer starken Reduktion der Anzahl an neutrophilen Granulozyten kommen. Die neutrophilen Granulozyten (Neutrophilen) sind die Hauptgruppe der Granulozyten (▸ Kap. 2.1.2), benannt nach ihren Färbeeigenschaften beim Mikroskopieren. Dieser durch die Chemotherapie induzierte Mangelzustand wird Granulozytopenie oder Neutropenie genannt. Patienten mit einer **Granulozytopenie** (Granulozytenzahl unter $0{,}5 \times 10^9$/l) haben ein signifikant höheres Risiko, an Infektionen durch Bakterien oder Pilze zu erkranken (Kommission für Krankenhaushygiene und Infektionsprävention 2010).

Bei einer Chemo- oder Strahlentherapie kommt es häufig zu einer **Mukositis**, einer Entzündung der Schleimhäute, insbesondere der Mukosa des Verdauungstrakts. Von der Schädigung des Darms geht ein erhöhtes Infektionsrisiko aus. Vorwiegend treten endogene Infektionen auf. Die eigenen Darmkeime, vor allem gramnegative Bakterien, können aufgrund der hohen Darmpermeabiltät verstärkt das Darminnere verlassen und Entzündungen hervorrufen.

2.2.3 Autoimmunkrankheiten und Allergien

Eine Autoimmunerkrankung, bei der sich das Immunsystem gegen eigene Körperzellen richtet, ist ein Verlust der immunologischen Selbsttoleranz und wird häufig mit Immunsuppresiva behandelt. Die im Thymus reifenden T-Zellen erkennen bestimmte körpereigene Strukturen als fremd und leiten Abwehrreaktionen des Immunsystems ein. Die T-Zellen müssen nach der Reifung in der Lage sein, MHC-Antigene auf Körperzellen durch eine Bindung zu erkennen. Sie dürfen aber nicht durch die körpereigenen Antigene zu einer Immunantwort aktiviert werden. Außer den T-Lymphozyten sind Autoantikörper, die körpereigene Antigene binden, charakteristisch für Autoimmunerkrankungen. Diese Fehlreaktionen des Abwehrsystems können sich ohne Behandlung lebenslang und bis zur vollständigen Zerstörung der körpereigenen Gewebe fortsetzen.

Es sind zahlreiche Autoimmunkrankheiten bekannt, von denen einige rheumatische Erkrankungen sind. Autoimmunkrankheiten können organspezifisch sein und sich auf bestimmte Organe beschränken:

- Diabetes mellitus Typ 1 (Bauchspeicheldrüse)
- Multiple Sklerose (Nervenzellen)
- Colitis ulcerosa (Dickdarm)
- Glomerulonephritis (Niere)
- Basedow-Krankheit (Schilddrüse)

Andere Autoimmunkrankheiten sind systemisch und manifestieren sich im gesamten Körper, weil sie sich gegen häufig im Körper vorkommende Gewebe richten:

- Rheumatoide Arthritis (Bindegewebe von Gelenken und Sehnen)
- Schuppenflechte (Haut, Gelenke)
- Churg-Strauss-Syndrom (Gefäße)
- Myasthenia gravis (Muskeln)
- Systemischer Lupus erythematodes (Haut und Gefäßbindegewebe)

Morbus Crohn, eine chronisch entzündliche Darmerkrankung, wird manchmal als eine Autoimmunerkrankung der Darmschleimhaut angesehen, da in einigen Fällen Autoantikörper nachweisbar sind. Die Krankheit ist durch eine Darmbarrierestörung gekennzeichnet. Die Darmwand bzw. Schleimhaut des Dick- oder Dünndarms ist in hohem Maße durchlässig für Darmsubstanzen und -partikel. Bei Morbus Crohn sind Immunsuppressiva ebenfalls zur Therapie geeignet.

Die genauen Ursachen von Autoimmunerkrankungen sind unklar. Bei einigen Autoimmunerkrankungen tritt ein Mangel an regulatorischen T-Zellen auf bzw. die Eigenschaften dieser Zellen sind verändert (Berger, Recher 2015). Die Erkrankungen können daher nur symptomatisch mit entzündungshemmenden und immunsupprimierenden Medikamenten behandelt werden. Bei rheumatoider Arthritis, Multipler Sklerose, Myasthenia gravis, Colitis ulcerosa, Schuppenflechte und Lupus erythematodes wird eine immunsuppressive Therapie erfolgreich eingesetzt.

Viele Autoimmunerkrankungen verlaufen in Schüben. Wenn ein Entzündungsschub herrscht, wird eine starke Medikation vorgenommen, verbunden mit einer starken Supprimierung des Immunsystems. In der Remissionsphase, in der die Krankheitssymptome nachlassen, kann das Immunsystem mit deutlich leichteren Wirkstoffen in der Basistherapie abgeschwächt werden, um einen neuen entzündlichen Schub zu verhindern oder zu verzögern. Sowohl die zugrunde liegende Erkrankung als auch die oft dauerhafte immunsuppressive Basistherapie führt bei Rheumapatienten zu einem hohen Infektionsrisiko (Doran et al. 2002).

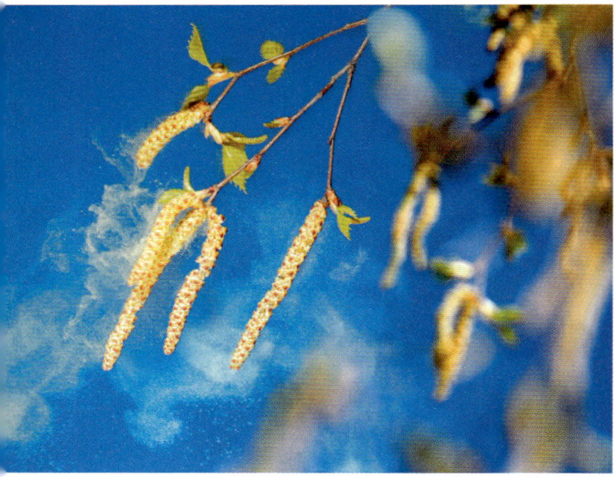

Allergien. Die Anzahl allergischer Erkrankungen, wie z. B. Asthma, Heuschnupfen, Neurodermitis und Lebensmittelallergien, hat in den letzten Jahrzehnten stark zugenommen. Die Allergene, allergieauslösenden Stoffe, werden entweder oral aufgenommen (Lebensmittel, Medikamente), eingeatmet (Pollen, Tierhaare, Hausstaub) oder auch direkt über die Haut aufgenommen.

Bei den meisten Allergien wird nach dem ersten Kontakt mit einem Allergen, in der sogenannten Sensibilisierungsphase, die Bildung von Antikörpern gegen den Stoff angeregt. Bei einem erneuten Kontakt erkennen die Antikörper das Allergen und setzen eine Immunreaktion in Gang. Es kommt zu einer Ausschüttung von bestimmten Botenstoffen, insbesondere **Histamin**, das die typischen allergischen Beschwerden auslöst, wie z. B. Rötung der Haut, Juckreiz, Schwellungen oder Atemnot. Bei einigen Allergien, wie dem Kontaktekzem (z. B. Nickelallergie), kommt es jedoch nicht zu einer Bildung von Antikörpern. Hier ist die zelluläre Immunabwehr der T-Lymphozyten beteiligt. Auch Allergien können eine Suppression des Immunsystems erforderlich machen. Bei Allergien werden häufig Cortisonpräparate angewendet (▸Kap. 2.2.4).

2.2.4 Medikamente mit immunsupprimierender Wirkung

Medikamente, die das Immunsystem schwächen, werden Immunsuppressiva genannt (Vollmar 2013). Je nach Wirkungsmechanismus des Medikaments können die Zahl der Granulozyten, der natürlichen Killerzellen oder der B- bzw. T-Lymphozyten im Blut reduziert werden.

Cortison. Das am längsten bekannte immunsuppressive Medikament ist Cortison, das auch eine entzündungshemmende Wirkung hat. Es ist vom körpereigenen Hormon Cortisol (▸Kap. 2.1.5) abgeleitet, das in der Nebennierenrinde u. a. aus Cholesterin gebildet wird und zu den **Glucocorticoiden** gehört. Es wird bei Allergien, bei Autoimmunerkrankungen und auch nach Transplantationen eingesetzt. Bei lebensbedrohlichen allergischen Reaktionen wie dem anaphylaktischen Schock oder schweren Asthmaanfällen zählt Cortison zu den unverzichtbaren Medikamenten. Cortisonpräparate sind zur Behandlung von rheumatischen Gelenkerkrankungen geeignet, bei denen die Immunabwehr sich gegen die eigenen Gelenke richtet. Cortisonpräparate wirken bei Rheumapatienten, indem sie das Abwehrsystem unterdrücken und gleichzeitig die Entzündungen abschwächen.

Corticoide (Corticosteroide). Medikamente wie Prednisolon oder Dexamethason sind chemische Weiterentwicklungen der natürlichen Glucocorticoide. Diese Gruppe von Medikamenten hat entzündungshemmende, antiallergische und immunsuppressive Effekte. Die Wirkungen der natürlichen und künstlichen Stoffe sind sehr ähnlich, und die Medikamente werden oft unter dem Begriff Cortison verwendet.

Corticoide greifen in die Proteinsynthese von Zytokinen ein und unterdrücken deren Synthese. Dadurch hemmen sie die Aktivierung von Lymphozyten. Sie werden oft in der ersten Zeit nach der Transplantation in recht hohen Dosierungen verabreicht. Da bei einer hochdosierten und langfristigen Therapie mit Corticosteroiden heftige Nebenwirkungen auftreten können, wird in den Monaten nach der Transplantation die Anfangsdosierung nach einem strengen Dosierungsschema schrittweise reduziert. Mögliche Nebenwirkungen von Corticosteroiden sind Magenschmerzen und Magengeschwüre, ausgelöst durch eine Überproduktion von Magensäure. Wird zusätzlich ein Protonenpumpenhemmer genommen, ist die Säureinaktivierung der Nahrungskeime im Magen reduziert.

Calcineurinhemmer. Bei Transplantationen und Autoimmunerkrankungen eingesetzte Medikamente sind die Calcineurin-Inhibitoren, spezifische Hemmstoffe der T-Zell-Aktivierung (▸ Kap. 2.1.3). Calcineurin ist ein Enzym, das in T-Zellen vorkommt und dort ein Protein modifiziert, einen sogenannten Transkriptionsfaktor. Dadurch kann dieser Faktor im Zellkern die Transkription (Umschreiben von DNA in RNA) stimulieren und die Immunantwort fördern. Dieser Prozess in T-Zellen wird durch die Hemmstoffe inaktiviert.

Zu den Calcineurinhemmern zählen Cyclosporin A (auch Ciclosporin genannt), das direkt an das Calcineurin bindet, sowie Tacrolimus. Die Medikamente, die die Aktivierung der T-Zellen verhindern, sind in der Transplantationsmedizin von großer Bedeutung und bewirken, dass die Überlebenszeit der Patienten deutlich steigt.

Zellteilungshemmer. Wenn Erreger in den Körper eindringen, antwortet der Körper mit verstärkter Bildung von Immunzellen durch Zellteilung. Hier greifen Zellteilungshemmer an, die verhindern, dass sich Immunzellen vermehren. Zu dieser Gruppe gehören Azathioprin, Mycophenolsäure, Mycophenolatmofetil, Everolimus und Sirolimus. Zytostatika sind Medikamente, die in der Krebstherapie eingesetzt werden und ebenfalls die Zellteilung hemmen. Werden Zytostatika als Immunsuppressiva verwendet, kommen wesentlich geringere Dosen zum Einsatz.

Antikörper. Künstlich hergestellte (monoklonale) Antikörper werden ebenfalls zur Immunsuppression genutzt. Diese sogenannten Biologicals (z. B. Infliximab, Adalimumab, Rituximab) binden an Proteine von Immunzellen und führen dadurch zu einer Hemmung. Sie werden bei bestimmten Autoimmunerkrankungen eingesetzt, jedoch nicht zur Immunsuppression nach einer Organtransplantation.

Viele der immunsuppressiv wirkenden Medikamente haben neben der Schwächung der Abwehr von Infektionserregern weitere Wirkungen. Sie können den Blutdruck, den Blutzucker und die Cholesterinwerte erhöhen sowie Nieren, Leber und Nervenzellen schädigen.

2.3 Immunschwäche bei Krankheiten und im Alter

Grundsätzlich können Infektionen schwerer verlaufen, wenn schon ein anderer Krankheitserreger im Körper eine Infektion ausgelöst hat und das Immunsystem darauf reagiert. Beispielsweise gehen mehr als 95 % der **Grippe**-Todesfälle auf eine Sekundär- oder Koinfektion mit Bakterien zurück, die zu einer Lungenentzündung führen. Virale Ersterreger können Abwehrreaktionen unterdrücken, die das Immunsystem gegen eine Infektion mit Bakterien benötigen. Eine wichtige Rolle spielt dabei die Erhöhung des Spiegels von Stresshormonen wie Cortisol (▸ Kap. 2.1.5).

Die **Masernvirusinfektion** hat beispielsweise eine vorübergehende Immunschwäche von mindestens sechs Wochen zur Folge, eventuell sogar von zwei bis drei Jahren. Damit einher geht eine erhöhte Empfänglichkeit für bakterielle Infektionen wie Mittelohr- oder Lungenentzündung und Enzephalitis. Letztere sind mit fortdauernden Schäden verbunden und können zum Tod führen.

2.3.1 Immunschwächekrankheiten

Eine Immunschwächekrankheit oder ein **Immundefekt** betrifft direkt das Immunsystem, das vorübergehend oder auch dauerhaft geschädigt ist. Ein Immundefekt führt dazu, dass jemand allgemein anfällig für Infektionskrankheiten wird, sodass eigentlich harmlose Infekte einen ungewöhnlich heftigen Verlauf nehmen können.

Angeborene Immundefekte

Ein Immundefekt kann bereits bei der Geburt bestehen, also angeboren sein. Über 200 verschiedene solcher Defekte sind inzwischen bekannt. Angeborene Immundefekte unterscheiden sich sowohl in der Schwere der Erkrankung als auch im Krankheitsverlauf deutlich voneinander. Oft besteht ein Mangel an spezifischen Immunsubstanzen, jedoch können auch Immunzellen in der Anzahl vermindert sein. Angeborene Immunerkrankungen sind durch Infektionen gekennzeichnet, die immer wiederkehren und oft lange Zeit anhalten. Eine angeborene Immunschwäche bleibt oft lange unentdeckt, da es keine einheitlichen und charakteristischen Symptome gibt.

Erworbene Immundefekte

Häufiger ist eine krankheitsbedingte Immunschwäche jedoch eine Folge der Infektion durch bestimmte Keime. Die bekannteste erworbene Immunschwäche ist eine Auswirkung der Infektion mit dem HI-Virus (*Human Immunodeficiency Virus*, HIV), dem Auslöser der Immunschwächekrankheit **AIDS** (*Acquired Immune Deficiency Syndrome*). In Deutschland lebten nach Schätzungen des Robert-Koch-Instituts Ende 2015 etwa 84700 Menschen mit HI-Viren im Körper.

Der Verlauf der AIDS-Erkrankung kann in mehrere Phasen unterteilt werden (○ Abb. 2.6).

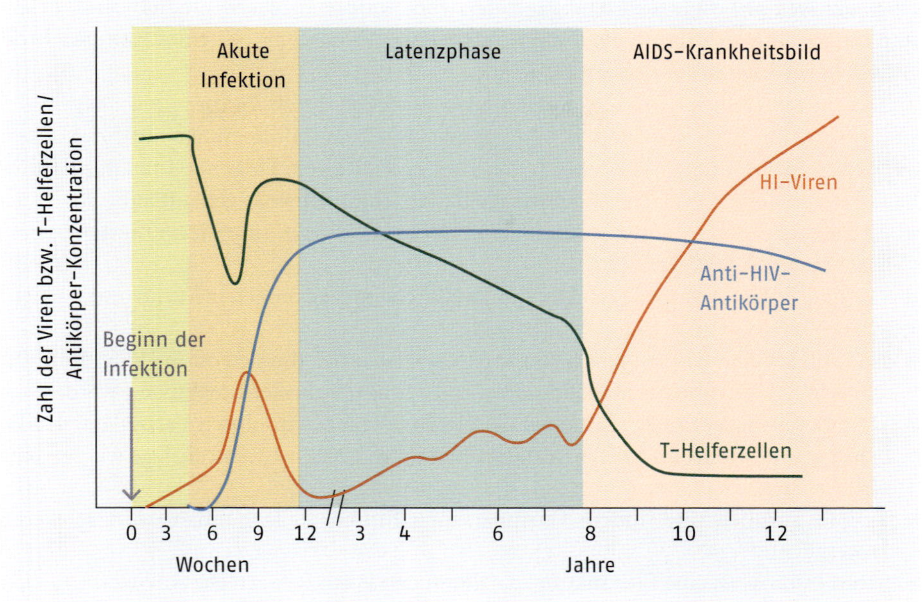

Abb. 2.6 Verlauf der Immunschwäche-Erkrankung AIDS

Akute Infektion. Zuerst erfolgt eine systemische Infektion mit grippeinfektähnlichen Symptomen. Die Viren vermehren sich im Blut und dringen in Makrophagen ein, sodass die Viruslast im Blut stark ansteigt. Die HI-Viren zerstören bestimmte Leukozyten, und zwar die sogenannten CD4-Zellen, eine Untergruppe der T-Helferzellen, die auf ihrer Oberfläche die CD4-Proteine als Marker trägt. Der Körper entwickelt eine Immunantwort und produziert verstärkt T-Helferzellen und zytotoxische T-Zellen. Letztere zerstören infizierte Zellen und sorgen dafür, dass die Viruslast wieder absinkt. Gleichzeitig werden durch Plasmazellen Antikörper gegen die HI-Viren gebildet. Die Konzentration der Antikörper erreicht nach etwa drei Monaten ihren Höchststand, sodass ein HIV-Test nach Ablauf dieser Frist besonders aussagekräftig ist.

Latenzphase. In dieser Phase, die mehrere Jahre dauern kann, sinkt die Zahl der Viren stark ab und bleibt niedrig, obgleich ständig T-Helferzellen von Viren infiziert und zerstört werden. Das Immunsystem kann dies durch Neubildung von Immunzellen noch ausgleichen, sodass in der Regel auch keine Krankheitssymptome auftreten.

AIDS-Krankheitsbild. Das Stadium der ersten Immundefizite tritt ein, wenn die HIV-Infektion unbehandelt bleibt und die Zahl der CD4-Helferzellen deutlich gesunken ist (unter 200 Zellen pro µl Blut). Lymphknotenschwellungen und vor allem Darmbeschwerden treten zuerst auf. Das Vollbild der AIDS-Erkrankung mit einem schweren Immundefekt wird oft erst neun bis elf Jahre nach der Erstinfektion sichtbar. Das Immunsystem kann die Virusvermehrung nicht mehr auf niedrigem Niveau halten.

Bei HIV-Infizierten mit manifestem AIDS tritt **Tuberkulose** wesentlich häufiger auf als bei gesunden Menschen. Tuberkulose ist eine Infektionskrankheit, die von *Mycobacterium tuberculosis* verursacht und oft über Tröpfchen in der Atemluft übertragen wird.

2

Obgleich weltweit viele Menschen mit den Tuberkulose-Erregern infiziert sind, bricht nur bei verhältnismäßig wenigen die Krankheit aus. Menschen mit einer Immunschwäche sind allerdings besonders gefährdet.

Neben dem AIDS-typischen Kaposi-Sarkom, einer durch Herpesviren ausgelösten Krebserkrankung, die vor allem bei einem geschwächten Immunsystem auftritt, können opportunistische Erreger (▸Kap. 1.3) den Körper schädigen. Folgende Infektionskrankheiten treten bei AIDS als Folge der mangelhaften Immunabwehr gehäuft auf:

- Lungenentzündungen durch den Pilz *Pneumocystis jirovecii* sind die häufigsten opportunistischen Infektionen.
- *Candida*-Pilzinfektionen (z. B. bei Soor, weißliche Ablagerungen in Mund und Rachen) sind ebenfalls häufig.
- Hautinfektionen werden durch Herpesviren verursacht, die sich oft in einem Ruhezustand im Organismus aufhalten und bei einer Immunschwäche reaktiviert werden.
- Die Gürtelrose, ein stark schmerzender Hautausschlag, wird durch Varizellaviren ausgelöst, die ebenfalls im Körper verbleiben und bei schlechter Abwehrlage wieder aktiviert werden.
- Kryptosporidien und andere Darmparasiten führen zu langanhaltenden schweren Durchfällen.
- Toxoplasmose ist eine Erkrankung, die durch den Protozoenerreger *Toxoplasma gondii* verursacht wird.

Bei der **Toxoplasmose** handelt es sich um eine Infektionskrankheit, die in den meisten Fällen symptomlos verläuft (▸Kap. 1.3.3). Die Infektionserreger sind weltweit verbreitet, und die Mehrzahl der Menschen macht im Laufe des Lebens eine Toxoplasmose-Infektion durch. Eine akute Infektion geht in eine chronisch-latente Form über, die Erreger kapseln sich dauerhaft in Form von Zysten in Gehirn und Muskulatur ein. Das lebenslange Andauern der Erkrankung wird als Persistenz bezeichnet.

Die Durchseuchungsrate nimmt mit jedem Lebensjahrzehnt um etwa 10 % zu; beispielsweise werden bei etwa 70 % der 60-Jährigen Antikörper gegen Toxoplasmose-Erreger nachgewiesen. Bei Menschen mit einem stark geschwächtem Immunsystem, wie AIDS-Patienten und Transplantationspatienten, kann eine Neuinfektion unbehandelt zum Tod führen. Eine solche Gefahr besteht auch, wenn die Infektion schon früher erfolgte und die Erreger aufgrund der Schwäche des Immunsystems wieder reaktiviert werden (Jay et al. 2005).

Durch neue Medikamente und Behandlungen von HIV-Infizierten (*Highly active antiretroviral Therapy*, HAART) ist der Ausbruch von AIDS seltener geworden. Die Kombination mehrerer Medikamente kann eine Resistenz des Virus gegen ein einzelnes Medikament verhindern und die Vermehrung von HIV stark eindämmen.

Immunschwäche bei Erkrankungen des blutbildenden Systems

Erkrankungen des blutbildenden Systems, etwa bei Krebserkrankungen wie Leukämien und Lymphomen, führen ebenfalls zu einer Immunsuppression. Bei einer akuten Leukämie verdrängen Krebszellen die gesunden Zellen im Knochenmark. Da keine Immunzellen mehr entstehen können, kommt es verstärkt zu Infektionen.

Störungen der Blutbildung im Knochenmark können eine **Neutropenie** hervorrufen. Bei dieser Erkrankung kommt es zu einer Abnahme der weißen Blutkörperchen (Leukozyten), oft zu einer reduzierten Bildung von Granulozyten und damit zur starken Beein-

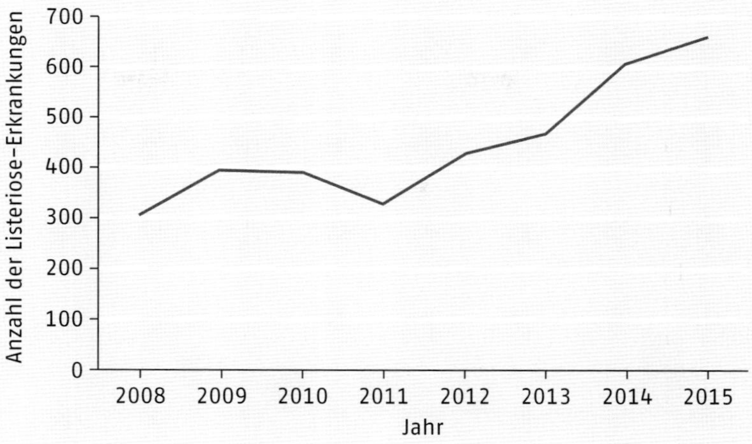

Abb. 2.7 Anzahl der Listeriose-Erkrankungen in Deutschland (Robert-Koch-Institut, Epidemiologisches Bulletin 2010)

2

trächtigung des Immunsystems. Eine Neutropenie kann durch Medikamente wie Zytostatika und aufgrund der Nebenwirkungen zahlreicher anderer Arzneimittel wie z. B. Diuretika und Antibiotika ebenfalls eintreten.

2.3.2 Immunschwäche im Alter

Aufgrund der erhöhten Lebenserwartung der Menschen in den industrialisierten Ländern wird die Zahl älterer Menschen deutlich steigen. Mit zunehmendem Alter verändern sich viele Strukturen und Funktionen des Körpers, die auf die Immunabwehr Einfluss nehmen. Es steigt das Risiko von Infektionen durch Bakterien, Viren und Protozoen wie auch das Krebsrisiko.

Dabei ist die Immunität älterer Menschen gegenüber vielen Krankheitserregern durchaus gut, solange keine gravierenden Grunderkrankungen vorliegen. Denn ältere Menschen haben zahlreiche Kontakte mit Erregern gehabt und viele Infektionskrankheiten durchgemacht. Eine gute Immunantwort kann jedoch nicht gegen neu auftretende Erreger hergestellt werden. Dies betrifft auch Keime, die ihre Oberflächenstrukturen und Pathogenitätsfaktoren ständig verändern (permanenter antigener Wandel), und gegen die jedes Mal eine ganz neue Immunantwort induziert werden muss. Das Immunsystem älterer Personen vermag dies nur noch unzureichend und kann den Organismus nicht mehr angemessen gegen solche Erreger schützen. Dies trifft beispielsweise für die sich ständig wandelnden Influenzaviren zu und belegt die Notwendigkeit von auffrischenden Grippeimpfungen.

Das mit zunehmendem Lebensalter allmähliche Nachlassen der Leistungsfähigkeit des Immunsystems wird als **Immunoseneszenz** bezeichnet. Auch der Verlauf der Infekterkrankungen kann wesentlich bedrohlicher sein. Die Sterblichkeit älterer Personen aufgrund von Infektionen ist etwa dreimal so hoch wie bei jüngeren Erwachsenen. Bei einer Grippewelle sind etwa 90 % der Toten über 65 Jahre alt.

Die **Listeriose** (▸ Kap. 1.3.1) ist eine durch Lebensmittel übertragene Infektionserkrankung, die häufig tödlich endet. Die Zahl der Listeriose-Erkrankungen ist in den letzten

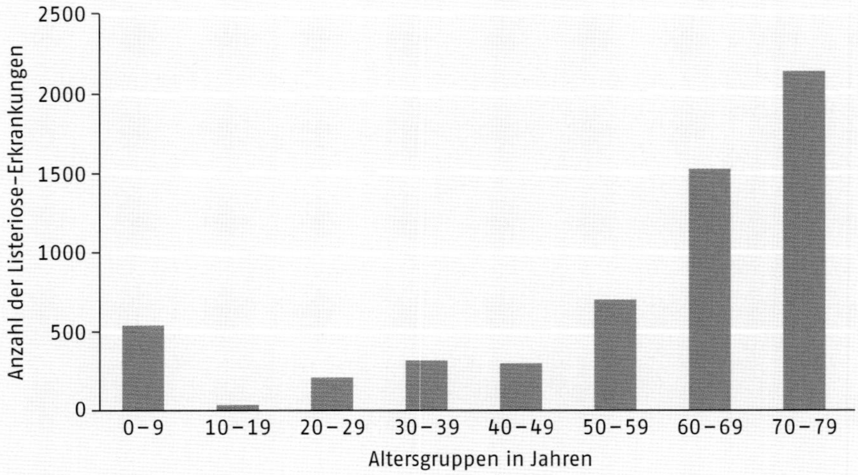

Abb. 2.8 Listeriose-Erkrankungen nach Altersgruppen (Robert-Koch-Institut, Listeriosefälle 2001–2016)

Jahren in Deutschland wie in anderen europäischen Ländern deutlich gestiegen (Abb. 2.7). Von 2011–2015 hat sich die Zahl der gemeldeten Listerien-Infektionen nahezu verdoppelt. Da diese Lebensmittelinfektion bei Ärzten immer noch wenig bekannt ist, sind die wirklichen Fallzahlen wahrscheinlich wesentlich höher. Aufgrund der langen Inkubationszeit von bis zu 70 Tagen werden Listeriose-Erkrankungen eher selten erkannt.

Demografische Faktoren wie die Zunahme der Zahl älterer Menschen können ein Grund für die erhöhten Erkrankungszahlen in westlichen Ländern sein. Die Listeriose trifft – wie auch andere Lebensmittelinfektionen (z. B. Salmonellosen) – verstärkt ältere Menschen, während sie bei jungen Erwachsenen eher selten ist (Abb. 2.8). Etwa 50 % aller Erkrankungen, die nicht mit einer Schwangerschaft in Verbindung stehen, erleiden Personen, die über 70 Jahre alt sind. Häufig gehen bei den Listeriose-Erkrankten Grunderkrankungen wie Tumore, Diabetes mellitus, Alkoholabusus oder Leberzirrhose sowie immunsuppressive Behandlungen oder Chemotherapien voraus. Etwa 80 % der Patienten gaben bei einer Befragung an, im Zeitraum von 30 Tagen vor Beginn der Infektion Risikolebensmittel wie z. B. rohe Wurstprodukte verzehrt zu haben (Robert-Koch-Institut, Epidemiologisches Bulletin 2010).

Im Laufe des Alterns kommt es nicht zu einer generellen Abnahme der Immunfunktionen. Es treten jedoch verschiedene Änderungen sowohl von angeborener als auch von adaptiver Immunabwehr ein (Cioca et al. 2007), die als Grund für die höhere Infektanfälligkeit älterer Menschen angesehen werden:

- **Granulozyten** sind zwar nicht in ihrer Anzahl, aber in der Fähigkeit der Phagozytose und Keiminaktivierung beeinträchtigt.
- **Natürliche Killerzellen** verlieren ihre Effizienz, infizierte Zellen zu zerstören. Dies versucht das Immunsystem durch eine Erhöhung der Anzahl dieser Immunzellen zu kompensieren.

- Das Muster der Ausschüttung von **Zytokinen** ist verändert. Infolgedessen ist die Reifung der B-Lymphozyten reduziert und es werden weniger gut schützende Antikörper synthetisiert.
- Durch die Rückbildung des **Thymus** ist in höheren Lebensjahren keine Reifung von T-Lymphozyten mehr möglich.
- Es gibt weniger naive, d.h. nicht aktivierte **T-Lymphozyten**. Dadurch nimmt die Anzahl der Zellen ständig ab, die in der Lage sind, auf die Antigene von neu auftretenden oder veränderten Pathogenen zu reagieren.

Die Veränderungen des Immunsystems verursachen bei älteren Menschen eine chronische Entzündungsreaktion, die mit der Zeit alle Organe des Körpers schädigt. Das Phänomen wird als **Entzündungsaltern** (*Inflammaging*) bezeichnet und beruht vor allem auf einer erhöhten Ausschüttung von entzündungsfördernden Zytokinen durch T-Zellen. Immunoseneszenz trägt so auch zur Entstehung von Autoimmunerkrankungen, wie z. B. rheumatischen Erkrankungen, und vielen anderen Alterskrankheiten bei.

Mangelernährung und Immunstörungen

Mangelernährung, ein weit verbreitetes Phänomen im Alter, kann zusätzlich die Funktion der Immunabwehr einschränken. Die **Altersanorexie**, die Appetitlosigkeit im Alter, wird durch die verringerte Wahrnehmung von Geschmack, Geruch und Sehen sowie durch eine erhöhte Aktivität gastrointestinaler Sättigungsfaktoren verursacht. Auch das Durstempfinden und das Verlangen nach Nahrung sind reduziert.

Neben Mangel an Eiweißen, die als Grundbausteine von Zellen und Geweben dringend benötigt werden, schwächen vor allem Mikronährstoffmängel das Immunsystem:

- Eine unzureichende Versorgung mit den **Vitaminen C und E** wird oft bei immungeschwächten Personen beobachtet. Bei älteren Menschen sind aber im Durchschnitt die Konzentrationen dieser Vitamine im Körper verringert. Die immunsuppressive Wirkung von Vitamin-E-Mangel beruht offenbar auf einer gesteigerten Produktion von Prostaglandinen, die die humorale und zelluläre Immunabwehr dämpfen.
- Ein Mangel an **Vitamin D** ist bei Senioren sehr häufig. Die lichtabhängige Eigensynthese aus 7-Dehydrocholesterol erfolgt in der Haut. Nur wenn Vitamin D verfügbar ist, vervielfältigen sich T-Zellen und bilden dabei zahlreiche identische Zellen, die auf einen bestimmten Krankheitserreger ausgerichtet sind.
- **Zink und Selen** nehmen wichtige Funktion bei der Immunabwehr wahr. Sie sind beide für die Synthese von Zytokinen von Bedeutung. Bei Zink-Unterversorgung sind die Antikörperproduktion, die T-Helferzellen und die Aktivität von Makrophagen vermindert. Selen wird für die Antikörperbildung benötigt und stimuliert die Aktivität natürlicher Killerzellen.

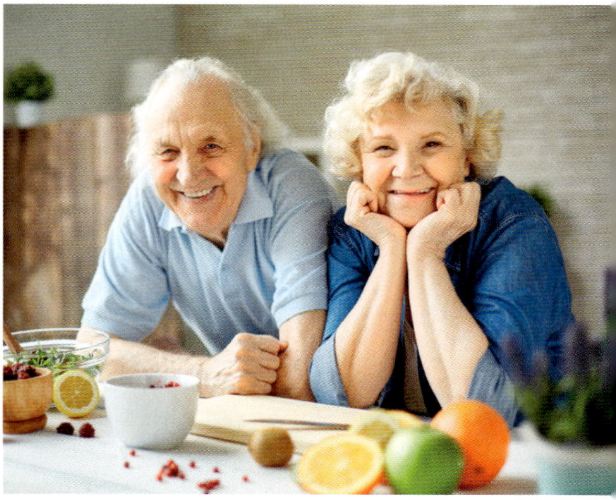

Ältere Menschen sind deshalb besonders auf eine ausreichende Nährstoffzufuhr angewiesen. Bei einer Unterversorgung mit einzelnen Mikronährstoffen, die durch Unterernährung oder einseitige Ernährung entstehen kann, könnte eine Supplementierung sinnvoll sein (Biesalski, Tinz 2005).

Mangel- und Unterernährung, die grundsätzlich das Immunsystem schwächen, können natürlich auch bei jungen Menschen auftreten. Unterernährung kann die Abwehrkräfte so sehr schwächen, dass sogar harmlose Krankheiten tödlich verlaufen.

Magensäuresekretion und Einnahme von Säureblockern

Die Magensäuresekretion ist auch bei gesunden älteren Menschen reduziert und sinkt in Abhängigkeit vom Alter. Ein Großteil der über 80-Jährigen hat im Magen einen pH-Wert von 6–7 und damit deutlich über 3, was als Minimalwert zur Inaktivierung von Keimen (▸Kap. 2.1.1) angesehen wird. In der Abwesenheit der Säurebarriere für Mikroorganismen werden hohe Keimzahlen im Magensaft gefunden, vor allem grampositive Bakterien, da es offensichtlich unter diesen Bedingungen zur Kolonisierung des Magens kommt. Damit können pathogene Keime bei älteren Menschen generell die Magenbarriere besser passieren und Lebensmittelinfektionen auslösen.

Ältere Menschen, etwa ab einem Alter von 50 Jahren, leiden häufig an Sodbrennen bzw. an der Refluxkrankheit. Veränderungen der Organe und Körperfunktionen im Alter begünstigen die Entstehung der Beschwerden. Säureblocker (Protonenpumpenhemmer wie z. B. Omeprazol und Pantoprazol) vermindern die Säurebildung im Magen und werden bei heftigem Sodbrennen häufig verschrieben. Die Stoffe können die Magensäureproduktion um bis zu 98 % hemmen. Die Säurebildung blockierenden Medikamente werden auch bei Magen- oder Zwölffingerdarmgeschwüren bzw. *Helicobacter-pylori*-Infektionen im Magen eingesetzt.

Viele lebensmittelpathogene Bakterien können bei Einnahme der Medikamente den nicht mehr sauren Magen überleben. Für *Campylobacter*, dem bei uns häufigsten Lebensmittelinfektionserreger, ist bekannt, dass der Einsatz von Protonenpumpenhemmern das Risiko einer Erkrankung um den Faktor 10 erhöht (Janssen et al. 2008). Auch für Salmonellen gibt es zunehmend Belege, dass die Infektionsempfindlichkeit durch Magensäurehemmer erhöht wird.

Säurehemmer können auch Infektionen mit Bakterien wie *Clostridium difficile* begünstigen, die sich im Dünndarm ansiedeln können und heftige Durchfallerkrankungen auslösen. Diese sporenbildenden Bakterien können auftreten, wenn durch eine Einnahme von Antibiotika die Darmflora verändert und instabil ist. Mit der Nahrung aufgenommene Sporen der Clostridien haben im Magen eine größere Überlebenschance, wenn dort ein höherer pH-Wert besteht.

2.4 Schwangerschaft und Infektionsrisiken

Eine Reihe von Infektionen, die bei nicht schwangeren Frauen mit geringen oder gar keinen Symptomen verlaufen, können bei werdenden Müttern eine Gefährdung darstellen:

- Infektionserreger können die eingeschränkte Immunabwehr der Schwangeren ausnutzen und ihre Gesundheit gefährden.

- Infektionen, die von bestimmten Erregern hervorgerufen werden, können auf das Ungeborene übertragen werden, es schädigen und/oder zu Früh- oder Fehlgeburten führen.

2.4.1 Dämpfung des Immunsystems während der Schwangerschaft

Das mütterliche Immunsystem ist in der Schwangerschaft mit einer besonderen Situation konfrontiert. Auf der Oberfläche jeder Zelle hat das ungeborene Kind unverwechselbare MHC-Proteine, die auch als HL-Antigene (*Human Leukocyte Antigen*, HLA) bezeichnet werden. Diese individuelle Signatur der Zellen ist teilweise vom Vater vererbt und damit körperfremd. Solche Zellen sind auch in der Plazenta vorhanden, die zum Teil vom Embryo und zum Teil von der Mutter gebildet wird und in der ein intensiver Stoffaustausch zwischen dem heranwachsenden Kind und der Mutter stattfindet. Die Immunzellen der Mutter, die in der Plazenta Kontakt mit den embryonalen Zellen haben, stufen diese als fremd ein. Das Immunsystem darf die mit väterlichen Merkmalen ausgestatteten Zellen des Fötus jedoch nicht übermäßig bekämpfen. Der Fötus ist im Grunde genommen ein Transplantat, dessen Abstoßung unterdrückt werden muss.

Bei Schwangeren kommt es aus diesem Grund zu einer **physiologischen Immunsuppression**. Damit das Immunsystem der Mutter den Fötus nicht als körperfremd erkennt und abstößt, sorgen mehrere immunologischen Anpassungsmechanismen für Immuntoleranz:

- Regulatorische T-Zellen (▸Kap. 2.1.3) dämpfen das Immunsystem und unterdrücken die Abstoßung des Fötus. Sie befinden sich im Plazentablut und hochkonzentriert im fötalen Blut der Nabelschnur.
- Die im fetalen Gewebe exprimierten väterlichen Antigene werden durch blockierende Antikörper geschützt (maskiert).
- Die Plazenta blockiert die zytotoxischen Zellen der Mutter durch Sekretion verschiedener Signalstoffe.
- Einige Steroidhormone wie z. B. Progesteron haben einen immunsuppressiven Effekt.

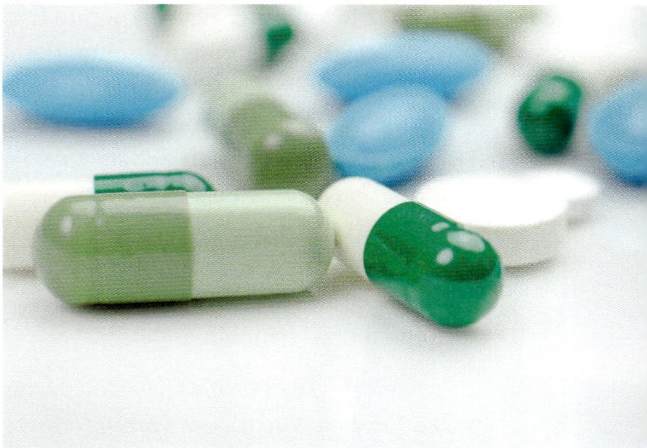

Die Veränderungen des mütterlichen Immunsystems führen dazu, dass Lebensmittelinfektionen wie Salmonellosen sowie andere Infektionen wie Masern oder Influenza bei Schwangeren mit besonders schweren Symptomen einhergehen können. Die Erkrankungen können unter Umständen sogar eine Gefährdung für das Kind darstellen. Eine aufgrund einer Infektionserkrankung erforderliche medikamentöse Behandlung kann ebenfalls für das Ungeborene eine Bedrohung darstellen. In der frühen sensiblen Phase der Schwangerschaft ist generell der Einsatz von Medikamenten sorgfältig abzuwägen.

Aus diesen Gründen sollte die Ansteckung durch krankheitserregende Bakterien, Viren und Protozoen über Lebensmittel oder andere Wege möglichst vermieden werden. Die physiologische Immunsuppression bei Schwangeren zeigt sich auch dadurch, dass sich Autoimmunerkrankungen abschwächen. In der Schwangerschaft bleiben beispielsweise in der Regel weitere Krankheitsschübe bei Multiple-Sklerose-Erkrankten aus.

Auch die **Schwangerschaftsübelkeit**, die bei drei von vier schwangeren Frauen auftritt, wird als Anzeichen dafür gedeutet, dass sich das Immunsystem der Mutter mit dem Immunsystem des Kindes auseinandersetzt und lernen muss, es zu tolerieren. Möglicherweise soll so der Fötus vor toxinbildenden und krankheitserregenden Mikroorganismen in den Nahrungsmitteln geschützt werden. Diese Beschwerden und der veränderte Energie- und Nährstoffbedarf in der Schwangerschaft müssen in der Ernährung berücksichtigt werden, um eine gute Konstitution der werdenden Mutter zu sichern und die Entwicklung des Embryos zu gewährleisten (Höfler, Sprengart 2012).

2.4.2 Übertragung von Erregern auf den Fötus

Ein Übergang von Krankheitserregern auf den Embryo bzw. das Kind ist auf drei Arten möglich:

- Eine intrauterine oder **pränatale Infektion** geschieht während der Schwangerschaft, wenn Krankheitserreger im Blut der Mutter die Plazenta passieren und auf den Fötus übergehen.
- Eine **perinatale Infektion** entsteht während der Geburt durch im Geburtskanal anwesende Keime. Bei einer Salmonellose der Mutter besteht beispielsweise das Risiko einer vorzeitigen Geburt, bei der das Kind ebenfalls infiziert wird.
- Eine **postnatale Infektion** des Kindes wird nach der Geburt z. B. über das Stillen oder bei Kontakt mit Umweltkeimen erworben.

Die Immunabwehr des Ungeborenen ist – zumindest in den ersten Monaten – nicht zur Synthese von Antikörpern fähig. Auch das zelluläre Immunsystem ist kaum entwickelt. Zum Schutz des Fötus konzentrieren sich mütterliche Immunzellen im Uterus und machen dort im ersten Drittel der Schwangerschaft bis zu 40 % der Zellen der Gebärmutterschleimhaut aus. Darunter sind besonders zahlreich die regulatorischen T-Zellen, deren Anwesenheit für die Schwangerschaft existenziell ist.

Hat die Mutter gegen bestimmte Krankheitserreger Antikörper gebildet, können diese Antikörper, vornehmlich Immunglobulin G, die Plazenta passieren. Ungeborene sind daher gegen die dem mütterlichen Immunsystem bekannten Erreger meist gut geschützt. Auch Neugeborene haben dadurch und durch Antikörper in der Muttermilch für einige Monate einen gewissen Schutz (Nestschutz), in denen das eigene Immunsystem noch unreif und schwach ist.

Das Risiko für eine Übertragung der Erreger und eine Schädigung des Fötus hängt von der Erregerart, dem Zeitpunkt der Infektion während der Schwangerschaft und davon ab, ob es sich um eine Erstinfektion oder eine erneute Ansteckung mit dem gleichen Keim (Reinfektion) handelt.

Erregerart. Die Plazentaschranke trennt den Blutkreislauf der Mutter von dem des Kindes. Sie ermöglicht oder verhindert den Übertritt von im Blut der Mutter gelösten Substanzen und Partikeln in den Kreislauf des Kindes. Viele Krankheitserreger können die Plazentaschranke nicht überwinden und das Ungeborene nicht gefährden. Einige Erreger jedoch, wie z. B. *Listeria*-Bakterien und *Toxoplasma*-Protozoen, können diese Barriere bewältigen und das Kind infizieren. Außerdem können sich verschiedene Viren wie die Erreger der Röteln Zugang zum Kind verschaffen. Rötelnviren werden allerdings nicht

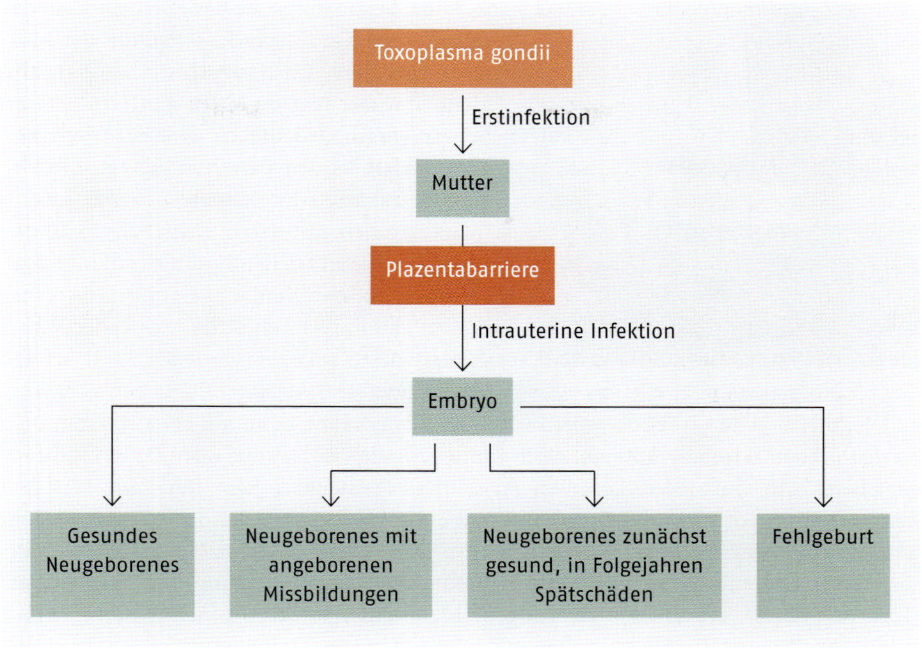

Abb. 2.9 Infektionsverläufe bei *Toxoplasma*-Infektionen in der Schwangerschaft

durch Lebensmittel, sondern über Tröpfcheninfektion übertragen, beispielsweise beim Husten oder Niesen.

Infektionszeitpunkt. Der Zeitpunkt einer Toxoplasmose-Infektion in der Schwangerschaft bestimmt die Wahrscheinlichkeit, ob die Erreger auf den Fötus im Mutterleib übertragen werden. Toxoplasmen sowie Rötelnviren schaden bei einer Infektion in der frühen Schwangerschaft dem Neugeborenen am meisten.

Erstinfektion. Die Erstinfektion während der Schwangerschaft kann gefährlich werden, während eine Reinfektion meist harmlos verläuft.

Schwangerschaftstoxoplasmose

Eine gefürchtete, wenn auch seltene Infektion in der Schwangerschaft ist die Toxoplasmose (▸ Kap. 1.3.3), wenn sie als Erstinfektion auftritt. Etwa 35 % aller Frauen Alter haben schon vor einer Schwangerschaft eine Infektion mit Toxoplasmen durchgemacht, die eine **Immunität** hinterlässt, die Mutter und Fötus schützt. Frauen können deshalb zu Beginn der Schwangerschaft über einen Test abklären, ob Antikörper gegen den Erreger im Blut vorhanden sind. Ein Toxoplasmose-Test der werdenden Mutter, der eine akute Infektion anzeigt, bedeutet nicht zwangsläufig, dass das ungeborene Kind infiziert wird. Ob dies der Fall ist, kann mithilfe von Ultraschalluntersuchungen und einer Fruchtwasserpunktion (Amniozentese) festgestellt werden. Bei einer Infektion des Kindes erfolgt eine sofortige Therapie mit dem Antibiotikum Spiramycin, das gegen Toxoplasmen wirkt und die Übertragung des Erregers auf den Fötus verhindert.

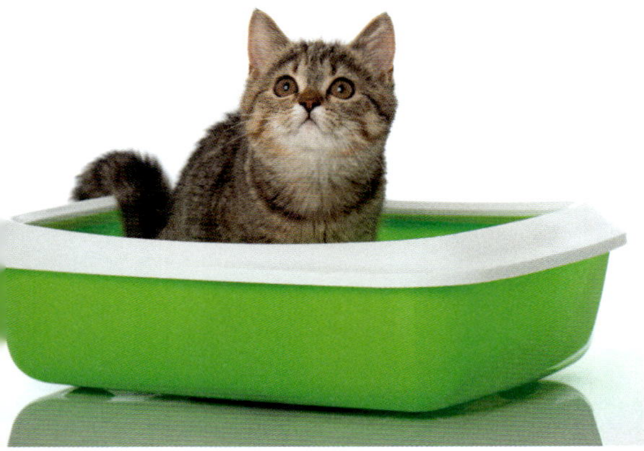

Die Übertragungsrate der Protozoen auf das ungeborene Kind nach der Infektion der Mutter ist sehr hoch. Im ersten Drittel werden rund 15 %, im zweiten ca. 25 % und im dritten Schwangerschaftsdrittel ca. 60 % der Föten infiziert, indem es den Parasiten gelingt, die Plazentaschranke zu durchbrechen (o Abb. 2.9).

Infektionen im ersten Drittel der Schwangerschaft führen am häufigsten zu einer Fehlgeburt und zu schweren Schädigungen. Je später die Infektion während der Schwangerschaft erfolgt, desto seltener wird das Kind schwer geschädigt.

Die Infektion durch Toxoplasmen wird oft nicht erkannt, denn nur etwa 10 % der infizierten Frauen zeigen Symptome. Auch Kinder, die sich im zweiten oder dritten Schwangerschaftsdrittel infizieren, kommen meist ohne feststellbare Symptome zur Welt. Sie können jedoch noch Jahren später Symptome einer angeborenen Toxoplasmose vor allem am Nervensystem und am Gehirn entwickeln.

Bei neugeborenen Kindern werden Symptome wie die Entwicklung eines Wasserkopfes (Hydrocephalus), Hirnhautentzündungen (Meningitis) sowie Augenentzündungen mit Erblindung festgestellt. Als Spätschädigungen werden vor allem Entzündungen der Ader- und Netzhaut der Augen und geistige Entwicklungsstörungen beobachtet.

Der Verzehr von rohem oder ungenügend erhitztem Schweinefleisch, wie z. B. Hackepeter oder Mett, gilt als großes Risiko für die Infektion mit den Erregern. Von Rindfleisch geht wahrscheinlich keine Infektionsgefahr aus, da Toxoplasmen in Rindern offensichtlich nicht lange überleben können. Eine gute Hygiene in der Küche ist unerlässlich.

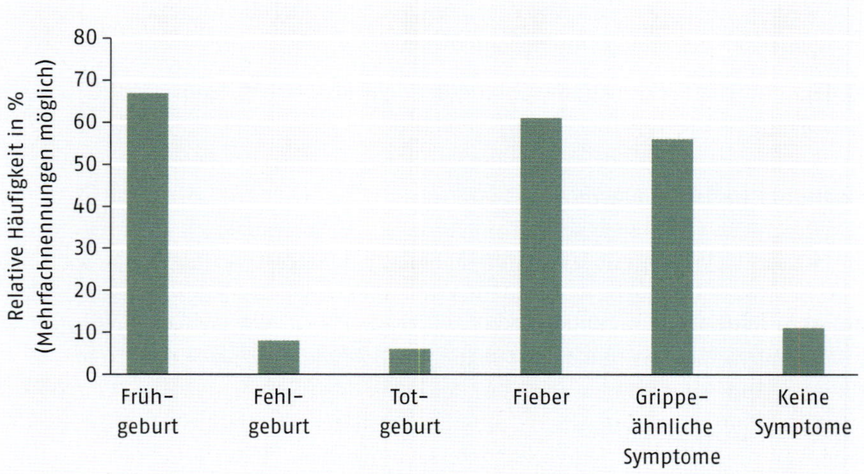

o **Abb. 2.10** Häufigkeit der Krankheitsbilder von Schwangerschafts-Listeriosen in intensivierter Surveillance von 2006/2007 (Robert-Koch-Institut 2010)

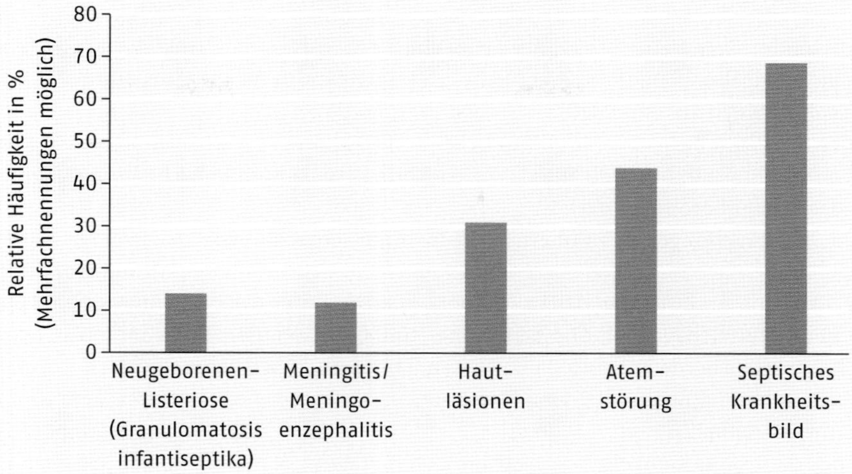

○ Abb. 2.11 Häufigkeit der Krankheitsbilder von Neugeborenen-Listeriosen in intensivierter Surveillance von 2006/2007 (Robert-Koch-Institut 2010)

Außerdem ermöglicht der Kontakt zu Katzen und Katzenkot die Infektion mit Toxoplasmen. In Mitteleuropa werden in etwa 1 % aller Katzenkotproben Oozysten nachgewiesen. Diese Überdauerungsstadien der Toxoplasmen, die sehr umweltresistent sind, können den Erdboden kontaminieren. Nach Kontakt mit Erde bei der Gartenarbeit sowie nach dem Besuch von Sandspielplätzen sollten die Hände immer gut gewaschen werden. Katzentoiletten sollten nicht von Schwangeren, sondern durch eine andere Person gereinigt und enger Kontakt mit Katzen vermieden werden.

Listeriose in der Schwangerschaft

Mikrobiologische Untersuchungen zeigen, dass Nahrungsmittel recht häufig mit Listerien belastet sind, da diese Keime in der Umwelt weit verbreitet sind. Dennoch treten Listeriosen (▸Kap. 1.3.1) im Vergleich zu anderen Lebensmittelinfektionen selten auf, weil wahrscheinlich eine relativ hohe Anzahl von Keimen zur Infektion notwendig ist. Etwa 10 % aller gesunden Personen sind Träger von Listerien im Darm und scheiden die Erreger mit dem Stuhl aus. Diese Besiedlung des Darms kann ebenfalls zur Kontamination von Speisen mit Listerien führen.

Für Schwangere stellen pathogene Listerien ein besonderes Risiko dar, da die Erreger auf das ungeborene Kind übertragen werden können (Lamont et al. 2011). Etwa 10 % aller Listeriose-Meldefälle betreffen schwangere Frauen oder die Neugeborenen (Robert-Koch-Institut, Listeriose; RKI-Ratgeber für Ärzte 2017). Die Infektion des Embryos bzw. des neugeborenen Kindes kann entweder während der Schwangerschaft (pränatal, transplazentar), während der Geburt bei Durchtritt durch den Geburtskanal (perinatal) oder postnatal durch Kontakt mit Keimen nach der Geburt erfolgen.

Bei der werdenden Mutter verläuft eine Listerieninfektion meist wie eine grippeähnliche Erkrankung mit mäßigem Fieber oder ganz ohne Symptome (○ Abb. 2.10). Deshalb besteht die Gefahr, dass die Listerienerkrankung nicht erkannt wird. Die Listerien sind jedoch in der Lage, die Plazenta über den Blutkreislauf der Mutter zu infizieren und eine Infektion des Fötus hervorzurufen. Bei einer Infektion in einem frühen Schwangerschaftsstadium kann eine Fehl- oder Frühgeburt erfolgen. Zwei Drittel der Kinder kommen als Frühgeborene auf die Welt, Fehl- und Totgeburten machen zusammen ca. 15 % aus (Robert-Koch-Institut 2010).

Meist tritt eine Listeriose des Fötus bei einer Infektion der Mutter im letzten Schwangerschaftsdrittel auf, wenn die über T-Zellen verlaufende physiologische Immunsuppression der Mutter besonders stark ist.

Die Untersuchungen des Robert-Koch-Institutes ergaben, dass bei zwei Dritteln der Neugeborenen mit Listeriose ein Krankheitsbild mit Sepsis (Blutvergiftung) vorlag und über 40 % eine Atemstörung hatten (◘ Abb. 2.11). Die Listeriose bei Neugeborenen weist eine hohe Sterblichkeit auf. Die fast immer tödliche Granulomatosis infantiseptica ist durch Infektionsherde in Leber, Milz, Nieren, Lunge und Hirn charakterisiert. In einigen Fällen tritt eine Entzündung der Hirnhäute (Meningitis), oft mitsamt dem Gehirn (Meningoenzephalitis) auf.

Auch die Vagina kann ein Reservoir für Listerien darstellen. Deshalb können peri- und postnatale Infektionen des Neugeborenen eintreten, wenn die Kolonisation der Mutter unbekannt ist. Eine Therapie der Mutter und des Neugeborenen mit β-Lactam-Antibiotika wie Ampicillin, die auch die Plazenta passieren und Listerien im Kind abtöten, ist möglich.

Eine frühe Diagnostik ist wichtig für die Erkennung und Therapie der Listeriose. Der Erregernachweis geschieht meist durch eine positive mikrobiologische Untersuchung des Blutes (Blutkultur). In Abhängigkeit von der Ausbreitung der Keime im Körper können auch Untersuchungsmaterialen wie Liquor (Gehirn- und Rückenmarksflüssigkeit) und Fruchtwasser eingesetzt werden. Darüber hinaus ist es ärztliche Aufgabe, Schwangere über Maßnahmen zur Prävention einer Listeriose zu informieren. Maßnahmen der Überwachung und Prävention sowie Rückrufe von kontaminierten Lebensmitteln haben in den USA zu einer 44 %igen Reduktion der Neugeborenen-Listeriose geführt (Lamont et al. 2011).

3 Lebensmittelhygiene – vom Einkauf bis zum Verzehr

Lebensmittelhygiene hat das Ziel, die Entstehung von Lebensmittelinfektionen und -vergiftungen durch vorbeugende Maßnahmen zu verhindern. Zahlreiche Lebensmittel enthalten Mikroorganismen, die bisweilen das Potenzial besitzen, Infektionen auszulösen oder Giftstoffe (Toxine) zu bilden. Durch hygienische Vorkehrungen müssen die Übertragungswege der Keime verhindert oder zumindest kontrolliert werden.

- Die **Lebensmittel** sind oft von zahlreichen Bakterien und Pilzen besiedelt, die typische Begleiter der pflanzlichen und tierischen Ausgangsstoffe unserer Nahrungsmittel sind.
- Durch den **Menschen** gelangen Keime bei falschem Umgang mit Lebensmitteln oft über verunreinigte Arbeitsgeräte in die Speisen. Der Mensch selbst kann auch Krankheitserreger ausscheiden.
- **Tiere** übertragen häufig Keime, die Lebensmittelinfektionen und -vergiftungen verursachen können. Lebensmittel und fertige Speisen müssen deshalb zu jeder Zeit vor der Übertragung von Keimen durch Tiere geschützt werden. Fliegen transportieren beispielsweise Bakterien auf Lebensmittel, sodass verzehrfertige Speisen abgedeckt werden sollten. Auch **Haustiere**, besonders Katzen, können Krankheitserreger übertragen und sollten von Lebensmitteln ferngehalten werden.

Um die Risiken möglichst kleinzuhalten und letztendlich Lebensmittelerkrankungen zu vermeiden, ist es Grund genug, achtsam mit Lebensmitteln umzugehen – vom Einkauf über das Verhalten in der Küche bis letztendlich zum Verzehr. Es gibt zahlreiche Möglichkeiten, Fehler zu machen, die das Essen zum Gesundheitsrisiko werden lassen.

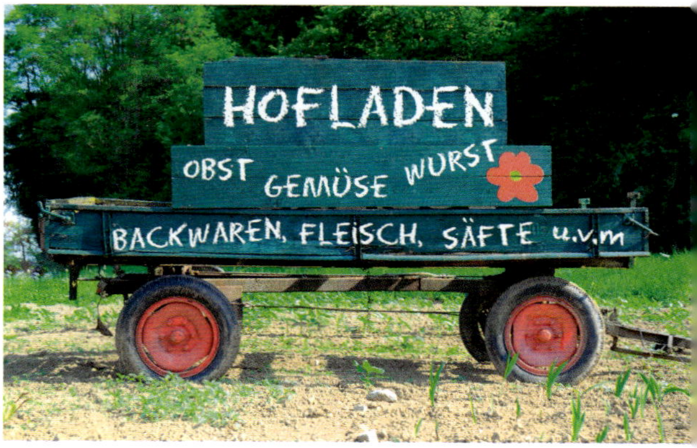

3.1 Einkauf und Lagerung

Lebensmittel sind in Deutschland in Einzelhandelsgeschäften wie Supermärkten, auf Wochenmärkten, in landwirtschaftlichen Direktvermarktungseinrichtungen wie Hofläden und neuerdings auch im Internet verfügbar, zumeist in hoher Qualität. Der Handel mit Lebensmitteln wird – wie auch die lebensmittelherstellenden Betriebe – von Lebensmittelüberwachungsbehörden auf Einhaltung der Sicherheits- und Hygienevorschriften ständig kontrolliert.

Der Einkauf im Supermarkt ist grundsätzlich mit geringen Risiken für den Verbraucher verbunden. Bekannte und namhafte Hersteller von industriell erzeugten und verpackten Waren verfügen in der Regel über gute und engmaschige Qualitätskontrollen ihrer Waren. Von den Handelsunternehmen entwickelte Standards, wie z. B. IFS (*International featured Standards*), gewährleisten, dass die Lebensmittelhersteller einwandfreie und sichere (gefahrenarme bzw. -freie) Erzeugnisse produzieren. Produkte aus Ländern der Europäischen Union sind von hoher Sicherheit, da die Betriebe und Länder über entsprechende Standards, Qualitätsmanagementsysteme und strenge amtliche Lebensmittelüberwachungen verfügen. Bei Produkten aus außereuropäischen Ländern werden zwar Einfuhrkontrollen gemacht; diese beschränken sich jedoch auf Stichproben.

Vorsicht ist eher beim Erwerb von selbsthergestellten Lebensmitteln geboten, die von Freunden und Bekannten abgegeben oder auf Märkten angeboten werden. Im zweiten Falle müssen zwar die zahlreichen Vorschriften zur Lebensmittelherstellung und Hygiene eingehalten werden; ob dies auch immer geschieht, ist zweifelhaft.

3.1.1 Einkaufen

Die Haltbarkeit und Verderblichkeit der Lebensmittel entscheidet darüber, wie häufig eingekauft werden sollte.

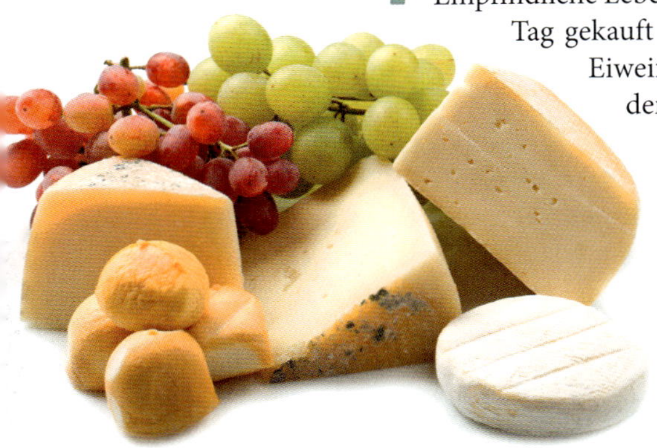

- Empfindliche Lebensmittel, wie z. B. Fleisch oder Fisch, sollten an dem Tag gekauft werden, an dem sie zubereitet werden. Ihr hoher Eiweißanteil und Wassergehalt machen sie zu schnell verderblichen Produkten.
- Bei Produkten, die mehrere Tage haltbar sind, wie z. B. Milch oder Käse, reicht ein Einkauf von ein- bis zweimal pro Woche.
- Bei frischen Lebensmitteln wie Obst und Gemüse gilt: Je frischer sie eingekauft sind, desto länger sind sie bei richtiger Lagerung haltbar.
- Unempfindliche und damit länger haltbare Lebensmittel, wie z. B. Konserven, Instant- oder Trockenprodukte, lassen sich gut für einen Monat oder auch länger bevorraten.

3.1.2 Einhaltung der Kühlkette

Zum Schutz der Lebensmittel und damit auch der Gesundheit der Konsumenten werden viele Lebensmittel gekühlt bzw. eingefroren angeboten. Die niedrigen Temperaturen verhindern oder verzögern das Wachstum der Mikroorganismen, die das Lebensmittel besiedeln (▸ Kap. 1.4).

Tiefkühlwaren (TK-Kost). Tiefgefrorene Lebensmittel müssen ununterbrochen bei Temperaturen von −18 °C gekühlt werden, um sie vor dem Verderb zu schützen. Eine etwas dickere Schicht Eiskristalle gibt Hinweise auf eine mögliche Unterbrechung der Tiefkühlkette.

Kühlpflichtige Produkte. Alle leicht verderblichen Lebensmittel müssen gekühlt aufbewahrt werden. Für Produkte wie Frischfleisch ist beispielsweise eine Temperatur von höchstens 4 °C, für Milch und Molkereiprodukte von 8 °C erstrebenswert. Jede noch so kleine Erwärmung für eine bestimmte Zeitdauer kann das Wachstum der Mikroorganismen beschleunigen. Die Einhaltung der Kühlkette erfordert, dass das Lebensmittel permanent gekühlt wird. Kommt es zu einer Unterbrechung der Kühlkette, so sind die Lebensmittel in ihrer Haltbarkeitsdauer verkürzt, wenn nicht sogar verdorben.

Der Internethandel mit TK-Produkten und kühlpflichtigen Lebensmitteln ist problematisch, z. B. wenn die Kühlkette beim Versand nicht eingehalten oder der Empfänger nicht zu Hause angetroffen wird. Bei Testkäufen traf die Ware mit einer zu hohen Temperatur am Bestimmungsort ein und die Verpackung entsprach nicht den hygienischen Anforderungen. Zur Sicherstellung der Kühlkette können Styroporboxen mit geeigneten Kühlakkus genutzt werden. Außerdem sollte ein gut sichtbarer Hinweis auf der Verpackung über die Kühlpflicht des Inhalts informieren.

Praxistipps

- Legen Sie beim Einkauf gekühlte Lebensmittel zuletzt in den Einkaufswagen, um die Kühlkette möglichst gut einzuhalten. Gehen Sie anschließend direkt zur Kasse und danach geradlinig nach Hause, um die Kühl- oder TK-Ware in den Kühlschrank bzw. in die Gefriertruhe zu legen.
- Verwenden Sie für den Kauf von Produkten, die gekühlt werden müssen, eine Kühltasche und an sehr warmen Tagen zusätzlich Kühlakkus.
- Vermeiden Sie im Supermarkt TK-Waren mit einer größeren Schicht von Eiskristallen auf der Verpackung, da diese eventuell angetaut waren. Nehmen Sie am besten Produkte aus der TK-Truhe von weiter unten.

3

3.1.3 Lagerung von Lebensmitteln

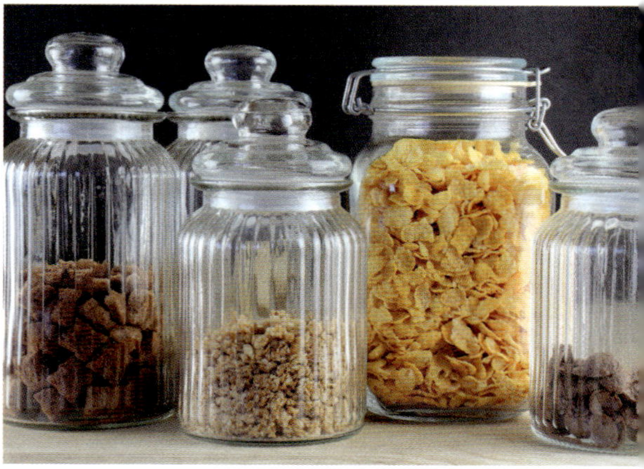

Die richtige Lagerung von Lebensmitteln ist entscheidend für die Haltbarkeit der Waren.

Nach dem Einkauf sollten die Lebensmittel sofort zur Lagerung eingeräumt werden. Folgende Lagerungsbedingungen sollten generell beachtet werden:

- **Kühl**: Nahrungsmittel halten sich bei niedrigen Temperaturen, die das Wachstum von Bakterien und Pilzen herabsetzen, länger. Bei kühlpflichtigen Lebensmitteln, die leicht verderblich sind, muss die Kühlkette eingehalten werden. Der Kühlschrank dient zur kurzfristigen Lagerung. Gefrierschrank, Gefriertruhe oder Gefrierfach im Kühlschrank ermöglichen eine langfristige Lagerung.
- **Trocken**: Längerfristig haltbare Lebensmittel, wie z. B. durch Trocknungsverfahren behandelte Produkte, können in einem trockenen Keller, in Speisekammern oder Vor-

ratsschränken gelagert werden. Werden Trockenprodukte wie z. B. Gewürze feucht, verderben sie jedoch schnell.
- **Dunkel**: Lichtempfindliche Lebensmittel, wie z. B. Fette und Öle, sollten nicht dem Licht ausgesetzt werden. Am besten sind Öle licht- und wärmegeschützt in einem Schrank aufgehoben, der sich nicht direkt neben dem Herd oder Backofen befindet. Fettsäuren oxidieren unter Lichteinfluss schneller und lassen Fette sowie Öle ranzig und damit ungenießbar und eventuell gesundheitsschädlich werden.

Lebensmittel, die nicht gekühlt werden müssen, können bei Raumtemperatur gelagert werden, wobei die Lagerung direkt neben, über oder unter dem Herd/Backofen ungünstig ist. Produkte, die wie Zucker oder Nudeln eine lange Haltbarkeit haben, lassen sich relativ unproblematisch und lange lagern. Lebensmittel, die nur kurzfristig haltbar sind, wie z. B. Obst oder Gemüse, eignen sich nur für eine kurzzeitige Lagerung und sollten bald verbraucht werden. Eine kühle Speisekammer ist für diese Lebensmittel gut geeignet.

Praxistipps
- Kontrollieren Sie Ihre Vorräte regelmäßig und verbrauchen Sie sie rechtzeitig.
- Konserven, bei denen Boden oder Deckel nach außen gewölbt sind, müssen entsorgt werden.
- Füllen Sie angebrochene Packungen in dicht schließende Behälter, z. B. aus Glas oder Kunststoff, um.
- Decken Sie Obst und Gemüse außerhalb des Kühlschranks mit einer Schutzhaube gegen Fliegen und andere Insekten ab.

3.1.4 Mindesthaltbarkeits- und Verbrauchsdatum

Fleischprodukte wie z. B. Hackfleisch, Fischwaren wie geräucherter Lachs und vorgeschnittene kühlpflichtige Obst- und Salatprodukte gelten als leichtverderbliche Lebensmittel mit erheblichem Gefahrenpotenzial für die Konsumenten. Sie werden auf der Verpackung nicht mit einem MHD (Mindesthaltbarkeitsdatum), sondern einem Verbrauchsdatum versehen (zu verbrauchen bis ...), dass streng beachtet werden muss. Produkte dürfen nach Ablauf des Verbrauchsdatums nicht mehr verwendet werden. In solchen Produkten können sich bei einer mehrtägigen Lagerung auch bei Kühlschranktemperaturen insbesondere Listerien (▸Kap. 1.3.1) vermehren und eine für eine Infektion ausreichende Zellzahl erreichen.

Praxistipps
- Lesen und beachten Sie die Hinweise zur Lagerung auf der Lebensmittelverpackung.
- Stellen Sie länger haltbare Waren im Kühlschrank oder im Regal nach hinten und verbrauchen Sie die Produkte zuerst, die früher ablaufen.

Das vom Hersteller angegebene MHD oder das Verbrauchsdatum kann die Haltbarkeit nur bei sachgerechter Lagerung gewährleisten. Auf den Verpackungen sind dazu in der Regel Informationen angegeben. Auch bei Lebensmitteln gilt die vom Hersteller angebene Garantie nur im original-verschlossenen Zustand. Jedes Öffnen nimmt Einfluss auf das Produkt, führt zu Kontaminationen und verringert die Haltbarkeit.

3.1.5 Lagerung im Kühlschrank

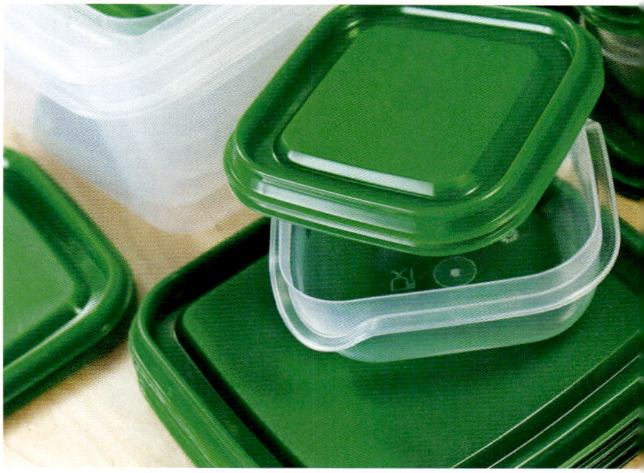

Da niedrige Temperaturen zu einem langsameren Reifen und Verderben führen und Keime in ihrem Wachstum hemmen, bietet der Kühlschrank optimale Bedingungen für die Lagerung verschiedenster Lebensmittel.

Ein Großteil der Kühlschränke in Privatküchen ist zu hoch eingestellt und schränkt das Wachstum von Krankheitserregern und Verderbkeimen zu gering ein (Hölzl, Aldrian 2011). Die optimale Kühlschranktemperatur liegt bei 2–7 °C. Mit einem Temperaturunterschied von 5–7 °C ist der Kühlschrank oben wärmer als unten, weil die warme Luft hochsteigt. Verfügt der Kühlschrank über eine Umluftkühlung, ist die Temperatur im gesamten Innenraum nahezu gleich. Normalerweise hat der Kühlschrank aber auf den Ablageflächen unterschiedliche Temperaturzonen und sollte folgendermaßen bestückt werden:

- In den Obst- und Gemüsefächern wird kühlschranktaugliches Obst bzw. Gemüse gelagert, wie z. B. Blumenkohl, Möhren, Pilze, Äpfel und Beeren.
- Der kälteste Bereich im Kühlschrank (2–4 °C) ist auf der Glasplatte direkt über dem Obst- und Gemüsefach. Er sollte empfindlichen Lebensmitteln wie Fisch und Fleisch vorbehalten sein.
- Die oberen Ablageflächen sind gut für die Aufbewahrung von Milch- und Milchprodukten, Käse oder auch geräucherten Fleischwaren geeignet. In den Türfächern sind die Temperaturen am höchsten. Daher finden hier Getränke, Butter, Marmelade, Eier und Tuben ihren Platz.

Da es durch das Öffnen des Kühlschranks und durch die Temperaturunterschiede zu einer ständigen Luftverwirbelung kommt, ist bis auf Obst und Gemüse im Kühlschrank alles abgedeckt aufzubewahren. Ideal zur keimgeschützten Aufbewahrung im Kühlschrank sind Plastikboxen.

Praxistipps

- Bewahren Sie geöffnete Verpackungen in gut verschließbaren Dosen auf.
- Reinigen Sie den Kühlschrank mindestens einmal im Monat. Hierfür eignen sich gängige Reinigungsmittel oder auch verdünnte Essigessenz.
- Legen Sie ein Thermometer zur Temperaturkontrolle in den Kühlschrank und regeln Sie gegebenenfalls die Temperatur nach.

3.2 Zubereitung in der Küche

Die Zubereitung von Lebensmitteln verlangt eine Organisation der Arbeitsabläufe, denn gerade hier können sich leicht hygienische Fehler einschleichen. Von rohen unverarbeiteten Lebensmitteln kann es jederzeit zu einer Keimübertragung auf bereits zubereitete, also verzehrfertige Lebensmittel kommen.

Um solch eine Keimübertragung zu verhindern, muss eine **strikte Trennung** von rohen (keimreichen) und bereits zubereiteten (keimarmen) Lebensmittel durchgeführt werden. Die Verarbeitung kann an einer anderen Stelle in der Küche erfolgen, falls dies räumlich machbar ist. Alternativ können die Abläufe durch eine gründliche Reinigung der Oberflächen und aller benutzten Utensilien unterbrochen werden.

Da rohes Fleisch mit größerer Wahrscheinlichkeit mit pathogenen Keimen belastet ist als Gemüse, ist es sinnvoll, zuerst das Gemüse zu verarbeiten. Da jedoch das Fleisch oft längere Garzeiten benötigt, wird in der Praxis meist das Fleisch zuerst vorbereitet. Dann dürfen allerdings die weiteren Zutaten nicht auf demselben Schneidebrett und mit demselben Messer geschnitten werden. Außerdem müssen die Hände zwischen den unterschiedlichen Verarbeitungen gründlich gewaschen werden (▸Kap. 3.5).

Praxistipps

- Planen Sie vor dem Kochen, in welcher Reihenfolge und wo Sie die Rohstoffe verarbeiten möchten.
- Überlegen Sie, wann die Bearbeitung keimarmer, wie z. B. gekochter Produkte/Speisen es notwendig machen, saubere Küchenutensilien einzusetzen und die verschmutzten Hände zu waschen.
- Überlegen Sie, inwieweit Sie Arbeiten mit keimbelasteten Lebensmitteln (z. B. rohes Fleisch) und keimarmen Produkten (z. B. Gegartes) an verschiedenen Stellen in der Küche durchführen können oder ob Sie eine gründliche Reinigung des Arbeitsplatzes durchführen müssen.

◘ Tab. 3.1 zeigt beispielhaft, welche hygienischen Maßnahmen in einer Privatküche ergriffen werden müssen, wenn die Speisen anhand eines Rezeptes zubereitet werden. Es zeigt gleichzeitig, welche Überlegungen zu den Risiken, die von der üblichen Keimbelastung der Lebensmittel ausgehen, gestellt werden sollten.

Die Verarbeitung und Zubereitung einwandfreier Lebensmittel und Speisen ist nur in einer sauberen und intakten Küche möglich. Glatte Oberflächen lassen sich immer besser reinigen als solche, die Risse, Rillen oder andere Beschädigungen aufweisen und in denen sich Keime ungestört vermehren können. Die Arbeitsflächen sollten daher intakt, glatt und vor Arbeitsbeginn gesäubert sein. ◘ Tab. 3.2 zeigt, dass gefährliche Keime an zahlreichen Stellen in der Küche vorkommen können, die häufig mit der Hand angefasst werden (▸Kap. 3.5).

Da häufig rohe Produkte verarbeitet werden, ist auch zwischen den Arbeitsgängen das Reinigen der Arbeitsfläche und -utensilien ratsam, besonders bei tierischen Lebensmitteln und denen, die mehr oder weniger stark versandet sind. Für die Reinigung wählen Sie Spülbürsten oder -tücher, die sich in der Waschmaschine bei mindesten 60 °C reinigen lassen. Nehmen Sie für die Zwischen- und Endreinigung gängige Reinigungsmittel oder Wasser mit 2–3 Esslöffeln Essigessenz und trocknen Sie die Flächen anschließend gut ab.

Tab. 3.1 Rezept „Scharfe Frikadellen" mit Hygienemaßnahmen und Risikoeinschätzung

Zutaten (möglichst aus ungeöffneter Verpackung)	Hygienische Maßnahmen	Zubereitungsschritte	Risiko/mikrobiologische Relevanz
	■ Küche aufräumen, evtl. säubern ■ Arbeitsschritte planen ■ Lebensmittel und Werkzeuge bereitstellen ■ Hände waschen (▶Kap. 3.5.2)		
1 Bund Petersilie	■ Auf Frische und Unversehrtheit achten ■ Waschen und abtrocknen	■ Klein schneiden	■ Mittelhoch ■ Keimabtötung später durch Hitze
½ rote Paprika	■ Waschen und abtrocknen	■ Klein schneiden und das Innere entfernen	■ Mittelhoch
1 große Zwiebel	■ Trockene Häute, Wurzeln und evtl. Erde entfernen	■ Fein würfeln	■ Gering ■ Antimikrobiell
2 Knoblauchzehen	■ Trockene Häute entfernen	■ Würfeln	■ Gering ■ Antibakteriell
2 grüne Peperoni (frisch, oder aus dem Glas)	■ Waschen und abtrocknen	■ Fein würfeln	■ Gering
	■ Hände waschen		
½ Paket Fetakäse		■ Klein bröseln	■ Gering
	■ Hände waschen ■ Schneidbrett in den Geschirrspüler stellen		
400 g Rinderhack	■ Sauber arbeiten ■ Am besten Handschuhe anziehen ■ Auf Kühllagerung und Verbrauchsdatum achten		■ Hoch
80 g Magerquark			■ Gering
40 g Paniermehl			■ Gering

3

Tab. 3.1 Rezept „Scharfe Frikadellen" mit Hygienemaßnahmen und Risikoeinschätzung

Zutaten (möglichst aus ungeöffneter Verpackung)	Hygienische Maßnahmen	Zubereitungsschritte	Risiko/mikrobiologische Relevanz
1 Ei			▪ Hoch
	▪ Gründlich Hände waschen, nachdem das Ei aufgeschlagen und die Eischale angefasst wurde		
Pfeffer, Cayennepfeffer, Paprikapulver			▪ Mittelhoch ▪ Keimabtötung später durch Hitze
½ Teelöffel Senf		▪ Alles miteinander vermengen, klein geschnittene und zerbröselte Zutaten zuletzt untermischen ▪ Flache Frikadellen formen	▪ Gering aufgrund antimikrobieller Senfkörner
	▪ Hände waschen ▪ Benutzte Arbeitsutensilien in den Geschirrspüler stellen		
Rapsöl		▪ In eine beschichtete Pfanne geben und Frikadellen gut durchbraten (im Inneren: grau)	▪ Gering
	▪ Arbeitsplatz mitsamt Waschbecken gründlich säubern ▪ Küchenpapier entsorgen ▪ Spüllappen und Trockentücher in die Waschmaschine geben		

Zu der Zwischen- und Endreinigung gehört auch immer die sofortige Entsorgung des anfallenden Abfalls. Die Abfallbehälter sollten täglich geleert oder aber zumindest aus der Küche entfernt werden.

Tab. 3.2 Häufiges Vorkommen von pathogenen Keimen in der Privatküche

	Campylobacter	Salmonella	Staphylococcus aureus	Escherichia coli	Listeria monocytogenes
Wischtücher, Schwämme, Handtücher	+	+	+	+	+
Spülbecken, Wasserhahn	–	+	+	+	+
Schneidbretter	+	–	+	+	–
Arbeitsoberflächen	+	–	+	+	–
Mülleimer	+	–	+	+	–

Verändert nach Byrd-Bredbenner et al. 2013

Praxistipp

- Vermeiden Sie bei hochgradiger Immunschwäche den Kontakt mit Biomüllbehältern, in denen sich Pilzsporen in hoher Zahl befinden können.

3.2.1 Vorbereitung der Speisen

Pflanzliche Lebensmittel. Gemüse und Salat kann mit Krankheitserregern kontaminiert sein, vor allem wenn sie bodennah kultiviert wurden. Schälen kann z. B. bei Möhren die Keimbelastung wirksam reduzieren. Vor der Zubereitung können pflanzliche Lebensmittel unter fließend kaltem Wasser gesäubert werden. Das Waschen sollte besonders bei pflanzlichen Produkten sehr gründlich bzw. mehrmals erfolgen. Alleiniges Waschen (▸ Kap. 4.1) ist für Menschen mit Immunsuppression nicht ausreichend, wenn Gemüse ohne Erhitzung wie beispielsweise Salat verzehrt werden soll.

Praxistipp

- Lassen Sie Obst und Gemüse nach dem Waschen nicht längere Zeit (über 10 Minuten) nass liegen, da ansonsten das Wachstum der Mikroorganismen angeregt wird.

Tierische Lebensmittel. Fleisch, besonders Geflügel, das oft mit krankheitserregenden Keimen belastet ist, sollte besser nicht abgewaschen werden, da die Keime meist sehr fest an der Oberfläche haften und sie später beim Garen ohnehin abgetötet werden. Die Keime können beim Waschen nicht entfernt, jedoch mit dem Spritzwasser leicht in der Küche verteilt werden.

Praxistipp

- Tupfen Sie Fleischprodukte mit einem Einmal-Papiertuch ab und geben Sie dieses Tuch anschließend sofort in den Müllbehälter.

3.2.2 Garen

Das Durchkochen, Durchbraten, Durchgrillen und Durchbacken der Lebensmittel garantiert den sicheren Genuss der Speisen. Beim Garen kommt es durch den Einsatz hoher Temperaturen zur Abtötung krankmachender Keime (▸ Kap. 1.4). Im Kern der Garprodukte sollte eine Temperatur von 80 °C (oder für mindestens 2 Minuten eine Temperatur von 70 °C) erreicht werden.

Fleisch sollte immer vollständig durchgegart werden, da Keime sich manchmal auch im Inneren der Fleischstücke befinden. Fleisch muss sich auch im Inneren von rot nach grau-braun verfärbt haben. Für große Fleischstücke kann ein Bratenthermometer verwendet werden, das die Innentemperatur misst.

Praxistipp

- Wenn Sie über kein Bratenthermometer verfügen, sollten Sie das Gargut etwas länger als normal bzw. im Rezept angegeben garen.

Pilze sollten ebenfalls auf mindestens 70 °C für 2 Minuten erhitzt werden. Schnellfertigprodukte (Instantprodukte, Minutensuppen), die nach Übergießen mit heißer Flüssigkeit verzehrt werden können, sollten besser entgegen der Produktempfehlung vollständig durch- bzw. aufgekocht werden.

3.2.3 Schneidbretter

Schneidbretter können aus unterschiedlichen Materialien bestehen, die verschiedene Vor- und Nachteile besitzen. Hygienisch ideal sind Schneideunterlagen mit glatter Oberfläche, die nicht zerkratzt sind und in der Spülmaschine gereinigt werden können. In den Kratzern können sich Bakterien ansiedeln, die bei normaler Reinigung nicht entfernt

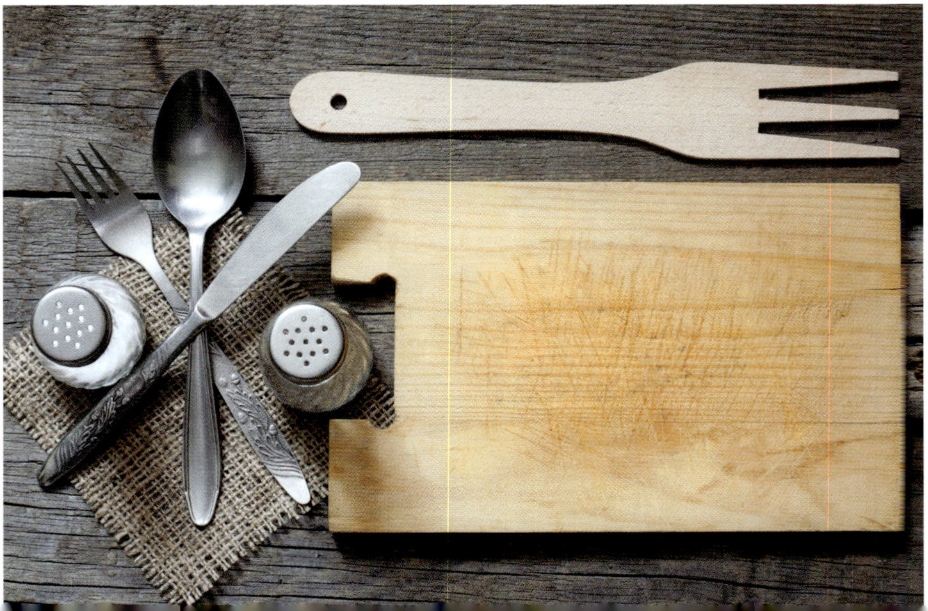

werden. Gut geeignet sind Glas- oder Steinbretter, die unempfindlich gegen Kratzer und leicht zu reinigen sind.

Kunststoffbretter verkratzen leichter und sollten deshalb sorgfältig gereinigt werden, damit sich in den Oberflächenritzen keine Bakterien einnisten können.

Holzbretter. Holz ist sehr schonend für Messerklingen, jedoch entstehen schnell Kratzer. In diesen Vertiefungen und in den Holzporen können sich leicht Mikroorganismen ansiedeln, die durch das Aufquellen des Holzes nicht entfernbar sind. Es gibt zwar antibakteriell wirksames Holz, jedoch sind die dafür verantwortlichen Gerbsäuren nur in bestimmten Holzarten (Kiefer, Fichte, Ahorn, Buche) enthalten und verlieren nach längerem Gebrauch ihre Wirksamkeit. Außerdem sind Holzbretter nicht spülmaschinengeeignet. Das Abtrocknen der Bretter nach Handspülung dauert lange; es besteht ein ausgedehnter warmer, feuchter und somit keimfreundlicher Zustand (Brutkasteneffekt).

Praxistipps

- Benutzen Sie mehrere Schneidbretter in unterschiedlichen Farben (z. B. rot für Fleisch, blau für Fisch, gelb für Obst).
- Tauschen Sie zwischen unterschiedlichen Arbeitsgängen die Schneidunterlagen aus.
- Stellen Sie die Schneidbretter nach der Reinigung luftig zum Trocknen auf, da es im nassen Zustand zu einem Wachstum von Bakterien kommen kann.
- Tauschen Sie Kunststoffbretter regelmäßig gegen neue aus.

3

3.2.4 Küchenwerkzeuge und Geschirr

Keime können über Küchenwerkzeuge, wie z. B. Löffel, Zangen und Messer, auf Speisen übertragen werden. Die Arbeitsutensilien sollten deshalb zwischen den Arbeitsgängen gereinigt oder ausgetauscht werden. Geschirr, das mit rohen Lebensmitteln in Berührung gekommen ist, kann ohne gründliche Säuberung nicht zur weiteren Zubereitung benutzt werden.

Zur Reinigung können Sie Küchenwerkzeuge und Geschirr unter fließendem, möglichst heißem Wasser und mit Gebrauch eines Spülmittels gründlich abspülen. Zum Abtrocknen sollte ein sauberes Geschirrtuch benutzt werden. Grundsätzlich ist es besser, Arbeitsutensilien und Geschirr in die Spülmaschine zu stellen und neue saubere Utensilien zu nutzen. Die Spülmaschine erreicht je nach Spülprogramm Temperaturen über 60 °C, die ausreichen, um Bakterien abzutöten.

Praxistipps

- Legen Sie niemals gegartes Fleisch auf den Teller, auf dem es vorher im rohen Zustand gelegen hat.
- Nehmen Sie beim Braten oder Grillen zwei Zangen, eine für das rohe Fleisch und eine für das gegarte.

Zum Abschmecken der Speisen sollte immer ein sauberer, unbenutzter Löffel benutzt werden, da unser Speichel reich an Keimen ist. Bei günstigen Temperaturen könnten sich Bakterien aus dem Speichel in Speisen stark vermehren und sogar Gesundheitsgefahren hervorrufen.

Sollten Ihnen Arbeitsutensilien auf den Boden fallen, müssen Sie diese vor dem erneuten Einsatz gründlich reinigen, da sich auf dem Fußboden oft zahlreiche Keime befinden. Auch Lebensmittel, die Ihnen heruntergefallen sind, sollten Sie entsorgen.

3.2.5 Küchentücher und Putzutensilien

Werden Wischtücher und Reinigungsschwämme über einen längeren Zeitraum in der Küche benutzt und in einem feuchten Zustand liegen gelassen, kommt es zu einer massiven Vermehrung von Bakterien. Über eine Milliarde (10^9) Bakterienzellen, darunter auch viele mutmaßliche Fäkalkeime, können in einem einzigen, nur einen Tag lang gebrauchten Wischtuch gezählt werden. Die im Wischlappen vorhandenen Speisereste bilden zusammen mit der Feuchtigkeit und der relativ hohen Temperatur in Küchen ideale Wachstumsbedingungen für Mikroorganismen. Auch Spülbürsten und besonders Schwämme bieten Keimen einen hervorragenden Nährboden.

Gerade nach der Verarbeitung von rohen tierischen Lebensmitteln oder von solchen, die reich mit Erde behaftet sind, kann es zu einer Vermehrung gefährlicher Keime und bei weiterer Verwendung zu einer Verschleppung der Keime in der ganzen Küche kommen. Durch folgende Maßnahmen kann die Gefahr durch diese Putzutensilien reduziert werden:

- Arbeitsflächen, Geschirr und Hände sollten in der Küche mit **getrennten Tüchern** abgewischt bzw. getrocknet werden.
- Wischlappen und Schwämme sowie Geschirr- und Küchenhandtücher sollten regelmäßig und oft (z. B. täglich) **gewechselt** werden. Waschen in der Waschmaschine bei mindestens 60 °C inaktiviert sämtliche Keime.
- Eine **Keimabtötung** kann in der Mikrowelle oder im Geschirrspüler durchgeführt werden.
- Die Tücher und Putzutensilien müssen nach Gebrauch gut **trocknen** können, z. B. indem sie unter heißem Wasser ausgewaschen, dann ausgewrungen und zum Trocknen luftig aufgehängt werden. Beim Trocknen sterben viele, aber nicht alle Bakterien ab.

Praxistipps

- Tauschen Sie Spüllappen und ein benutztes Handtuch sofort nach der Verarbeitung von rohen tierischen Lebensmitteln (Fisch, Fleisch, Eier) aus.
- Benutzen Sie Küchentücher in unterschiedlichen Farben für bestimmte Lebensmittelgruppen (z. B. rot für Fleisch, blau für Fisch, gelb für Obst).
- Verwenden Sie zum Wegwischen von Lebensmittelresten Einmal-Papiertücher.

3.3 Abkühlen, Einfrieren, Auftauen und Aufwärmen von Speisen

Bei der Aufbewahrung heiß zubereiteter Speisen stehen verschiedene Möglichkeiten zur Auswahl. Speisen, die nicht sofort gegessen werden, können für kurze Zeit warmgehalten werden. Aus mikrobiologischen Gründen ist dafür eine Temperatur von mindestens 65 °C notwendig, um Wachstum von Bakterien und das Auskeimen bakterieller Sporen zu verhindern. In Einrichtungen der Gemeinschaftsverpflegung und Gastronomiebetrieben dürfen Speisen nur maximal drei Stunden bei 65 °C warmgehalten werden, da eine exakte

Einhaltung der Temperatur in der Praxis schwierig ist und es darüber hinaus zu Geschmacks-, Konsistenz- und Vitaminverlusten der Speisen kommt.

In Privathaushalten ist das Einhalten einer Temperatur von 65 °C kaum möglich, sodass gekochte und nicht verzehrte Speisen rasch abgekühlt und daraufhin im Kühlschrank oder eingefroren gelagert werden müssen.

3.3.1 Abkühlen von Speisen

Für Speisereste ist ein rasches Abkühlen wichtig, denn durch die Hitze des Garens sind zwar krankmachende Keime abgetötet worden, aber nicht die Bakteriensporen, die bei Temperaturen unter 60 °C auskeimen und sich vermehren können. Gerade bei Raumtemperatur kommt es zu starkem Wachstum, auch von Keimen, die nach dem Garprozess die Speisen kontaminiert haben. Darum ist es wichtig, die kompletten Speisen (also auch im Kern) in kurzer Zeit auf Kühlschranktemperatur abzukühlen. Ganz entscheidend kommt es dabei auf die Größe oder Menge der zu kühlenden Lebensmittel an. Je größer die Portionen sind, desto länger dauert das Abkühlen jeweils.

Praxistipps

- Stellen Sie heiße Speisen nicht direkt in den Kühlschrank, da dieser seine niedrige Temperatur dann oft nicht halten kann.
- Füllen Sie die Speisereste in kleine, gut verschließbare Gefäße, die schnell abkühlen und bald in den Kühlschrank gestellt werden können. Besonders schnell geht es, wenn Sie die Speisenbehälter in kaltes Wasser (mit Eiswürfeln) stellen.

3

3.3.2 Einfrieren von Speisen

Das Tiefgefrieren ist eine sehr sichere Methode der Lebensmittelkonservierung. Da die tiefen Temperaturen Keimwachstum, enzymatische und nichtenzymatische Verderbnisreaktionen verhindern bzw. erheblich verzögern (▸ Kap. 1.4), halten sie Lebensmittel über einen langen Zeitraum stabil. Nur nichtenzymatische Reaktionen finden im gefrorenen Zustand noch statt, die beispielsweise zum Ranzigwerden fettreicher Lebensmittel und zum allmählichen Vitaminverlust führen.

Viele Krankheitserreger, wie z. B. Salmonellen oder Noroviren, können allerdings auch sehr tiefe Temperaturen überleben; bei Fleisch und Gemüse sind das beispielsweise 30–70 % des Ausgangskeimgehalts. Die Tiefkühltemperaturen bewirken jedoch einen Wachstumsstillstand und nur durch Unterbrechung der Tiefkühlkette kann es zu einem mikrobiellen Verderben kommen. Somit sind auch Tiefkühlwaren, die mehrere Jahre in gefrorenem Zustand verbleiben, mikrobiologisch genauso sicher wie kurzfristig eingefrorene Speisen.

Praxistipps

- Kühlen Sie beim Einfrieren die selbstgekochten Speisen z. B. in einem Kaltwasserbad schnell auf Zimmertemperatur ab, da sich sonst Bakterien schnell vermehren. Frieren Sie die Speisen dann in kleinen Portionen in sauberen Gefäßen oder Gefrierbeuteln ein.
- Aufgetaute Lebensmittel dürfen erst nach ausreichender Erhitzung noch einmal eingefroren werden, dabei können Qualitätsverluste eintreten.

Fast alle Lebensmittel und vorgekochte Speisen können eingefroren werden, jedoch verändern beispielsweise stärkehaltige Produkte wie Kartoffeln und sehr wasserhaltige Lebensmittel (Obst) Konsistenz und Geschmack.

Die Lebensmittel, die eingefroren werden, sollten so frisch wie möglich sein. Je schneller das Gut eingefroren wird, desto geringer ist der Qualitätsverlust. Um den Gefrierprozess zu beschleunigen, ist es sinnvoll, in kleine Portionen aufzuteilen und einzufrieren.

Geeignete Verpackungen können die Lebensmittel vor Keimen, Sauerstoff, einem Austrocknen und Gefrierbrand schützen. Gefrierbeutel sind eine entsprechend gute Wahl. Für fertige Speisen eignen sich diverse Kunststoffbehälter.

3.3.3 Auftauen von tiefgekühlten Waren

Tiefkühlprodukte, insbesondere tierische Produkte, können neben Verderbkeimen pathogene Keime enthalten. Insbesondere Geflügel-Tiefkühlprodukte enthalten oft krankheitserregende Keime, nämlich Salmonellen und *Campylobacter*-Bakterien. Werden die Produkte bei Zimmertemperatur aufgetaut, können sich Salmonellen bei den erhöhten Temperaturen vermehren. Da beim Auftauen zuerst die Oberfläche den Gefrierzustand verlässt, aber hier gerade sich der Großteil der Mikroorganismen befindet, können die Keime ihre Vermehrung starten, obgleich die Ware zum großen Teil noch gefroren ist.

Vor allem bei kleinstückigen Fleischwaren tritt in großem Maße Fleischsaft aus, verglichen mit den trockeneren Oberflächen von frischen Produkten. Was schnell aufgetaut wird, sondert besonders viel Fleischsaft ab. Die Auftauflüssigkeit von Fleisch ist eine nährstoffreiche Flüssigkeit, die Bakterien optimale Wachstumsvoraussetzungen bietet. Bei langsamen Auftauen werden außerdem Mikroorganismen stärker geschädigt als bei schnellem Auftauen.

Deshalb ist langsames Auftauen bei niedrigen Temperaturen von großer Wichtigkeit. Beim Auftauen besonders von tierischen Rohprodukten sollten folgende Punkte eingehalten werden:

- Es sollte nicht bei Raumtemperatur, sondern im Kühlschrank aufgetaut werden, da sich Keime ansonsten mit hoher Geschwindigkeit vermehren können.
- Die Lebensmittel sollten aus der Verpackung genommen werden und diese vorsichtig entsorgt werden, da sie mit Keimen kontaminiert ist.

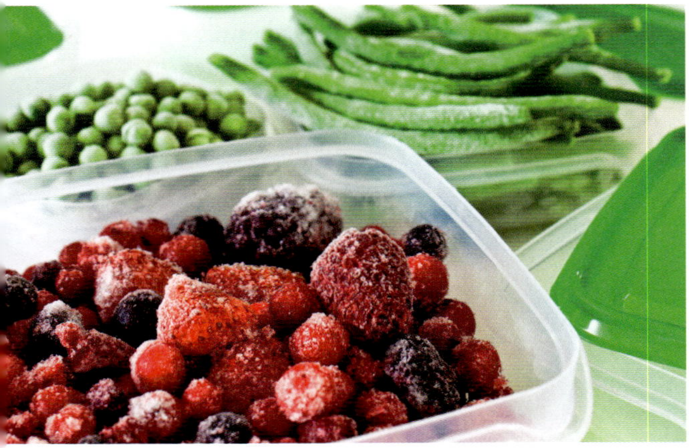

- Die TK-Waren sollten ohne Kontakt mit anderen Lebensmitteln und abgedeckt aufgetaut werden, am besten in einem Sieb, so dass die Auftauflüssigkeit in eine Schale abtropfen kann.
- Die Lebensmittel sollten komplett aufgetaut werden, damit bei der Erhitzung während der Zubereitung auch im Inneren Temperaturen über 70 °C erreicht werden. Ansonsten bleibt das Gargut innen roh und die Keime werden nicht vollständig inaktiviert.

- Die Abtropfflüssigkeit sollte sofort weggeschüttet und das Spülbecken sowie alle Arbeitsflächen und Gegenstände mit Kontakt zum Gefriergut anschließend gut gereinigt werden.

Praxistipps

- Tauen Sie Tiefkühlprodukte immer im Kühlschrank auf.
- Begehen Sie beim Auftauen von Geflügel-TK-Produkten keine Hygienefehler, da die Geflügelkeime leicht zu Lebensmittelinfektionen führen.

Auch damit das Gefriergut seinen Vitamingehalt und seine Konsistenz behält, sollte es besser langsam und schonend (am besten über Nacht) aufgetaut werden. Alternativ zum Auftauen im Kühlschrank kann jedoch auch bei hoher Temperaturen, wie z. B. im Backofen, aufgetaut und direkt erhitzt werden.

3.3.4 Aufwärmen von Speisen

Alle gegarten Speisen lassen sich noch einmal aufwärmen, wenn sie nach dem Kochen (so schnell wie möglich) gekühlt oder sogar tiefgekühlt wurden. Wenn Speisereste wieder aufgewärmt werden, müssen sie unter stetigem Rühren richtig heiß gemacht werden, d. h. es muss wieder für einige Minuten die Kerntemperatur von mindestens 70 °C erreicht werden. Bei fehlendem Thermometer sollte die Kochtemperatur genutzt werden und die Speisen sollten gründlich köcheln.

Praxistipps

- Lassen Sie Speisen, die Sie später wieder aufwärmen möchten, nicht über Nacht auf dem Herd stehen, da sich Bakterien vermehren und Toxine gebildet werden können.
- Zum Aufwärmen sollten Sie die Speisen im Topf auf dem Kochfeld mindestens 5 Minuten lang köcheln lassen.

Eine andere, etwas risikoreichere Möglichkeit des Aufwärmens (und des Auftauens) bietet die **Mikrowelle**. Die in Lebensmitteln enthaltenden Wassermoleküle werden durch die Mikrowellen in Bewegung gebracht, es kommt zu der Entwicklung von Wärme. Auch in der Mikrowelle werden Keime nur abgetötet, wenn Temperaturen von mindestens 70 °C erreicht werden. Die Mikrowelle erhitzt jedoch nicht gleichmäßig und beim Erwärmen von Lebensmitteln können große Temperaturunterschiede entstehen. Diese ungleichmäßige Erhitzung ermöglicht das Überleben der Keime in kälteren Bereichen.

Damit das Lebensmittel vollständig auf die nötige Temperatur kommt, sind längere Garzeiten bei kleinerer Leistungsstufe besser als kurze bei hoher Wattzahl. Um das Lebensmittel gleichmäßig zu erhitzen, sollte es zwischendurch umgerührt werden. Es ist auch besser, die Speisen danach noch einige Minuten im Gerät stehen zu lassen, damit sich die Temperaturen im Inneren ausgleichen können. Lebensmittel mit hohem Wasser- und Proteingehalt lassen sich entsprechend besser und sicherer in der Mikrowelle erhitzen als trockene.

3.4 Außer-Haus-Verpflegung und Grillfeste

Während in Privatküchen in eigener Verantwortung auf Hygiene und Lebensmittelauswahl geachtet werden kann, sind beim Lebensmittelkonsum außer Haus die Besonderheiten der Verpflegungseinrichtungen und die Möglichkeiten der Aufnahme risikoreicher Lebensmittel und Speisen zu berücksichtigen.

3.4.1 Außer-Haus-Verpflegung

Aufgrund der hohen Mobilität unserer Gesellschaft hat die Verpflegung außer Haus immer mehr an Bedeutung gewonnen. Einrichtungen der Gemeinschaftsverpflegung und der Gastronomie liefern in der Regel sichere Lebensmittel und Speisen, da sie aufgrund von EU-Recht und nationalen Rechtsverordnungen verpflichtet sind, Lebensmittel nur so in Verkehr zu bringen, dass von ihnen keinerlei Gefahren für die Gesundheit ausgehen. Die Betriebe müssen im Rahmen eines HACCP-Konzepts (*Hazard Analysis and Critical Control Points*) kritische Gefahrenpunkte im Umgang mit Lebensmitteln ermitteln, kontinuierlich überprüfen und mit entsprechenden Maßnahmen zur Sicherung belegen. Dazu werden sie von Behörden der Lebensmittelüberwachung kontrolliert. Deshalb brauchen auch Personen mit eingeschränktem Immunsystem bei Beachtung allgemeiner Vorsichtsmaßnahmen nicht auf den Besuch von **Restaurants oder Kantinen** verzichten. Es ist allerdings besser, sich dabei hinsichtlich bestimmter Punkte zu vergewissern:

- Das Essen muss vollständig durchgekocht oder gebraten sein (vor allem Fisch, Fleisch und Eierspeisen), Obst und Gemüse sollten gründlich geschält bzw. gewaschen sein.
- Auf Salat- und Obstgarnituren, nicht erhitzte Kräuter oder Gewürze, ungekochte bzw. kalten Soßen, wie z. B. Ketchup, Barbecuesoße, Sour Creme und Tsatsiki, sollte verzichtet werden. Offen angebotene Antipasti, wie gefüllte Oliven oder Paprika können gefährliche Keime enthalten.
- Für Getränke sollten nur Gläser benutzt werde, die in der Spülmaschine und nicht von Hand gereinigt wurden.
- Getränke sollten nur aus Dosen und Flaschen und nicht aus Zapfanlagen ausgeschenkt werden. Dabei sollte auf Eiswürfel und Obstgarnituren wie z. B. Zitronenscheiben verzichtet werden.

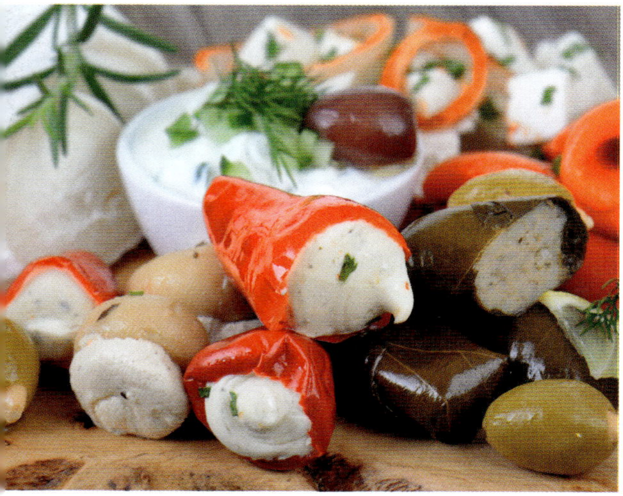

Praxistipps

- Vermeiden Sie in der Gemeinschaftsverpflegung und Gastronomie Risikolebensmittel in Selbstbedienungseinrichtungen wie Salate aus Salattheken, weil nicht erkennbar ist, wie lange und bei welcher Temperatur die Zutaten gelagert wurden und ob andere Personen über Kontakt Keime eingetragen haben.
- Konsumieren Sie keine frisch zubereiteten unerhitzten Säfte oder Smoothies an Obstständen.
- Vermeiden Sie Feinkostsalate und Antipasti, die in offenen Gefäßen dargeboten werden.
- Verzichten Sie auf Produkte wie z. B. Desserts, bei denen Sie nicht wissen, ob rohe tierische Lebensmittel (Eier) eingesetzt wurden.

Da jede Abgabe von Lebensmitteln außerhalb von Privathaushalten unter das Lebensmittelrecht fällt, sind davon auch **Volks-, Vereins- und Straßenfeste** betroffen. Da hier jedoch nicht immer von einer Einhaltung der gesetzlichen Anforderungen ausgegangen werden kann, sollte auf besondere Achtsamkeit Wert gelegt werden. Während der Konsum einer Bratwurst sicherlich unbedenklich ist, sollte auf alle kritischen Lebensmittel verzichtet werden.

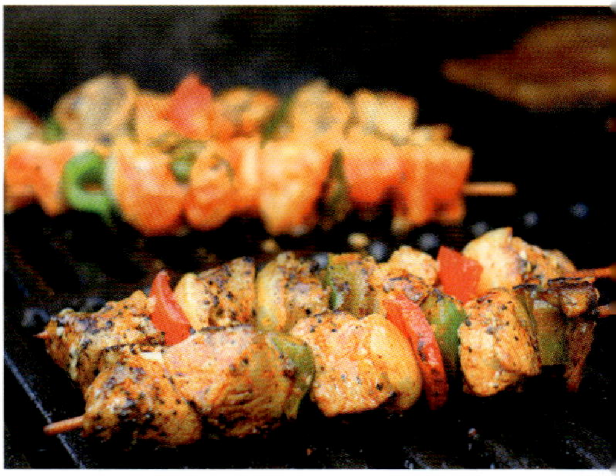

3.4.2 Grillfeste

Auf Grillfesten ist es oft schwierig, jedoch besonders wichtig, die Hygieneregeln einzuhalten. Beim Grillen von Fleisch und Fisch können nicht nur schädliche Stoffe wie polyzyklische aromatische Kohlenwasserstoffe (PAK) entstehen, wenn Fett oder Öl in die Glut tropft. Weniger bekannt ist, dass beim Grillen – neben Würstchen, Fisch und Fleisch – oft hygienisch besonders empfindliche Speisen verwendet werden, wie z. B. Feinkostsalate, Grillsoßen oder eihaltige Desserts. Da solche Lebensmittel aufgrund fehlender Kühlmöglichkeiten oft länger Zeit ungekühlt bleiben, ist zur Vermeidung von Lebensmittelinfektionen und -vergiftungen besondere Vorsicht geboten. Pathogene Keime können sich bei sommerlichen Temperaturen schnell vermehren und Lebensmittelinfektionen verursachen.

Zwar werden beim Grillen bei entsprechend hohen Temperaturen Keime wie Salmonellen abgetötet. Aber durch eine vorhergehende Übertragung von Keimen auf Hände, Essgeräte und Geschirr können andere Speisen kontaminiert werden. Besonders oft zu Lebensmittelerkrankungen führt das Grillen von Geflügelfleisch, welches häufig mit *Campylobacter*-Bakterien belastet ist (▸ Kap. 1.3.1).

Praxistipps

- Grillen Sie grundsätzlich keine Geflügelteile.
- Benutzen Sie verschiedene Grillzangen oder Gabeln, um eine Übertragung von Keimen vom rohen Fleisch oder über Marinaden auf das gegarte Grillgut zu vermeiden. Trennen Sie strikt rohes und gegrilltes Fleisch.
- Verzichten Sie bei Grillfesten auf Mayonnaise und Aioli sowie Rohei enthaltende Desserts (z. B. Weinschaumcreme, Tiramisu).

3.5 Körper- und Händehygiene

Unser Körper ist von diversen, zumeist für den Menschen nützlichen Bakterienarten besiedelt. Sie sind Teil des Körpers und werden in ihrer Gesamtheit als **Normalflora des Menschen** bezeichnet. Abgesehen vom Verdauungstrakt (Mund, Magen, Darm) ist nur das Innere eines gesunden Menschen keimfrei. Bakterien bevorzugen neben Wärme vor allem Feuchtigkeit und finden sich daher reichlich auf Schleimhäuten und in schweißdrüsenreichen Hautpartien wie den Achseln. Auch das Ohrenschmalz im äußeren Gehörgang, Speichel und Stuhl sind reich mit Bakterien besiedelt.

Auf Schleimhäuten und der Haut siedeln sich auch Mikroorganismen an, die Krankheiten hervorrufen können, besonders wenn der Körper abwehrgeschwächt oder durch ärztliche Behandlung belastet ist. Diese opportunistischen Krankheitserreger (▸Kap. 1 3) können bei mangelhafter Körperhygiene leicht auf Lebensmittel übertragen werden. Dies kann durch verschiedene Hygienemaßnahmen in der Küche verhindert werden:

- Es sollte nur im gesunden Zustand und vor allem nicht mit einer Magen-Darm-Infektion gearbeitet werden.
- Husten oder Niesen sollten nicht in die Speisen, sondern beispielsweise in die Armbeuge erfolgen, da die oberen Atemwege von *Staphylococcus aureus* besiedelt sein können.
- Offene Wunden müssen mit wasserdichtem Verband abgedeckt werden, damit keine Eiterbakterien die Lebensmittel kontaminieren.
- Schmuck, künstliche Fingernägel und Armbanduhren sollten abgelegt werden, da sie eine gründliche Händereinigung verhindern und Keimen Möglichkeiten zum Verbleib und zur Vermehrung bieten.
- Die Haare sollten möglichst bedeckt werden, damit keine Haare, die Träger von Keimen sind, ins Essen fallen.
- Benutzen Sie nur saubere Küchenkleidung und wischen Sie sich die Hände zwischendurch nicht an der Hose, der Schürze oder ohne Waschen am Handtuch ab.
- Wechseln Sie Hand- und Trockentücher täglich und waschen Sie diese bei mindestens 60 °C mit einem Vollwaschmittel.

3.5.1 Händehygiene

Die Hand ist der wichtigste Überträger von Bakterien und Viren und damit Hauptverursacher von Lebensmittelinfektionen. Die Händehygiene soll vor der Übertragung von Krankheitserregern schützen, die durch Berührung von kontaminierten Gegenständen auf die Hände gelangen. Keime können außerdem von den Händen aufgenommen werden, wenn belastete Lebensmittel, Kleidung oder andere Körperteile angefasst werden. Auch durch Händeschütteln werden Keime zwischen Personen ausgetauscht.

Verschiedene Maßnahmen dienen der Händehygiene:

- das Vermeiden von Kontakten mit der Hand,
- das Händewaschen,
- die Händedesinfektion,
- das Tragen von Einmalhandschuhen.

Kontakte mit der Hand sind bei allen Gegenständen problematisch, die wie Türklinken und Telefonhörer häufig und von unterschiedlichen Personen berührt werden. Dazu gehören auch Wasserhähne, Griffe von Schränken, dem Kühlschrank und Abfallbehältern, aber auch jedwede Küchenwerkzeuge.

Abfallbehälter sollten über ein Fußpedal zu öffnen und zu schließen sein, um Handkontakt zu vermeiden. Bei Wasserhähnen bieten mit dem Arm bedienbare und berührungslos gesteuerte Armaturen den größtmöglichen Schutz vor Keimübertragungen. Ansonsten kann bei der Küchenarbeit häufig auf nicht notwendige Handkontakte verzichtet werden.

Bei Kontakt mit Geflügelfleisch ist die Benutzung von **Einmalhandschuhen** sinnvoll, die anschließend sofort entsorgt werden müssen. Der Handschuhgebrauch erinnert den Benutzer an die besondere Gefährlichkeit des keimbelasteten Lebensmittels und daran, keine weiteren Gegenstände zu berühren bzw. diese gesondert zu reinigen oder in die Spülmaschine zu stellen.

3.5.2 Händewaschen

Das Händewaschen hat eine große Bedeutung in der Händehygiene, da es besonders häufig eingesetzt wird. Es dient der Verringerung der Zahl der an den Händen anhaftenden Bakterien, die mit dem Wasser abgespült und zum größeren Teil erst beim Abtrocknen in das Handtuch überführt werden. Händewaschen führt allerdings nicht zur völligen Keimfreiheit der Hände. Dies ist auch nicht erwünscht, da die hauteigenen Keime, die für die Hautgesundheit wichtig sind, sich auch in tieferen Hautschichten befinden und selbst eine Desinfektionsmaßnahme überleben. Ziel des Händewaschens ist die Ablösung der durch Berührungen aufgenommen Keime, unter denen sich auch krankheitserregende Bakterien und Viren befinden können.

Das Händewaschen ist im Rahmen der Küchenarbeit zu besonderen Zeitpunkten wichtig:

- vor Arbeitsbeginn und zwischen einzelnen Arbeitsschritten,
- besonders nach der Zubereitung von Fleisch und rohem Obst/Gemüse,
- nach Niesen und dem Benutzen von Papiertaschentüchern,
- nach dem Toilettenbesuch.

Das regelmäßige Waschen der Hände ist auch insofern notwendig, da jeder Mensch unbewusst oft seine Nase und andere Gesichtspartien berührt und dabei Keime an die Hand bekommt. Das Ausbleiben oder das mangelhafte Waschen der Hände nach dem Toilettenbesuch ist zudem eine Hauptursache für die Übertragung pathogener Keime auf Lebensmittel oder auch auf andere Menschen.

Durchführung des Händewaschens. Verwenden Sie eine ausreichende Menge Seife aus einem Seifenspender und waschen Sie die Hände mindesten 30 Sekunden unter fließendem lauwarmen Wasser. Vergessen sie nicht den Handrücken, die Fingerzwischenräume und die Daumen. Die Seife sollte pH-neutral sein, damit der natürliche Säureschutzmantel der Haut nicht angegriffen wird. Anschließend sollten die Hände, auch die Fingerzwischenräume, gründlich mit einem sauberen Handtuch (evtl. aus Papier) abgetrocknet werden.

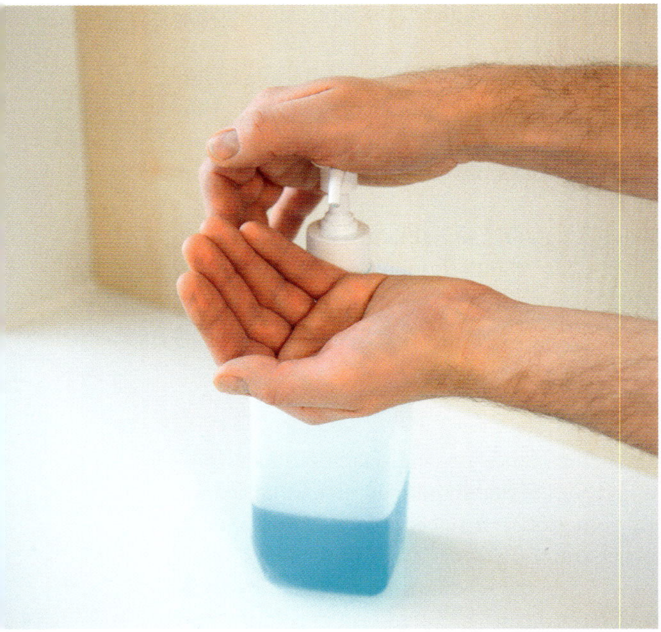

3.5.3 Händedesinfektion

Die Händedesinfektion ist im privaten Bereich nur bei Menschen mit hochgradiger Immunsuppression oder -schwäche notwendig. Sie wird mit geprüften Händedesinfektionsmitteln, die alkoholische Substanzen enthalten, durchgeführt. Hierbei werden die krankheitserregenden Mikroorganismen auf den Händen abgetötet.

Eine richtig durchgeführte Desinfektion ist eine sichere Methode der Infektionsvermeidung. Das Desinfizieren sollte nach Bedarf geschehen, jedoch immer nach der Verarbeitung von rohen tierischen Lebensmitteln und nach dem Besuch der Toilette.

Ethanol oder Isopropanol, die die Grundlagen in nahezu allen gebräuchlichen Händedesinfektionsmitteln bilden, sind für die Haut gut verträglich.

Allerdings führt häufiges Händewaschen oft zu Hautschädigungen, da der Haut dadurch Fette entzogen werden. Die Hände direkt nach dem Waschen zu desinfizieren, ist ungünstig, da in die Haut eingedrungenes Wasser das Desinfektionsmittel verdünnt.

Die Hände zuerst zu desinfizieren und anschließend zu waschen ist mikrobiologisch nicht sinnvoll und auch aus Sicht des Hautschutzes nicht zu empfehlen, da die Hautfette zunächst durch den Alkohol gelöst und danach durch das Wasser fortgespült werden.

Durchführung der hygienischen Händedesinfektion. Die auf dem Desinfektionsspender angegebene Einwirkzeit beträgt eine halbe bis zwei Minuten und muss unbedingt eingehalten werden. Das Händedesinfektionsmittel wird in die hohlen, trockenen Hände gegeben und bis zu den Handgelenken eingerieben. Neben den Handflächen müssen Handrücken, Fingerzwischenräume, Fingerkuppen und Daumen erfasst werden.

Praxistipp

- Nehmen Sie sich für unterwegs Desinfektionsmitteltücher mit und desinfizieren Sie Ihre Hände nach Berührung stark kontaminierter Gegenstände.

4 Mikrobiologisch-hygienische Eigenschaften von Lebensmitteln

Bakterien und Pilze sind gewöhnliche Begleiter der Lebensmittel, denn Mikroorganismen und Menschen sind Nahrungskonkurrenten. Kommt es zum Wachstum der Mikroorganismen und Abbau der Lebensmittelstoffe, tritt Verderb ein. Die Lebensmittel werden für uns unbrauchbar und ungenießbar. Das Einmachen von Lebensmitteln und andere Verfahren dienen schon seit langer Zeit dem Zweck, dies zu verhindern und unsere Nahrungsmittel haltbar zu machen.

4.1 Obst und Gemüse

Ob die Lebensmittel tierischer oder pflanzlicher Herkunft sind, beeinflusst die mikrobiellen Verderbnisprozesse entscheidend. Während Fleisch besonders gut angreifbar für Bakterien ist und bei ungenügender Kühlung schnell in Fäulnis übergehen kann, sind **pflanzliche Lebensmittel** aufgrund der festen Zellwände und rigiden Gewebe der Pflanzen besser vor Mikroben geschützt. Sie sind oft ohne Kühlung längere Zeit haltbar. Zahlreiche Pflanzen enthalten zudem Inhaltsstoffe, die für Mikroorganismen giftig sind und ihre Vermehrung behindern. Gemüse, wie z. B. Knoblauch und Zwiebeln, sowie einige Gewürze sind für ihre antimikrobiellen Eigenschaften bekannt.

Eine große Gefährdung der Gesundheit der Verbraucher stellen zweifelsfrei pathogene Mikroorganismen dar, insbesondere bestimmte Bakterien und Viren (▸Kap. 1.3), die in pflanzlichen Lebensmitteln gefunden werden. Solche Keime können schon auf den Anbaufeldern an Pflanzen und Früchte gelangt sein, wie beispielsweise durch Erde und Staub, die sehr keimreich sind. Krankheitserreger können über Fäkalien enthaltenden Dünger, durch den Kot von Vögeln, die über das Feld fliegen, oder von Feldtieren sowie Haus- und Nutztieren auf Pflanzen gelangen. Wasser, das zur Bewässerung benutzt wird, kann ebenso mit Keimen verunreinigt sein. Schädliche Mikroben können an den Händen der Erntehelfer, an Sammelbehältern, Maschinen und Fahrzeugen sein und auf Obst, Salat und Gemüse übertragen werden. Auch später können Keime bei unhygienischem Vermarkten oder im Haushalt auf die Produkte gelangen.

Bei pflanzlichen Lebensmitteln entsteht außerdem eine Gesundheitsgefährdung, wenn Schimmelpilze giftige Substanzen bilden, sogenannte Mykotoxine.

Wissenswert

Es gibt mehr als 400 bekannte **Mykotoxine**, die von einer Vielzahl von Schimmelpilzen gebildet werden. Besonders gefürchtet sind die stark krebserregenden und leberschädigenden Aflatoxine, die von einigen Arten des Schimmelpilzes *Aspergillus* produziert werden. Andere Mykotoxinbildner gehören der Gattung *Penicillium* an, die den Namen für das bekannte Antibiotikum geliefert hat, das von diesen Pilzen produziert wird. Auch viele der Penicillien bilden giftige Mykotoxine wie Ochratoxin, Patulin und Citrinin. Bei allen verschimmelten Nahrungsmittel muss davon ausgegangen werden, dass sie Mykotoxine enthalten können. Für den Konsumenten sind von Pilzen befallene Pflanzen und Lebensmittel in der Regel dann gefährlich, wenn Mykotoxin bildende Pilzarten sich stark vermehrt und sichtbaren Schimmel gebildet haben.

Das Innere unverletzter Pflanzen ist normalerweise völlig frei von Keimen, sodass die Schädigungen durch die Mikroorganismen von außen beginnen. Auf den Oberflächen von Früchten und Gemüse befindet sich stets eine reiche Mikroflora aus Bakterien und Pilzen, die in ihrer Artenvielfalt auch im dazugehörigen Boden zu finden ist. Pilze erreichen oft in Form von Sporen über den Luftweg die Oberflächen von Pflanzen. Pilzsporen werden von reifen und dann oft sichtbaren Pilzkolonien in hohen Mengen abgesondert.

4.1.1 Frisches Obst

Das Wichtigste in Kürze

- Frisches Obst ist **Rohkost**, da es nicht gekocht oder so stark erhitzt wird, dass Mikroorganismen inaktiviert werden.
- Beim Essen von Obst gelangen die mit dem Obst assoziierten Mikroben in den Körper. Erreichen dabei gesundheitsschädliche Keime in vitaler Form den Darmtrakt, können sie Erkrankungen verursachen.
- Früchte besitzen zumeist einen hohen Wassergehalt sowie einen niedrigen pH-Wert und ermöglichen vor allem Wachstum von Hefen und Schimmelpilzen.

Bei der Reinigung von Lebensmitteln wie Obst werden Mikroorganismen durch **Waschen** mit Trinkwasser entfernt, dies gilt auch für unerwünschte Stoffe wie Schmutz und Staub. Die auf der Oberfläche der Früchte sitzenden Mikroorganismen können dabei in ihrer Anzahl reduziert, aber nicht vollständig eliminiert werden. Neben dem Waschen verringert die **Entfernung der Schale** das Infektionsrisiko deutlich. Beim Schälen z. B. einer Orange können allerdings Keime von der Schale auf die Frucht übertragen werden. Vorheriges Waschen der Frucht kann dieses Risiko minimieren.

Obst kann somit entsprechend seines Infektionsrisikos unterschieden werden:

- Früchte wie Orangen und Bananen, deren Schale entfernt wird, sind nahezu risikofrei.
- Bei relativ harten Früchten wie Äpfeln und Birnen sowie eingeschränkt Pfirsichen, Nektarinen, Pflaumen und Kirschen ist Waschen mit warmem Wasser und anschlie-

ßendes Abreiben eine recht sichere Maßnahme zur Keimentfernung. Auch hier ist das Schälen noch effektiver.

- Hingegen kann bei weichen und kleine Früchten ohne harte Oberfläche wie Himbeeren, Johannisbeeren, Heidelbeeren, Stachelbeeren, Brombeeren und Erdbeeren die Keimbelastung weder durch kaltes noch durch warmes Waschen verringert werden. Diese Früchte sollten nur nach einem Erhitzungsprozess genossen werden.

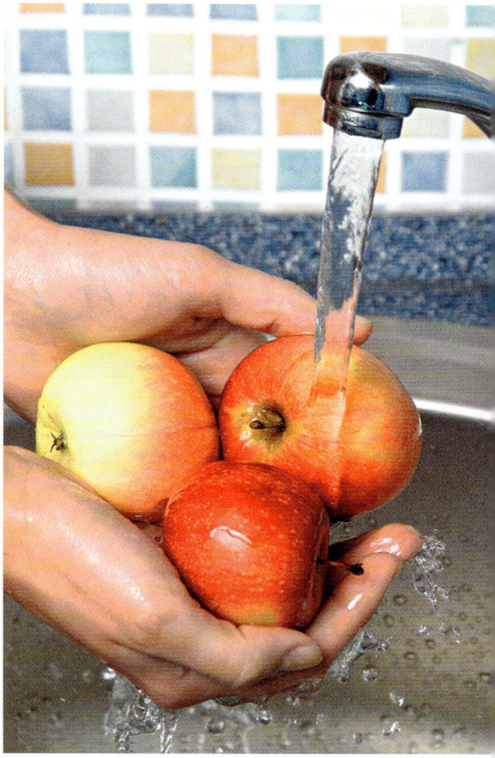

Praxistipps

- Waschen Sie Obst mit Schale immer sehr gründlich unter fließendem Wasser und reiben es anschließend mit einem Tuch trocken.
- Waschen Sie die Produkte kurz vor dem Verzehr. Schälen Sie die Früchte, wenn Sie ganz sichergehen wollen, insbesondere wenn die Schale beschädigt ist.
- Essen Sie keine exotischen Früchte aus südlichen Ländern, die Sie nicht schälen können.

Ist die Schale einer Frucht nicht mehr intakt, können Keime in das Fruchtfleisch gelangt sein.

Verderb und Lagerung

Jeder Privathaushalt in Deutschland kauft im Schnitt 86 kg Obst im Jahr ein. Nur etwa 10 % des Konsums entfallen auf Konserven und unter 1 % auf tiefgefrorene Früchte. Da nur wenige Obstarten frisch längere Zeit gelagert werden können, aber viele Menschen das ganze Jahr über frisches Obst genießen möchten, stellt sich die Frage, wie unbedenklich dies ist.

Nach der Ernte kann es unterschiedlich lange dauern, bis der Verderb einsetzt. Über die Haltbarkeit entscheiden neben dem Reifegrad und der Qualität der Früchte (beschädigtes Obst, Insektenbefall) die Behandlung bei der Ernte (Eimer, Maschinen) und die Lagerung der Früchte (Räume, Temperatur, Klima). Verderb von Obst kann durch verschiedene, oberflächlich anhaftende Bakterien ausgelöst werden. Die oft säurereichen Früchte werden jedoch besonders stark von Schimmelpilzen und Hefen angegriffen, denen ein saures Milieu mehr zusagt als den Bakterien.

Gelagert wird Obst häufig in ganz normalen Kühlhäusern oder in Kühllagern, in denen Gasatmosphäre, Druck und Temperatur kontrolliert werden; man spricht von CA-Lagerung (*Controlled Atmosphere*). Diese verlangsamt die Reifung der Früchte und reduziert ihren Verderb. Sie trägt damit zur Haltbarkeit und Qualität der Früchte bei.

Zur Erhaltung der Frische gibt es eine besondere Verpackungsmöglichkeit, nämlich das sogenannte *Modified Atmosphere Packing* (MAP), das den Stoffwechsel verlangsamt und somit das Obst (oder auch andere Lebensmittel) länger frisch hält. Die Veränderung der Gaszusammensetzung in der gasdichten Verpackung führt gleichzeitig zu einer Einschränkung und Verzögerung des Keimwachstums. Zur Keimreduzierung ist in Deutschland außerdem die oberflächliche Behandlung von Obst mit ultravioletten Strahlen erlaubt; derart behandelte Produkte müssen aber gekennzeichnet werden.

Weitreichende Folgen hat auch die Art der Lagerung zu Hause. Sofern keine kühle Speisekammer oder ein geeigneter Kellerraum zur Verfügung steht, bleibt nur das Obst- und Gemüsefach des Kühlschranks. Gerade im Sommer lässt sich der Verderb durch die Nutzung dieses Fachs beträchtlich hinauszögern.

Praxistipp

- Öffnen Sie bei der Lagerung im Kühlschrank die Handelsverpackungen, um die das Keimwachstum begünstigende Bildung von Kondenswasser zu vermeiden.

Werden Äpfel beispielsweise neben unreife Bananen gelegt, führt dies zu einer beschleunigten Reifung, da Früchte wie Äpfel das flüchtige Wachstumshormon Ethylen ausscheiden. Auch Pfirsiche, Nektarinen und Aprikosen haben diesen natürlichen Reifebeschleuniger, sodass eine getrennte Lagerung zu anderen Obst- oder Gemüsesorten ratsam ist.

Obst und Schimmelpilze

Schon bei der Befruchtung der Obstbäume kann es zu einer Übertragung von Pilzen kommen. Diese greifen dann bei der Lagerung das Kerngehäuse an, sodass beispielsweise der Apfel im Gehäuse braun wird. Auch später können Schimmelpilze über ihre Sporen Obst besiedeln, besonders wenn es geschädigt ist, also z. B. Risse oder Verletzungen aufweist. Um einen Schimmelbefall vorzubeugen und Obst lagerfähiger zu machen, wird es im konventionellem Anbau daher noch vor der Ernte mit chemischen Antipilzmitteln und nach der Ernte oberflächlich behandelt. Dann wird das Obst z. B. als „gewachst“ gekennzeichnet.

Deutet im Kerngehäuse ein weißer, pelziger Belag auf Schimmelpilzwachstum hin, oder ist das Fruchtfleisch befallen, sollten Äpfel und andere Früchte nicht mehr verzehrt werden. Bei einem einmaligen Verzehr eines verschimmelten Obststückes ist noch nicht mit gesundheitlichen Folgen zu rechnen. Gefährlich ist die wiederholte, dauerhafte Belastung mit Schimmelpilztoxinen.

Praxistipps

- Werfen Sie verschimmelte Früchte und Obst mit braunen Stellen sofort weg, da die Pilze auf andere Lebensmittel überspringen können.
- Früchte wie Äpfel sollten Sie vor dem Essen vierteln, um das Kerngehäuse zu entfernen. Dabei können Sie Schimmelbildung erkennen und die Frucht entsorgen.

Aufgeschnittene Früchte

Die Schale bzw. Haut von Früchten wie Beeren und Trauben stellt für die oberflächlich vorhandenen Mikroorganismen die wichtigste Barriere dar, die einen Eintritt ins Innere verhindert. Werden Früchte aufgeschnitten, können Bakterien von der Schale in das Fruchtfleisch gelangen. Das Fruchtinnere bietet vor allem aufgrund des reichen Vorkommens von Wasser und Zucker ideale Bedingungen für das Bakterienwachstum.

Krankheitserreger können außerdem über unreine Hände oder Küchengeräte (Messer, Bretter) auf das Fruchtfleisch gelangen.

Beim Verzehr von Melonen sollte unbedingt auf die allgemeinen Hygieneregeln (▸Kap. 3) geachtet werden, um das Risiko einer Lebensmittelinfektion zu verringern. Melonen haben vielfach Krankheitsausbrüche ausgelöst. Insbesondere Melonen mit rauer Schale wie die Sorte *Cantaloupe* (Netzmelonen) können gefährliche Keime enthalten, die aufgrund der Oberflächenstruktur der Früchte nicht abgewaschen werden können.

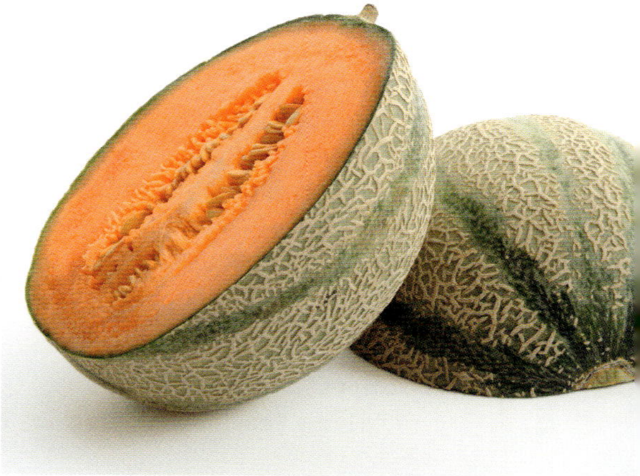

Praxistipps

- Beim Auf- und Kleinschneiden waschen Sie zuerst die Früchte und Ihre Hände und arbeiten Sie mit sauberen Messern und Schneidbrettern.
- Decken Sie Schalen mit geschnittenem Obst oder Fruchtsalate ab und stellen Sie sie in den Kühlschrank, wenn sie nicht sofort verzehrt werden.
- Entsorgen Sie aufgeschnittenes Obst, das mehrere Stunden ungekühlt aufbewahrt wurde.
- Verzehren Sie selbst aufgeschnittene Melonen zügig, ansonsten bewahren Sie sie nur kurze Zeit im Kühlschrank auf.

Vorgeschnittenes Obst aus dem Kühlregal

Im Handel werden vorgeschnittene Früchte – oft einzeln wie Melonenstücke oder Mischungen – in Kühltheken angeboten und als verzehrfertiges Produkt verkauft. Das Aufschneiden und Verpacken der Früchte erfolgt oft direkt im Einzelhandelsgeschäft, eventuell unter nicht kontrollierten Hygienebedingungen. Durch die Kühlung wird das Wachstum von Bakterien verzögert, die durch das Schneiden von der Oberfläche in das Fruchtfleisch eindringen. Gelangen dabei krankmachende Bakterien auf das säurearme Fruchtfleisch, können sie sich bei ungenügender oder zu langer Kühlung vermehren und somit zu einer ernstzunehmenden Gesundheitsgefahr werden.

Praxistipp

- Vermeiden Sie grundsätzlich den Kauf und Genuss von vorgeschnittenen verzehrfertigen Früchten.

Erdbeeren und Weintrauben

Erdbeeren und Weintrauben werden leicht von dem Erreger der Grauschimmelfäule *Botrytis cinerea* befallen und verderben dadurch sehr schnell. Entsprechend wird mit Antipilzmitteln (Fungiziden) versucht, diesen Befall zu verhindern. *Botrytis cinerea* kann mehr als 200 Pflanzenarten befallen. Die Übertragung der Sporen kann durch den Wind oder durch Kontakt mit bereits belasteten Pflanzen erfolgen.

Wissenswert

Im **Weinbau** kann sich das Auftreten des Schimmelpilzes *Botrytis cinerea* auch positiv auswirken. Wenn sich die Pilze erst bei trockenem Herbstwetter auf den schon ausgereiften Trauben entwickeln, schrumpfen die Weinbeeren rosinenartig ein. Die Beeren haben aufgrund des Wasserverlusts einen noch höheren Zuckergehalt und aus ihnen kann die sogenannte Trockenbeerenauslese gewonnen werden.

Praxistipps

- Wählen Sie Erdbeeren sorgfältig aus, waschen Sie sie gründlich ab und verarbeiten Sie sie z. B. zu Konfitüre.
- Bevorzugen Sie Weintrauben aus deutschem Anbau. Sie können nur saisonal angeboten werden und sind u. a. deshalb deutlich weniger mit Pestiziden belastet. Im Zweifelsfall sollten sie generell gemieden werden.

Grapefruit und Medikamente

Aufgrund der in der Grapefruit, Pampelmuse, Pomelo und Pomeranze (Bitter- oder Sevillaorange) enthaltenen Bitterstoffe sollte bei gleichzeitiger Einnahme von bestimmten Medikamenten der Genuss dieser Früchte oder der Säfte vermieden werden. Diese Pflanzenstoffe können die Wirkung mehrerer Medikamente stark beeinflussen. Sie blockieren in der Leber die Enzyme, die für den Abbau vieler Medikamente wichtig sind, sodass die Menge des Wirkstoffs im Körper beträchtlich höher als erwünscht ist (Smollich u. Podlogar 2016).

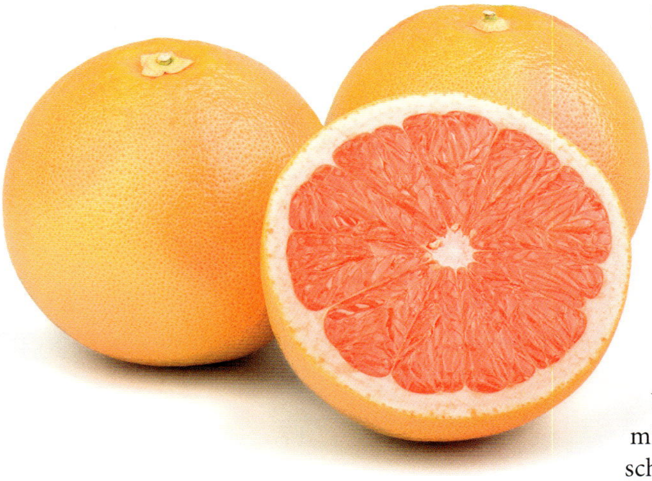

Derzeit sind 85 Medikamente bekannt, die eine Wechselwirkung mit Grapefruit zeigen und zum Teil schwere Nebenwirkungen hervorrufen. Auch Alkohol verstärkt die Wirkung vieler Medikamente, die in der Leber abgebaut werden. Alkohol und Grapefruit können in Kombination die Wirkungen einiger Medikamente teilweise lebensgefährlich verstärken.

Praxistipp

- Informieren Sie sich über den Beipackzettel, ob Grapefruit mit Ihren Medikamenten gefährliche Wechselwirkungen eingeht.

4.1.2 Verarbeitetes Obst

Das Wichtigste in Kürze

- Die Wärmebehandlung bei der Herstellung von Obstkonserven führt dazu, dass die am Obst anhaftenden Keime zumeist vollständig inaktiviert werden.
- Bei tiefgefrorenem Obst und bei Trockenobst ist lediglich die Keimvermehrung gehemmt, sodass krankheitserregende Bakterien und Viren überleben und sich z. B. nach dem Auftauen vermehren können.

Bevor das geerntete Obst verarbeitet wird, wird es entsprechend geputzt und gereinigt. Je nach Obstsorte folgt dann das Blanchieren – eine kurzfristige Behandlung mit heißem Wasser bzw. Wasserdampf – mit dem Ziel, Enzyme zu deaktivieren und unerwünschte Produktveränderungen zu verhindern. Beim Blanchieren wird auch ein Großteil der vorhandenen Mikroorganismen abgetötet. Das Einlegen in Zitronensäure E330 oder in eine Kochsalzlösung bzw. Zuckern der Früchte sowie die Zugabe von Ascorbinsäure (E300) sind weitere Möglichkeiten der Stabilisierung. Auch ein Verfärben der Früchte soll damit verhindert werden.

Obstkonserven

Das einwandfreie und gezuckerte Obst erfährt in den Dosen nach dem Verschließen eine Wärmebehandlung, also eine Sterilisation oder Pasteurisation (▸ Kap. 1.4). Dadurch wird es vollständig oder weitgehend keimfrei gemacht. Vorab wird die Luft komplett aus den Dosen entfernt.

Praxistipps

- Nehmen Sie nur einwandfreie, nicht verbeulte oder verrostete Dosen.
- Gießen Sie Reste in andere, gut verschließbare Gefäße um und verbrauchen Sie sie, gekühlt gelagert, innerhalb von zwei Tagen.

Tiefgefrorenes Obst

Durch das Tiefgefrieren wird Wasser ausgefroren und für Keime unbrauchbar. Mikroorganismen benötigen jedoch für ihr Wachstum flüssiges Wasser. Auch die pflanzlichen Enzyme im Obst sind bei Tiefkühltemperaturen inaktiv. Ein Verderben ist somit weder durch Mikroben noch über Enzyme möglich. Bakterien, Schimmelpilze und Hefen werden zwar auf diese Weise in ihrem Wachstum gehemmt, aber nicht vollständig inaktiviert. Die Keime können in großer Zahl die tiefen Temperaturen überleben und nach dem Auftauen und bei ungenügender Kühlung sich vermehren.

Auf tiefgefrorenen Beeren können Noroviren vorkommen. An verschiedenen Stellen der Produktion können die Beeren mit den Viren in Kontakt kommen, beispielsweise bei der Bewässerung oder Düngung.

Wissenswert

Mit **Noroviren** verunreinigte tiefgefrorene Erdbeeren und Himbeeren haben in den letzten Jahren zu zahlreichen Lebensmittelinfektionen geführt. Im Jahr 2012 kam es in verschiedenen Schulen und Kinderbetreuungseinrichtungen Ostdeutschlands mit insgesamt 11000 Betroffenen zum bisher größten bekannten lebensmittelbedingten Ausbruch von Magen-Darm-Infektionen in Deutschland. Spätere Untersuchungen des betroffenen Cateringunternehmens führten zu dem Schluss, dass die Erreger durch eine Charge roher Tiefkühlerdbeeren übertragen wurden und dass Noroviren die Ursache der Erkrankungen waren. Offensichtlich wurden immer dann Erkrankungen ausgelöst, wenn nicht oder nur kurzzeitig erhitzte Speisen mit Erdbeeren ausgegeben wurden.

Tiefgefrorenes Obst hält sich 12–24 Monate. Auch beim Obst ist auf die Einhaltung der Kühlkette zu achten. Ein Antauen begünstigt die Vermehrung der vorhandenen Mikroorganismen. Die Verpackung sollte intakt sein, denn sie schützt die Früchte vor Verschmutzung und Kontakt mit Keimen.

Praxistipps

- Tauen Sie Obst auf, indem Sie es direkt erhitzen oder langsam und abgedeckt im Kühlschrank stehen lassen.
- Tiefgefrorene Beeren, besonders Erd- und Himbeeren, sollten bei der Speisenzubereitung immer gründlich erhitzt werden. Geben Sie beispielsweise die noch tief gefrorenen Erdbeeren in kochende Flüssigkeit und lassen Sie diese mindestens fünf Minuten weiterkochen.

Trockenobst

Trockenfrüchte wie Rosinen, Korinthen und Backobst haben heute, auch als Bestandteil von Produkten wie „Studentenfutter", einen festen Platz in den Regalen der Supermärkte. Dabei ist das Trocknen von Obst eine sehr alte traditionelle Methode der Konservierung. Sie schützt die Obstprodukte durch Wasserentzug vor dem Verderben, da sich ohne frei verfügbares Wasser weder verderbauslösende noch krankheitserregende Mikroorganismen vermehren können. Das Trocknen tötet die Mikroorganismen allerdings nicht ab, es hemmt nur ihr Wachstum.

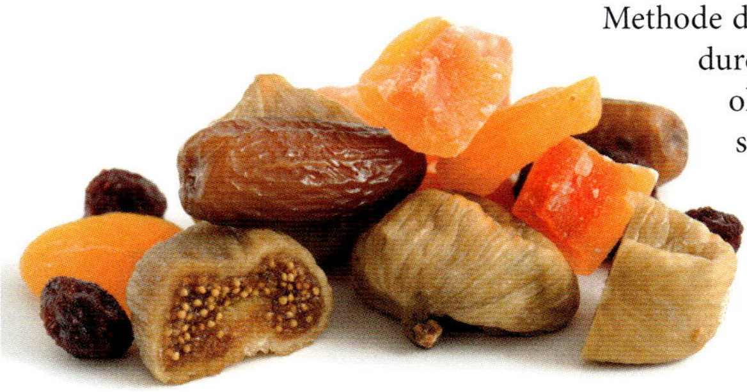

Schwefeldioxid (E220) oder Sorbinsäure (E200) dürfen zur Konservierung und zum Farberhalt dazugegeben werden.

Praxistipp

- Essen Sie Trockenobst nur nach gründlicher Erhitzung oder Einarbeitung in erhitzte Produkte, wie z. B. Brot, Kuchen oder Schokolade.

Je schonender die Trocknung verläuft, desto mehr Keime überleben diesen Vorgang. Die einfachsten Trocknungsverfahren nutzen Luft und Sonne aus, was auch für Aprikosen, Weintrauben, Datteln und Feigen genutzt wird. Bei der Trocknung auf offenen Flächen ist der Kontakt mit Salmonellen und anderen Keimen möglich, die beispielsweise durch Wildvögel oder Insekten übertragen werden.

4.1.3 Frisches Gemüse

Das Wichtigste in Kürze

- Rohes Gemüse kann Überträger von gesundheitsschädigenden Keimen sein.
- Gründliches Waschen kann die Keimbelastung reduzieren.

Das Wort Gemüse leitet sich von Mus ab. Noch im Mittelalter haben unsere Vorfahren Rüben, Wurzeln und Knollen so lange gekocht, bis sie Mus waren und erst dann gegessen. Durch das lange Kochen wurden neben giftigen Inhaltsstoffen sämtliche Bakterien und Schimmelpilze inaktiviert. Roh verzehrtes Gemüse, also **Rohkost**, ist insofern wertvoller als gekochtes, weil wichtige Nährstoffe und Vitamine erhalten bleiben. Allerdings werden in pflanzlichen Lebensmitteln pathogene Bakterien wie Salmonellen, Listerien und EHEC-Bakterien durchaus häufig nachgewiesen. Die Anzahl der dokumentierten Ausbrüche von Lebensmittelinfektionen, die durch den Konsum von rohem Gemüse ausgelöst wurden, hat deutlich zugenommen (Beuchat 2002).

Aus botanischen Gründen, vor allem aufgrund der genutzten Pflanzenteile, kann Gemüse unterteilt werden in:

- Wurzel- und Knollengemüse wie Möhren, Rüben, Radieschen und Kartoffeln,
- Zwiebelgemüse wie Zwiebeln, Lauch und Knoblauch,
- Blatt- und Stängelgemüse wie die verschiedenen Salatarten, Spinat, Spargel und Rhabarber,
- Blütengemüse wie Blumenkohl und Brokkoli,
- Kohlgemüse wie Rotkohl und Kohlrabi,
- Fruchtgemüse wie Tomaten, Gurken, Zucchini, Auberginen und Kürbis,
- Sprossengemüse wie Sojabohnensprossen,
- Hülsenfrüchte wie Erbsen, Linsen und Bohnen,
- Speisepilze wie Pfifferlinge und Champignons,
- Küchenkräuter (▸ Kap. 4.1.5).

Während Wurzel- und Knollengemüse meist ziemlich lange lagerfähig ist, treten bei anderen Gemüsesorten recht schnelle Verderbprozesse auf. Sie werden deshalb oft in verarbeiteter Form angeboten, in der sie länger lagerfähig sind (▸ Kap. 4.1.4).

Bakterien und Pilze sind – ähnlich wie bei Obst – ein natürlicher Bestandteil der Oberflächenflora von Gemüse. Gerade bei bodennah gewachsenem Gemüse ist der Keimgehalt sehr hoch. Insbesondere Wurzel- und Knollengemüse sind oft mit Erde verschmutzt. Neben dem Kontakt mit der Erde können Düngungen mit Fäkalien oder das Waschen mit fäkalbelastetem Wasser ebenfalls zu Kontaminationen mit Krankheitserregern beitragen.

Wissenswert

Bei den Keimen, die sowohl auf den Pflanzen als auch in der **Erde** vorkommen, handelt es sich zum einen um Verderbniserreger wie Bakterien, Hefen oder Schimmelpilzen. Aber auch Lebensmittelvergifter wie z. B. mykotoxinbildende Pilze oder bakterielle Sporenbildner (*Clostridium botulinum, Clostridium perfringens, Bacilleus cereus*) sind Teil der normalen **Erdflora**. Die Erde kann bis zu 1 Milliarde Keime je Gramm enthalten.

Häufig sind auf Gemüse auch opportunistische Keime anzutreffen, wie z. B. *Pseudomonas aeruginosa*. Der Keim kann bei immungeschwächten Menschen zu schweren Infektionen führen und auch Bakteriämien verursachen. Gegen viele Desinfektionsmittel und Antibiotika ist *Pseudomonas aeruginosa* resistent. Er lässt sich durch Pasteurisation abtöten. *Serratia marcescens* ist ein weiteres Bakterium, das sich im Erdboden, jedoch auch im Darm des Menschen befinden kann. Bei Aufnahme durch immungeschwächte Menschen kann das Enterobakterium opportunistisch pathogen werden und eine Infektion auslösen. Durch Pasteurisation wird der Keim ebenfalls abgetötet.

Aufgrund der hohen Keimbelastung ist es wichtig, die auf der Oberfläche vorhandenen Mikroorganismen durch Waschen oder Schälen zu entfernen bzw. durch kurzes Garen abzutöten. Besonders bei roh verzehrtem Fruchtgemüse wie Paprika, Gurken und Zucchini kann das Waschen besser durch Schälen ersetzt werden. Bei Blatt- und Kohlgemüse sind die äußeren Blätter stark verunreinigt und mit Keimen belastet. Sie enthalten auch häufig Sporen von *Bacillus*- und *Clostridium*-Arten und sollten am besten entfernt werden.

Praxistipps

- Geben Sie auf die Frische des Gemüses acht, die ein Zeichen für das Alter und die Qualität der Produkte ist. Achten Sie bei abgepacktem Gemüse auch immer auf die Verpackung, die unbeschädigt und trocken sein sollte.
- Waschen Sie das Gemüse gründlich, bevor Sie es verarbeiten wollen. Sollten Sie das Gemüse roh verzehren wollen, sollte es nach dem Waschen ggf. besser geschält werden (Paprika, Gurke, Tomate, etc.).
- Weiche Stellen, die z. B. bei Paprika oder an den Enden von Gurken vorkommen, schneiden Sie bitte nicht nur grob heraus – werfen Sie das Gemüse komplett weg.

Verderb, Verarbeitung und Lagerung

Gemüse hat – bis auf Tomaten – einen relativ hohen pH-Wert. Deshalb spielen vor allem Bakterien beim Verderb von Gemüse eine große Rolle, während Obst meist einen niedrigen pH-Wert hat und vornehmlich von Pilzen besiedelt wird.

Ist das Gemüse an der Oberfläche verletzt, verdirbt es schneller, weil die Bakterien und Pilze leichter eindringen können. Feuchtigkeit und höhere Temperaturen begünstigen das Wachstum zusätzlich. Für unser Auge wird das erst in einem fortgeschrittenen Stadium sichtbar, z. B. durch Verfärbungen, Beläge, einen Pilzrasen oder auch durch fühlbares Weichwerden.

Nach der Ernte atmet Gemüse weiter, verbraucht Sauerstoff und gibt neben Kohlendioxid, Ethylen und Wärme auch Wasser durch Transpiration ab. Ethylen (bzw. Ethen) ist ein gasförmiges Pflanzenhormon, das die Pflanzenreifung auslöst bzw. beschleunigt.

Da Gemüse nach der Ernte weiterlebt, ist es entsprechend empfindlich und verdirbt schnell. Es sind geeignete Maßnahmen notwendig, die es länger haltbar und damit genießbar machen. Um die Keimbelastung zu reduzieren, werden daher viele Gemüsesorten direkt nach der Ernte gewaschen und bei niedrigen Temperaturen und unter erhöhten Kohlendioxidkonzentrationen gelagert (CA-Lagerung, ▸Kap. 4.1.1).

Um Gemüse heutzutage das ganze Jahr über in großer Vielzahl und Qualität anbieten zu können, ist ein großer Aufwand bei Anbau, Transport und Lagerung erforderlich. Für alle Gemüsesorten ist die Einhaltung der Kühlkette nach der Ernte wichtig. Viele Gemüsesorten, wie z. B. Salat oder Kohl, werden grob von anhaftender Erde befreit und direkt bei der Ernte in Kisten verpackt. Wurzelgemüse, wie z. B. Möhren oder Radieschen, können gründlicher gewaschen werden.

Tomaten und Paprika wachsen in Treibhäusern teilweise auf Steinwolle, die mit einer Nährlösung getränkt ist. Die Steinwolle ist wiederverwertbar und hat außerdem den Vorteil, nicht mit Bakterien und Pilzen aus dem Erdreich belastet zu sein. Tomaten und Paprika werden mit einer trockenen Bürste nur vorsichtig gereinigt. Abgepackt in Folien und Kartons ist das Gemüse vor dem Austrocknen geschützt und bleibt länger frisch. Zusätzlich schützt das Verpacken vor Belastungen bei Transport und Lagerung. Ein direkter Kontakt mit dem Gemüse durch die Hände – z. B. von Kunden (befühlen und wieder weglegen) oder Ungeziefer – wird verhindert. Von Nachteil ist die Kunststoffverpackung, wenn eingepacktes Gemüse schwitzt. Das ist immer ein Nachweis für starke Temperaturschwankungen und kann Keimen gute Wachstumsbedingungen bieten.

4

Blattsalate

Das Risiko, in Deutschland nach Verzehr von frischem Blattgemüse an einer Lebensmittelinfektion zu erkranken, wird als gering, aber nicht als vernachlässigbar eingeschätzt. Dabei geht sicherlich von den Salatsorten ein unterschiedliches Risiko aus, vor allem da sie auf dem Feld aufgrund ihres offenen oder geschlossenen Wuchses verschieden stark mit Erregern in Berührung kommen.

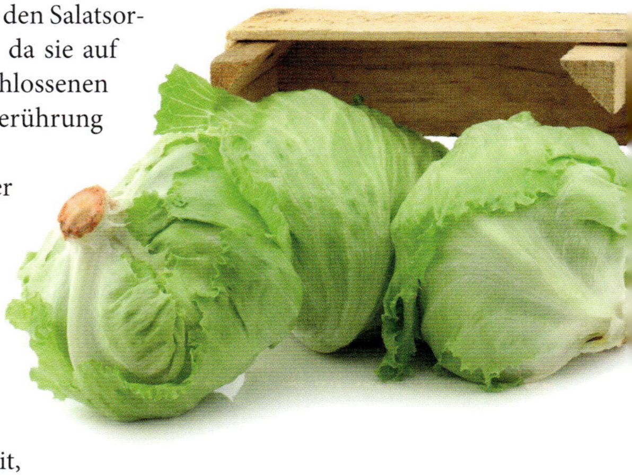

Salate wie Feldsalat und Rucola-Salat, aber auch Spinat, können durch das bodennahe Wachstum mit Erdkeimen belastet werden, die auch durch Spritzwasser auf den Salat gelangen. Bei einem Eisbergsalat hingegen sind die Blätter wesentlich enger anliegend gewachsen als z. B. bei einem Kopfsalat. Entsprechend kleiner ist die freiliegende Oberfläche des Eisbergsalates und damit die Möglichkeit, kontaminiert zu werden.

Vorgeschnittene Mischsalate, abgepackt in Folienbeutel, sind sehr anfällig für eine Belastung mit Keimen (Bundesinstitut für Risikobewertung, Stellungnahme Nr. 017/2011 2011). Bevor diese Salate abgepackt werden, werden sie geputzt, gewaschen und geschnitten. Durch die Schnittflächen entsteht eine größere Oberfläche, die zusammen mit dem austretenden Zellsaft Keimen einen guten Nährboden bietet. Hier können auch pathogene Keime wie Salmonellen optimal wachsen (Koukkidis et al. 2017). Zusätzlich werden die natürlichen Schutzmechanismen der Pflanze durch das Zerkleinern ausgeschaltet. Diese Faktoren führen zu einem rasanten Bakterienwachstum, wenn die Kühlkette nicht eingehalten wird.

Für die Produzenten gelten strenge Auflagen, die bei Nichteinhaltung zu der Aufnahme von krankmachenden Keimen, wie z. B. Salmonellen, führen können. Die Salate werden unter Schutzatmosphäre verpackt und können dennoch während des Transports und der Lagerung im Handel wachsende Keimzahlen aufweisen. Während der Lagerung wird der Sauerstoff in dem Beutel verbraucht (veratmet) und es reichert sich Kohlendioxid an. Aufgeblähte Beutel können verdorben sein; der Inhalt sollte nicht mehr verzehrt werden. Es dominieren anaerobe und fakultativ anaerobe Bakterien (Enterobacteriaceen, Milchsäurebakterien).

Praxistipps

- Meiden Sie bei Vorliegen einer Immunsuppression generell den Verzehr von Blatt- und Rohkostsalaten.
- Bei Blattsalaten können Sie durch gründliches Waschen und Trocknen sowie durch Anmachen mit essigsauren Dressings die Keimmenge reduzieren.
- Meiden Sie grundsätzlich vorgeschnittene, in Folie abgepackte Salate!

Sollte entgegen der Richtlinien ein fäkalhaltiger Dünger verwendet worden sein, sind Blattsalate häufig mit pathogenen Keimen, wie z. B. Salmonellen oder Listerien, kontaminiert. Auch ist eine vermehrte mikrobielle Bildung von Nitrit möglich. Eine möglichst niedrige Keimbelastung kann nur durch eine lückenlos eingehaltene Kühlkette erreicht, aber trotzdem nicht gewährleistet werden.

Sprossen

Sprossen, die oft auch Keimlinge genannt werden, sind auskeimende und sich zu Jungpflanzen entwickelnde Samen von Pflanzen, wie Bockshornklee, Kichererbsen, Mungo- und Sojabohnen. Das Ziehen von Sprossen wie Kresse, Rettich, Radieschen und Alfalfa ist leicht, birgt jedoch große Risiken, da es leicht zur massiven Vermehrung von Bakterien und Schimmelpilzen kommen kann (Bundesinstitut für Risikobewertung, Stellungnahme Nr. 017/2011 2011). Dies liegt daran, dass Bakterien häufig schon mit dem Saatgut eingetragen werden und eine Vermehrung während der Sprossung nicht zu verhindern ist. Denn die notwendigen Bedingungen für die Züchtung wie Wärme und Feuchtigkeit stellen auch optimale Wachstumsbedingungen für Bakterien und Schimmelpilze dar.

Die Keimzahlen können durch ein gründliches Abspülen mehrmals am Tag verringert werden. Waschen reduziert jedoch nur die Keimbelastung auf der Sprossenoberfläche. Es gibt wissenschaftliche Hinweise, dass Salmonellen und *Escherichia coli* auch im Pflanzeninneren der Sprossen enthalten sein können.

Praxistipp

- Essen Sie Sprossen nur nach ausreichender Erhitzung.

Einer der größten lebensmittelbedingten EHEC-Ausbrüche mit insgesamt 11000 Erkrankungsfällen wurde in Japan über den Verzehr von Rettichsprossen ausgelöst. Im Jahr 2011 gab es in Norddeutschland einen großen, durch EHEC-Bakterien verursachten und durch kontaminierte Sprossen hervorgerufenen Krankheitsausbruch mit insgesamt 4000 Erkrankten und 53 Toten. Die Sprossen stammten höchstwahrscheinlich aus einem Bio-Betrieb. Sprossen und Keimlinge aus biologischem Anbau weisen allgemein eine starke Keimbelastung auf, was auf die Verwendung von Fäkalien als Dünger wie z. B. Gülle zurückgeführt werden kann.

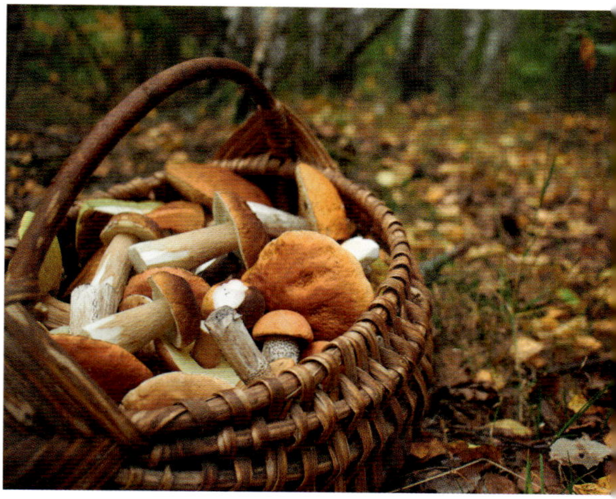

Pilze

Pilze verderben nach der Ernte sehr schnell und müssen daher sofort vermarktet bzw. verarbeitet werden. Verantwortlich dafür ist ihr druckempfindliches Fleisch und ihr hoher Wassergehalt. Pilze, die weiterverarbeitet werden sollen, sollten sauber, unbeschädigt und natürlich auch ohne Würmer sein. Gut erkennbar sind frische Pilze an ihren geschlossenen Hüten und ihrem prallen Fleisch.

Da Wildpilze mit dem Fuchsbandwurm belastet sein können, sollten Sie diese bei mindestens 70 °C für mindestens zwei Minuten, besser länger, erhitzen.

4

Praxistipps

- Lagern Sie die Pilze im Gemüsefach Ihres Kühlschranks und öffnen Sie die Verpackung.
- Wenn Sie Pilzgerichte schnell abkühlen lassen und kühl stellen, können Sie Reste davon am nächsten Tag wieder aufwärmen.
- Klären Sie mit Ihrem Arzt, ob Sie im Wald gesammelte Pilze essen dürfen.

4.1.4 Gemüseerzeugnisse

Industriell verarbeitetes Gemüse wird vor der Verarbeitung blanchiert, um es in einen möglichst langen erntefrischen Zustand zu bringen und den Keimgehalt zu reduzieren. Das Blanchieren führt zur Inaktivierung von Enzymen, die die Haltbarkeit beeinflussen können. Im Gewebe eingeschlossene Luft wird zusätzlich eliminiert.

Das Wichtigste in Kürze

- Mit verschiedenen Verarbeitungsmethoden, durch die die Produkte im Keimgehalt reduziert bzw. das Keimwachstum unterbunden wird, kann Gemüse haltbar gemacht werden.

Tiefgefrorenes Gemüse

Gemüse wird zuerst kurz blanchiert und nur kurze Zeit später eingefroren. Es wird bei –40 °C schockgefrostet und anschließend bei –18 bis –20 °C gelagert. Der Stoffwechsel der Zellen wird dadurch unterbunden, das Gemüse behält seinen hohen Nährstoff- und Vitamingehalt. Auch der Stoffwechsel von Mikroorganismen wird eingestellt, sie bleiben jedoch in der Regel lebensfähig. Da tiefgefrorenes Gemüse aber nur nach ausreichender Erhitzung Verwendung findet, sind die Mikroorganismen als unbedenklich einzustufen.

Für viele Gemüsearten wird eine Lagerfähigkeit von ca. acht Monaten angegeben. Ein Antauen begünstigt das Wachstum von Keimen und verringert die Lagerfähigkeit.

Praxistipps

- Auch bei tiefgefrorenem Gemüse ist auf die Einhaltung der Kühlkette zu achten.
- Verzehren Sie tiefgefrorenes Gemüse nie roh, sondern nur nach ausreichender Erhitzung.

Gemüsekonserven

Gemüsekonserven und -gläser, die im Supermarkt ungekühlt stehen, sind durch Wärmebehandlung haltbar gemachte Dauerwaren und eignen sich für die anspruchslose Vorratshaltung. Bei Sauerkraut kommt es vor, dass es nicht in Konserven, sondern in Beuteln aus Aluminiumfolie angeboten wird.

Bei der Herstellung wird das einwandfreie, gewaschene, geputzte und geschälte Gemüse blanchiert und in Weißblechdosen oder Gläser gefüllt. Je nach Sorte wird Zucker, Zitronensäure und meistens eine 1- bis 2 %ige Salzlösung (Natriumchlorid) dazugegeben. Verschlossen werden die Gefäße dann, je nach pH-Wert des Gemüses, pasteurisiert oder sterilisiert.

Praxistipps

- Achten Sie im Supermarkt darauf, dass Gemüsekonserven in einem einwandfreien Zustand sind, also keine Beulen haben und nicht aufgebläht sind.
- Achten Sie darauf, dass Konservengläser beim Öffnen knacken bzw. die Dosen beim Öffnen keine knallenden Geräusche machen.

Bei **Sauerkonserven** mit einem pH-Wert unter 4,5 können sich pathogene Keime nicht vermehren. Der Wert ist auch zur Unterdrückung des Wachstums von *Clostridium botulinum* ausreichend, sodass dann eine Pasteurisierung ausreicht. In Gemüsekonserven, die in extrem seltenen Fällen nicht richtig sterilisiert werden, kann *Clostridium botulinum* auftreten und eine zuweilen tödliche Lebensmittelvergiftung hervorrufen. Ein wichtiger Verdachtsgrund bei solchen Konserven ist eine Bombage, die Wölbung der Konservendeckel nach außen aufgrund Gasbildung der Keime und der Entstehung eines Innendrucks.

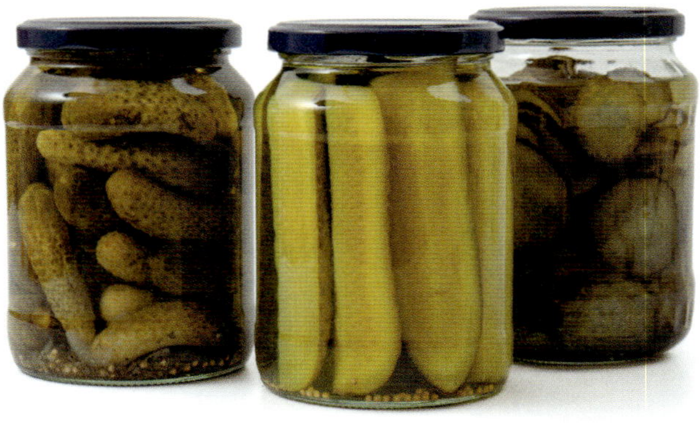

Trockengemüse

Das Trocknen von Lebensmitteln verhindert Verderbnisreaktionen und dient folglich der Haltbarkeit. Trockengemüse enthält nur noch ein Zehntel seines Ausgangswertes an Wasser und liegt damit unter dem für das Wachstum von Bakterien notwendigen Feuchtigkeitsgehalt. Bei der industriellen Trocknung wird das Gemüse vorab für ein paar Minuten blanchiert oder gedämpft. In flüssiger oder pastenartiger Konsistenz wird das Gemüse bei 55–60 °C schonend getrocknet. Konservierend darf Schwefeldioxid zugegeben werden, das auch für eine Aroma- und Farberhaltung sorgt.

Praxistipps

- Instant-Gemüseprodukte, wie z. B. Kartoffelpüree oder Tomatensuppe, können Sie bedenkenlos einsetzen.
- Da die Produkte nicht feucht werden dürfen, sollten Sie beim Kauf auf unversehrte Verpackungen achten.

Sauergemüse

Sauergemüse ist Gemüse, das als Gärungsgemüse biologisch durch eine Milchsäuregärung oder als Essiggemüse durch Zugabe von Essig länger haltbar gemacht wird. In beiden Fällen sorgt eine Erniedrigung des pH-Wertes dafür, dass sich pathogene Keime nicht mehr vermehren können und in der Regel absterben.

Für die Herstellung von sauer vergorenem Gemüse werden natürlich vorkommende Milchsäurebakterien genutzt, die auf Gemüse regelmäßig in geringer Konzentration vorhanden sind. Ihr Wachstum wird unter Luftausschluss durch eine Salzzugabe unterstützt. Das Gären findet bei 18–20 °C statt und dauert mehrere Wochen. Die Produktion milchsauer vergorener Produkte (Salzgurken, saure Bohnen etc.) verläuft ähnlich wie die Sauerkrautherstellung.

Sauerkraut. Für die Sauerkrautherstellung wird frischer Weißkohl gehobelt, in einem Gefäß abwechselnd mit Salz geschichtet und gestampft, bis die austretende Flüssigkeit den Weißkohl überdeckt. Die bei der Sauerkrautherstellung dominierende Flora, die sich in den verschiedenen Gärphasen durchsetzt, besteht aus Hefen, Schimmelpilzen, Enterobacteriaceen und verschiedenen Milchsäurebakterien. Nach ca. 4–6 Wochen ist die Gärung abgeschlossen.

Die Tätigkeit der Mikroorganismen, besonders der Milchsäurebakterien, führt dazu, dass ein besser verdauliches und haltbares Nahrungsmittel entsteht. Die Bildung der Milchsäure erniedrigt den pH-Wert und verhindert das Wachstum unerwünschter Keime. Sauerkraut wird zumeist pasteurisiert angeboten, wodurch es seinen hohen Gehalt an Vitaminen zum Teil einbüßt, dadurch aber zu einem noch haltbareren und sicheren Lebensmittel wird. Bei frischem Sauerkraut bleibt auch die lebende Mikroorganismengemeinschaft erhalten.

Praxistipp

- Essen Sie selbstgemachtes Sauerkraut bzw. Sauergemüse nur nach ausreichender Erhitzung.

Essiggemüse. Das Gemüse wird mit einem Sud aus Essig, Wasser, Salz, Zucker, Kräutern und Gewürzen heiß übergossen. Der Sud enthält 0,5–3 % Essigsäure und hat einen pH-Wert von unter 4,2. Danach erfolgt immer eine Pasteurisierung. Eigelegt werden auf diese Art und Weise Rote Beete, Silberzwiebeln, Gewürzgurken und Mixed Pickles.

4.1.5 Gewürze und Kräuter

Gewürze und Kräuter können durch ihren Frischezustand zugeordnet werden. Frische Blätter, Blüten und Sprossen, wie z. B. Basilikum im Topf, zählen zu den Kräutern. Zu den Gewürzen zählen die anderen Pflanzenteile wie Knospen, Samen, Wurzeln und Früchte, die meistens in getrocknetem, zerstoßenem oder gemahlenem Zustand angeboten werden. Oft werden auch Gewürze als Kräuter bezeichnet, deren Blätter und Blüten in getrockneter Form verwendet werden. Salz und Zucker gehören nicht zu den Gewürzen.

Das Wichtigste in Kürze

- Gewürze und Kräuter sind oft keimbelastet, da sie bei der Produktion nicht erhitzt werden können.
- Lebensmittelvergiftungen drohen, wenn sie Speisen zugesetzt werden, die im Anschluss nicht mehr erhitzt werden.

Kräuter- und Gewürzpflanzen werden überwiegend aus dem Ausland importiert, wie z. B. aus Indien und China oder aus dem Nahen Osten. In klimatisch heißen Ländern angebaut, herrschen für die Verarbeitung der Gewürzpflanzen oft schlechte hygienische Bedingungen. Nach der Ernte werden die Gewürze an der Luft auf sogenannten Sonnenfeldern getrocknet. Hier können sie in Kontakt mit menschlichen und tierischen Fäkalkeimen kommen. Das feucht-warme Klima führt dazu, dass die Gewürze aufgrund Mikrobenwachstums stark verkeimen können. Auch das Verpacken findet häufig unter nicht hygienischen Bedingungen statt. Werden die Gewürze nur mangelhaft getrocknet, bevor sie exportiert werden, werden sie noch zu effektiven Trägern von Schimmelsporen (bis zu 10^6 je Gramm). Hierzulande sind bei der Ernte von Hand spezielle Hygienevorschriften einzuhalten.

Die Bestrahlung von Gewürzen zur Abtötung von Mikroorganismen ist in Deutschland zwar erlaubt. Die Produkte müssen aber entsprechend gekennzeichnet werden und sind gewöhnlich auf dem Markt nicht zu finden, da sie vom Verbraucher nicht akzeptiert werden.

Gewürze werden deshalb bei der Herstellung in der Regel nur getrocknet. Sie können nicht erhitzt werden, da sonst ein Großteil ihres Aromas verloren geht. Deshalb sind diese pflanzlichen Produkte relativ keimreich und können eventuell krankheitserregende Mikroben wie z. B. Salmonellen aufweisen. Frische, nicht getrocknete Kräuter können ebenfalls pathogene Keime enthalten, weshalb wie bei allen frischen Lebensmitteln auf eine gute Hygiene geachtet werden muss (▸Kap. 4.1.3). Beim Kochen sollten Gewürze und Küchenkräuter deshalb zur größtmöglichen Sicherheit durcherhitzt (z. B. kurz mit aufgekocht) werden.

Wissenswert

Viele Gewürze sind ähnlich wie Knoblauch und Zwiebeln für ihre **antimikrobielle Aktivität** gegenüber Keimen bekannt. Besonders Salbei, Kümmel, Zimt, Nelken, Oregano, Rosmarin und Thymian enthalten Stoffe, die schädliche Bakterien in Schach halten. Auch Chili-Gewürze sind dafür bekannt, die Vermehrung von Keimen zu hemmen. Der hemmende Effekt ist umso größer, je höher die Gewürzmenge ist und je mehr Gewürze kombiniert werden. Durch solche Gewürze verbessern sich die Sicherheit der Speisen und auch die Haltbarkeit bei der Lagerung.

Gewürze sind meist reich an **ätherischen Ölen**, und damit an Stoffen, die Pflanzen gegen Fressfeinde wie Insekten bilden und die auch der Abwehr von Bakterien und Pilzen dienen. Gegenüber Pilzen besitzen ätherische Öle eine stärkere antimikrobielle Wirkung als gegenüber Bakterien. Die Substanzen machen es Schimmelpilzsporen unmöglich, in die unvermahlenen Produkte wie z. B. Pfefferkörner hineinzuwachsen. Die Pilze können sich nur auf der Oberfläche, z. B. der äußeren Fruchtwand, ansiedeln.

Stoffwechselaktive Bakterien und Pilze benötigen zur Vermehrung die Anwesenheit von verfügbarem Wasser (▸Kap. 1.1.1). **Gewürze und getrocknete Kräuter** enthalten daher meist nur Sporen (Ruhestadien) und keine stoffwechselaktiven Zellen. Da Sporen sich erst vermehren können, wenn sie sich beim Auskeimen wieder in die aktiven Zellen umgewandelt haben, stellen sie keine direkte Gefahr dar. Sie können aber schnell wieder dazu werden, wenn durch Feuchtigkeit der Ruhezustand aufgehoben wird.

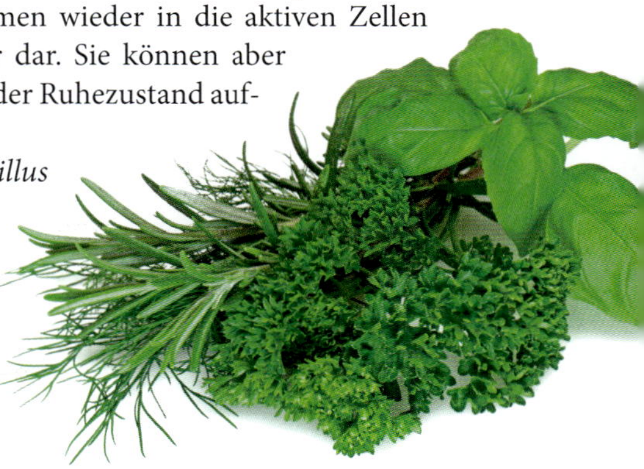

In Gewürzen sind regelmäßig Sporen von *Bacillus cereus* zu finden, die schon oft zu Lebensmittelvergiftungen geführt haben. Viele Bakterien wie z. B. Salmonellen können auch in getrockneten Lebensmitteln wie Gewürzen monatelang überleben, obgleich sie sich dort nicht vervielfältigen können.

Auf **frischen Kräutern**, die einen hohen Wassergehalt besitzen, können sich Keime bei geeigneten Temperaturen ständig vermehren, und bei Wachstum von Schimmelpilzen können Giftstoffe (Mykotoxine) entstehen. In diesem Aspekt sind **tiefgefrorene Kräuter** nach dem Auftauen genau so anfällig wie frische Kräuter. Aufgrund des Auftauwassers finden Mikroorganismen eventuell noch bessere Bedingungen, sodass die aufgetauten Kräuter unbedingt gekühlt aufbewahrt werden müssen.

Praxistipps

- Lagern Sie Gewürze dunkel und trocken sowie kühl, d. h. nicht in der Nähe von Herd und Backofen. Eine Lagerung im Kühlschrank ist nicht zu empfehlen, da die Gewürze dann leicht feucht werden.
- Würzen Sie nicht direkt über dem heißen, offenen Topf, um eine Anfeuchtung der Gewürze zu vermeiden.
- Immunschwache Patienten sollten darauf achten, dass die Gewürze und Kräuter vor oder während der Erhitzung der Speisen zugegeben werden.

4.1.6 Kartoffeln und Kartoffelerzeugnisse

Die Kartoffelpflanze gehört – wie z. B. auch die Tomatenpflanze – zur Familie der Nachtschattengewächse. In den Blättern sind hohe Mengen des Alkaloids Solanin, eines Nervengifts, enthalten. Auch die Kartoffel selber kann dieses Alkaloid enthalten, das sie zum Schutz vor Insekten produziert. Es findet sich in der Schale und dort vor allem in den sogenannten Augen, aus denen die späteren Triebe sprießen, sowie in allen grün verfärbten Stellen. Durch das Kochen verliert Solanin nicht seine giftige Wirkung, geht allerdings in das Kochwasser über. Um ein Keimen der Augen zu verhindern, wird die Kartoffel mit einem keimhemmenden Mittel behandelt oder aber, je nach Herkunftsland, bestrahlt.

Das Wichtigste in Kürze

- Kartoffeln sind für den Rohverzehr nicht geeignet.
- Kartoffeln können das Nervengift Solanin bilden.

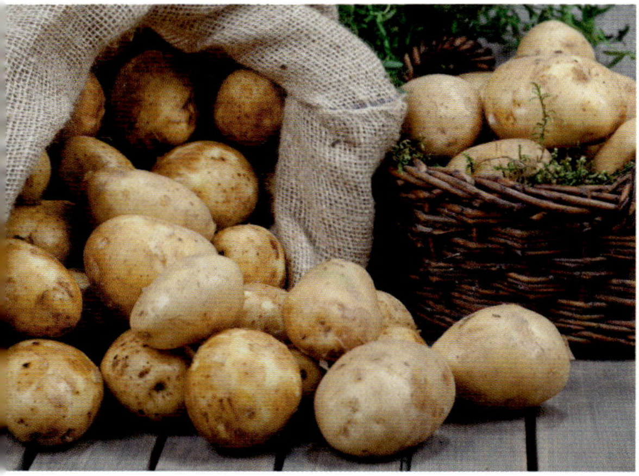

Einen großen Einfluss auf die Lagerfähigkeit bzw. die Haltbarkeit hat neben dem Wetter die Sorgfalt bei der Ernte und beim Transport. Bei feucht-kühlem Wetter befällt (und schadet) z. B. die Kraut- und Knollenfäule (Braunfäule) einzelne Kartoffeln, die wiederum andere infizieren können. Beschädigte Kartoffeln sind weniger widerstandsfähig und Fäulniserreger können sie über Risse und Wunden leichter befallen und zersetzen. Bevor die Kartoffeln eingelagert werden, werden sie zwei Wochen lang bei einer bestimmten Temperatur und Luftfeuchte zwischengelagert. Der Grund ist die Trocknung und Heilung eventuell bestehender Wunden und damit die Reduzierung von Fäulniserregern. Letztendlich dient diese und auch die anschließende Lagerung der Qualitätserhaltung.

Praxistipps

- Achten Sie darauf, dass die Kartoffeln unverletzt und nicht verschrumpelt sind, sowie weder weiche Stellen noch blaugraue oder rostbraune Verfärbungen haben.
- Lagern Sie die Kartoffeln dunkel, kühl und gut belüftet (nicht im Folienbeutel).
- Schälen Sie die Kartoffeln oder kochen Sie sie als Pellkartoffeln. Schütten Sie das Kochwasser immer weg.
- Schneiden Sie die grünen Stellen großzügig heraus. Ist die Kartoffel zu stark verfärbt, werfen Sie sie weg. Bei schon gekeimten Kartoffeln sollten die Keimlinge ebenfalls großzügig entfernt werden.

Kartoffelerzeugnisse

Bevor die Kartoffel industriell verarbeitet wird, wird sie gewaschen und von Schmutz und Steinen befreit. Anschließend wird sie geschält und verlesen. Das Verlesen geschieht entweder von Hand oder aber maschinell durch besondere Anlagen.

Hergestellt werden daraus dann Produkte wie Instantprodukte (z. B. Kartoffelpüree), vorgefertigte und tiefgefrorene Produkte (z. B. Kroketten, Pommes frites) oder Knabberartikel (z. B. Chips). Diese Produkte gelten als sicher, da Keime bei den entsprechenden Erhitzungsverfahren inaktiviert werden.

Praxistipps

- Achten Sie je nach Produkt auf die Einhaltung der Kühlkette sowie auf eine trockene Lagerung.
- Verschließen Sie angebrochene Verpackungen sorgfältig.

4.2 Nüsse, Samen und Pflanzenöle

Nüsse, Samen und Speiseöle sind in der Regel besser haltbar als Obst und Gemüse. Sie gehören zu den fettreichen pflanzlichen Produkten; beispielsweise haben getrocknete Walnusskerne einen Fettanteil von 60 %, Pinienkerne von 50 % und pflanzliche Öle sind mit einem Wassergehalt von unter 0,05 % praktisch reine Fette. Der Wassergehalt von Nüssen (4–9 %) ist noch wesentlich geringer als der von Trockenobst (ca. 20 %). Nüsse, Samen und Pflanzenöle sind deshalb recht gut lagerfähig und brauchen nicht gekühlt aufbewahrt werden.

Die relativ wasserarmen Nüsse und Samen sowie die wasserfreien Öle sind für die Vermehrung von Mikroorganismen verhältnismäßig ungeeignet, was an dem Mangel an verfügbarem Wasser und an der Schwierigkeit der Nutzung von Fetten als Wachstumssubstrat liegt.

Fette können von den meisten Bakterien nicht abgebaut werden; nur wenige Bakterienarten sowie einige Hefen und Schimmelpilze sind dazu in der Lage. Diese Mikroorganismen können bestimmte Enzyme produzieren und ausscheiden, die Lipasen genannt werden. Vor der Aufnahme der Fettmoleküle in die Zelle müssen diese in Glycerin und Fettsäuren gespalten werden. Ein Verderb durch fettabbauende Mikroben tritt – verglichen mit dem von Eiweißen und Kohlenhydraten – erst sehr spät ein.

Als eine wichtige Eigenschaft bilden Fette eine eigene Phase, da sie sich so gut wie nicht mit Wasser mischen. Fettreiche Lebensmittel besitzen deshalb wasserfreie Fettphasen und damit Mikrobereiche, in denen keine Vermehrung von Mikroorganismen stattfinden kann.

Wissenswert

Fette bestehen aus Molekülen, die aus einem Glycerin und drei Fettsäure-Bausteinen zusammengesetzt sind. Die Fettsäuren sind lange Ketten aus Kohlenstoffatomen, die an den dreiwertigen Alkohol Glycerin gebunden sind. Fettsäuren können sich in der Kettenlänge unterscheiden. In Nahrungsfetten kommen Fettsäuren mit 16 oder 18 C-Atomen

(Kohlenstoffatomen) besonders häufig vor. Fette enthalten gesättigte und ungesättigte Fettsäuren, wobei letztere weiter in einfach- und mehrfach ungesättigte unterteilt werden.
Sind alle C-Atome der Fettsäurekette durch eine Atombindung aus einem Elektronenpaar verbunden, wird von einer gesättigten Fettsäure gesprochen. Existiert zwischen zwei C-Atomen eine Doppelbindung, bei der zwei C-Atome über zwei Elektronenpaare verbunden sind, wird von einer einfach ungesättigten Fettsäure gesprochen. Sind in der Kohlenstoffkette mehrere Doppelbindungen vorhanden, handelt es um eine mehrfach ungesättigte Fettsäure.
Die natürlichen Fette enthalten Mischungen aus unterschiedlichen Fettmolekülen, d. h. die Moleküle sind nicht einheitlich mit Fettsäuren verbunden. Die Fettmoleküle enthalten in unterschiedlichem Verhältnis gesättigte und ungesättigte Fettsäuren und von unterschiedlicher Kettenlänge. Die Fettsäurezusammensetzung hat entscheidenden Einfluss auf den Schmelzpunkt der Fette. Deshalb können Fette, die als Lebensmittel von Bedeutung sind, bei Raumtemperatur fest oder flüssig vorliegen.

Einige der bei dem Prozess der Fettspaltung durch Mikroorganismen entstehenden Fettsäuren und weitere organische Verbindungen wie Aldehyde und Ketone verursachen den unangenehmen, ranzigen Geschmack. Zusätzlich tritt eine Säuerung beim Verderb fettreicher Lebensmittel ein.

Außerdem laufen in Anwesenheit von Sauerstoff bei Raumtemperatur und auch bei Kühltemperaturen langsame Oxidationsvorgänge ab, die als Autooxidation bezeichnet werden. Als Reaktionsprodukte entstehen unangenehm riechende und schmeckende Stoffe wie z. B. freie Fettsäuren. Der Zustand der **Ranzigkeit** bedeutet, dass die Lebensmittel und Speiseöle ungenießbar sind.

4.2.1 Nüsse und Samen

„Nüsse" ist ein umgangssprachlicher Begriff, unter den verschiedene Früchte fallen, die zumeist wasserarm und fettreich sind. Lebensmittelrechtlich und botanisch gehören nur die Haselnüsse und Walnüsse zu den Nüssen, alle anderen zählen zu den Steinfrüchten (Kokosnüsse, Pekanüsse), Hülsenfrüchten (Erdnüsse) oder Samen. Nüsse und Samen (Kerne), die für den menschlichen Verzehr geeignet sind, werden auch als **Schalenobst** oder **Schalenfrüchte** bezeichnet, wenn die Fruchtkerne von einer harten, meist holzigen Schale umgeben sind. Dazu zählen Mandeln, Pistazien, Macadamianüsse und Cashewkerne.

Das Wichtigste in Kürze

- Rohe Nüsse können von pathogenen Bakterien besiedelt sein, die Lebensmittelinfektionen hervorrufen.
- Nüsse können Träger von Schimmelpilzen und deren Giften sein, die mit bloßem Auge nicht erkennbar sind. Die Mykotoxine können durch Hitze nicht inaktiviert werden.
- Die Lagerfähigkeit von Nüssen ist begrenzt, da sie mit der Zeit ranzig werden.

Die Bezeichnung **Ölsamen** oder **Ölsaaten** benennt fettreiche Samen, die auch zur Herstellung von Öl verwendet werden können. Dazu gehören Mohnsamen, Leinsamen, Chiasamen, Sesamsamen, Pinienkerne, Sonnenblumenkerne und Kürbiskerne.

Wegen ihres Fettgehalts sind Nüsse und Ölsamen anfällig für einen mikrobiellen oder rein-chemischen Verderb, der zu ranzigem Geruch und Geschmack führt.

Verarbeitung und Lagerung. Nüsse haben unter den pflanzlichen Lebensmitteln die längste Lagerfähigkeit (12 Monate), sofern die Bedingungen (Temperatur, Luftfeuchte) stimmen. Unter CA-Lagerung (*Controlled Atmosphere*) können sie sogar bis zu 24 Monate gelagert werden.

Nüsse werden vom Anbau, über die Verarbeitung bis zum fertigen Produkt ständig kontrolliert. In vielen Herkunftsländern ist es sehr warm, verbunden mit einer hohen Luftfeuchtigkeit. Dies sind ideale Bedingungen für die Entstehung von Schimmel, der zusätzlich begünstigt wird, wenn die Nüsse nach der Ernte nicht richtig getrocknet, feucht gelagert, transportiert oder verarbeitet werden. Fettabbauende Schimmelpilze (*Aspergillus repens, Cladosporium butyri*) können die fetthaltigen Nüsse befallen und ungenießbar machen. Es kommt häufig zu Belastungen mit Mykotoxinen, die ein erhebliches Gesundheitsrisiko darstellen können, aber durch Einfuhrkontrollen eingedämmt werden.

Nüsse besitzen zuweilen einen recht hohen Gehalt an **Aflatoxinen**. Gemäß der Verordnung (EU) Nr. 165/2010 der Europäischen Kommission muss die Belastung mit Aflatoxinen so niedrig wie möglich sein. Im europäischen Schnellwarnsystem (RASFF, *Rapid Alert System of Food and Feed*) tauchen regelmäßig Nüsse auf, die aufgrund erhöhter Belastungen zurückgewiesen wurden. Fallen Produzenten häufiger mit erhöhten Mykotoxingehalten auf, können Inspektionen in den Erzeugerländern erfolgen, um Missstände aufzudecken und zu reduzieren.

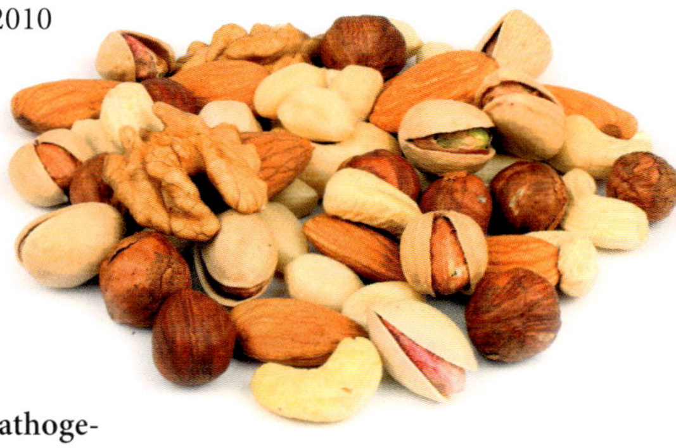

Ein häufiges Problem ist auch die Besiedlung mit **pathogenen Keimen**, wie z.B. Salmonellen, *Escherichia coli* oder auch *Listeria monocytogenes*. Bei der Ernte können die Nüsse leicht durch einen Kontakt mit der Erde oder auch bei der Lagerung mit den Bakterien verunreinigt werden. Ist die Schale beschädigt, können die Keime leichter die Nuss befallen. Auch durch das Öffnen der Nüsse können diese dann mit der Nuss in Kontakt kommen.

Rösten der Nüsse. Durch das Rösten werden sämtliche Keime abgetötet, auch die pathogenen. Je nach Art und Herkunftsland werden die Nüsse bereits vor Ort schonend gereinigt, getrocknet und danach geröstet. Je nach Produkt werden zwei Verfahren angewendet:

- Rösten in Öl bei Temperaturen von 140 °C für 3–10 Minuten,
- trockenes Rösten im Ofen bei Temperaturen von über 400 °C für 25–60 Minuten.

Das Röstverfahren senkt zudem den Feuchtigkeitsgehalt der Nüsse, wodurch zusätzlich das Wachstum der meisten Mikroorganismen und vieler Schimmelpilzarten verhindert wird. Geröstete Erdnüsse haben beispielsweise einen a_w-Wert unter 0,75, sodass keine pathogenen Bakterien mehr wachsen können. Salmonellen, die durchaus einige Wochen auf rohen Nüssen überleben können, vermehren sich jedoch nur bei a_w-Werten über 0,90. Außerdem werden sie durch das Rösten abgetötet.

Cashewkerne. Bei manchen Schalenfrüchten wie z. B. Cashewkernen ermöglicht ein erster Röstvorgang, sie zu knacken und giftiges Kernöl zu extrahieren. Ein anschließendes Trocknen der geknackten Kerne reduziert das Risiko eines Pilzbefalls zusätzlich. Das Trocknen findet in großen Trommeln bei 70 °C über einen Zeitraum von mindestens sechs Stunden statt. Verpackt werden die Kerne dann luftdicht, unter Ausschluss von Sauerstoff und Zugabe von Kohlendioxid. So wird ein Wachstum schädlicher Keime verhindert und die Kerne werden nicht ranzig. Die Cashewkerne gelangen so entweder direkt in den Einzelhandel oder aber nach industrieller Röstung. Häufig werden sie dann als „gesalzen“ angeboten.

Die Anwendung von Hitze dient oft zum Öffnen der Schale oder auch dem Entfernen der feinen Häutchen. So werden z. B. Mandeln zum leichteren Schälen mit kochendem Wasser erhitzt, und bei Erdnüssen wird das feine braune Häutchen mittels Blanchieren bei Temperaturen um 100 °C entfernt. In Kalifornien ist es üblich, die Mandeln zu pasteurisieren, bevor sie in den Handel kommen.

Praxistipps

- Essen Sie keine rohen Nüsse, vor allem keine Nüsse, die im Inneren verfärbt sind.
- Erhitzen Sie rohe Nüsse und Samen, auch gehackte und gemahlene, für mindestens fünf Minuten auf 100 °C, z. B. durch Kochen oder durch Rösten in der Pfanne.
- Lagern Sie Nüsse kühl, dunkel und trocken und achten Sie auf das Mindesthaltbarkeitsdatum.
- Verbrauchen Sie geöffnete Nussverpackungen zügig.
- Spucken Sie Nüsse aus, die seltsam schmecken. Ranzige Nüsse erkennen Sie auch an einem unangenehmen Geruch, der stechend oder metallisch ist.

Erhitzte Nüsse werden leicht ranzig und ungenießbar. Bei geschälten Nüssen wie Haselnusskernen führt Licht zum schnellen Ranzigwerden. Haselnüsse schrumpfen beim Trocknen. Dabei kann das Nussöl nach außen gelangen und mit Sauerstoff reagieren, sodass die Nüsse schneller ranzig werden.

Verarbeitete Nussprodukte

Nüsse werden für die Herstellung von Süßigkeiten, Brotaufstrichen und Nussbroten verwendet. Zahlreiche verarbeitete Nahrungsmittel enthalten Nüsse oder Nussöl.
Nüsse durchlaufen nach Ankunft in einem Lebensmittelwerk folgende Schritte:

1. Zunächst werden die Nüsse gereinigt, d. h. von grobem Schmutz, Steinen o. ä. befreit.
2. Es folgt eine optische (maschinelle) Sortierung, bei der erneut Fremdmaterialien und auch schadhafte Nüsse entfernt werden. Dieser Schritt ist besonders wichtig, da Schimmel gerne in Nestern wächst und bei gezogenen Proben leicht übersehen werden kann. Die Schimmelbelastung wird in diesem Schritt effizient reduziert.
3. Je nach Art und Verwendung werden die Nüsse geröstet.
4. Zur Entkeimung findet anschließend eine Pasteurisierung statt, sodass auch ohne vorherige Röstung Keime wie z. B. Salmonellen effizient reduziert werden.
5. Danach erfolgt das Zerkleinern oder Zermahlen und die weitere Verarbeitung zu speziellen Produkten.

Es liegt im Interesse namhaft bekannter Hersteller, qualitativ hochwertige und gesundheitlich unbedenkliche Produkte zu produzieren. Von der Rohware bis zum fertigen Produkt finden regelmäßig mikrobiologische und Qualitätskontrollen statt. Der Verbraucher kann deshalb davon ausgehen, dass in verarbeiteten Nussprodukten die Nüsse ausreichend erhitzt sind, sodass gefährliche Keime inaktiviert wurden.

Praxistipps

- Achten Sie bei Nussprodukten auf das Mindesthaltbarkeitsdatum und auf die Hinweise des Herstellers zur Lagerung.
- Verzehren Sie keine überlagerten Nussprodukte.
- Verzehren Sie keine Nussprodukte mit unangenehmem Geruch oder Geschmack.

Marzipan. Marzipanrohmasse besteht aus Mandeln, Zucker und Wasser. Sie stellt die Grundmasse für die Marzipanherstellung dar. Marzipan besteht aus der Marzipanrohmasse und zusätzlichem Zucker oder Sorbit. Letzteres wird als Feuchthaltemittel eingesetzt und bindet besonders stark Wasser.

Der Genuss von Marzipan ist unbedenklich, da aufgrund der geringen Wasserverfügbarkeit keine pathogenen Keime überleben können. Marzipan ist durch seinen hohen Zuckergehalt nur anfällig für einige darauf spezialisierte Hefen und Schimmelpilze; zur Konservierung dürfen Sorbinsäure und Benzoesäure zugesetzt werden.

4.2.2 Pflanzenöle und -fette

Unter dem Begriff Öl werden flüssige Fette gefasst. Ob ein Fett bei Raumtemperatur flüssig oder fest ist, hängt von den Anteilen der gesättigten und ungesättigten Fettsäuren ab, die je nach Pflanzenart unterschiedlich sind. Zu den festen Fetten zählen Kokos- und Palmkernfett, die einen hohen Anteil an gesättigten Fettsäuren besitzen.

Das Wichtigste in Kürze

- Die Verwendung von Pflanzenölen kann, unabhängig von der Sorte, als unbedenklich eingestuft werden.
- Raffinierte Öle sind haltbarer und hitzestabiler als native Speiseöle.
- Margarine ist unter Einhaltung der Lagerhinweise des Herstellers ein sicheres Produkt.

Für die Gewinnung von Speiseölen wird von der Pflanze entweder das Fruchtfleisch oder deren Samen verwendet. Entsprechend werden sie in Fruchtfleischöle (Olivenöl, Palmöl) und Samenöle (Sonnenblumenöl, Rapsöl, Leinöl etc.) unterteilt. Es gibt zahlreiche Ölpflanzen, deren Samen sich zur Ölgewinnung eignen. Um den Ölfrüchten oder Ölsamen das Fett zu entziehen, können diese unter Wärmezufuhr gepresst werden (Heißpressung). Überwiegend werden Speiseöle heute jedoch mithilfe eines organischen Lösungsmittels aus der Pflanze herausgelöst (extrahiert).

Verderb. Für das Verderben der Öle sind selten Mikroorganismen verantwortlich. Bakterien und Hefen finden kaum Wachstumsmöglichkeiten, da der Wassergehalt in den Ölen sehr gering ist. Einige Schimmelpilze wie *Aspergillus repens* oder *Cladosporium butyri* sind allerdings in der Lage, Öle zu besiedeln, zu verwerten und auf ihnen zu wachsen. Die Öle werden ranzig oder seifig und damit ungenießbar.

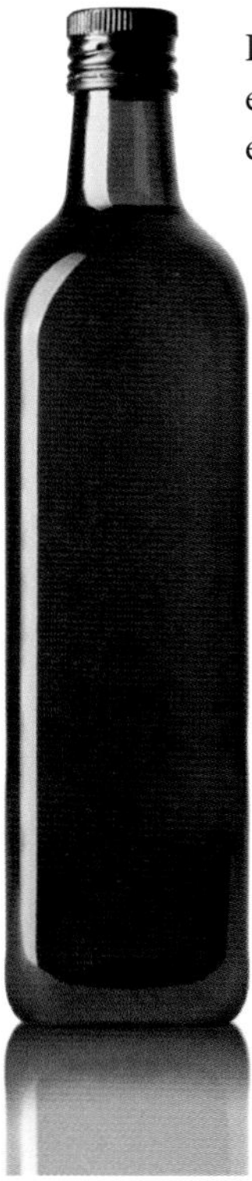

Die Haltbarkeit der Öle wird in der Regel jedoch durch chemische (nichtmikrobielle) Veränderungen begrenzt, die aufgrund der Einwirkung von Luftsauerstoff eintreten. Die Geschwindigkeit dieser Reaktionen, die zu Aromafehlern und Ranzigkeit führen, ist von der Fettsäurenzusammensetzung der Fettmoleküle, der Umgebungstemperatur, dem Wassergehalt der Öle und dem vorhandenen Licht abhängig. Da vor allem die Doppelbindungen ungesättigter Fettsäuren betroffen sind, sind Fette mit einem hohen Anteil ungesättigter Fettsäuren für Verderb besonders anfällig. Leinöl und Walnussöl, die einen hohen Gehalt an mehrfach ungesättigten Fettsäuren (Linolensäure, Linolsäure) besitzen, werden am besten im Kühlschrank aufbewahrt, um die chemischen Reaktionen zu verlangsamen.

Praxistipps

- Bewahren Sie Speiseöle in lichtundurchlässigen Behältern (Blechdosen) oder wenig lichtdurchlässigen Flaschen aus dunklem Glas auf.
- Lagern Sie besonders empfindliche Öle (mit einem hohen Anteil an mehrfach ungesättigten Fettsäuren) im Kühlschrank.

Raffinierte Öle

Speiseöle können in raffinierte und native (naturbelassene) Öle eingeteilt werden. Raffination ist ein technologischer Prozess zur Reinigung von Ölen, den alle industriell gewonnenen Speiseöle durchlaufen. Vor der Raffination enthalten Pflanzenöle freie Fettsäuren und andere unerwünschte Stoffe, die in Geschmack und Geruch unangenehm sind und die Haltbarkeit herabsetzen. Durch die Raffination der Öle werden auch Bestandteile wie Schwermetalle, Schimmelpilzgifte und Pestizide entfernt. Dabei geht jedoch ein großer Teil der Aromastoffe und von als gesund geltenden Verbindungen ebenso verloren.

Die Raffination lässt sich in vier Schritte unterteilen:

1. **Entschleimen**: Abtrennung von Pflanzenschleimstoffen, Eiweißen und Lecithin, z. B. mit Phosphorsäure und bei Temperaturen von 80–90 °C
2. **Entsäuern**: Abtrennung von freien Fettsäuren mithilfe von Natronlauge
3. **Bleichen**: Entfernung natürlicher Farbstoffe durch Einwirkung von Bleicherde bei Temperaturen von 70–110 °C
4. **Desodorieren**: Entfernung weiterer freier Fettsäuren, unerwünschter Geruchs- und Geschmacksstoffe sowie von Spuren von Pestiziden durch eine Wasserdampfdestillation bei Temperaturen von 190–270 °C

Anschließend werden die Öle kühl, dunkel und sauerstoffarm gelagert. Raffinierte Öle sind haltbarer und hitzebeständiger, jedoch geschmacklich sowie vom Geruch weniger intensiv als nichtraffinierte Öle.

Native Öle (kaltgepresst)

Native Speiseöle werden durch Pressen ohne Wärmezufuhr oder durch andere schonende Verfahren, jedoch ohne Raffination gewonnen. Auf die Kaltpressung folgt meist eine Filtration.

Die kaltgepressten Öle sind naturbelassen in ihren Inhaltstoffen. Die Ölfrüchte werden sorgsam ausgesucht und verarbeitet. Die Pressung ohne Wärmezufuhr vermeidet Oxidationen und es bleiben alle Inhaltsstoffe erhalten. Kaltgepressten Öle haben eine kürzere Haltbarkeit, die von dem Gehalt mehrfach ungesättigter Fettsäuren abhängig ist. Im Schnitt beträgt die Haltbarkeit kaltgepresster Öle nur drei Monate.

Olivenöl. Ein kaltgepresstes Olivenöl wird bei maximal 27 °C gewonnen. Die Ölfrüchte, die Oliven, werden noch im Erzeugerland gepresst. Sie haben einen höheren Wassergehalt und sind daher nicht so lagerstabil. Das bei der Pressung austretende Fruchtwasser wird von dem Öl in einer Zentrifuge getrennt.

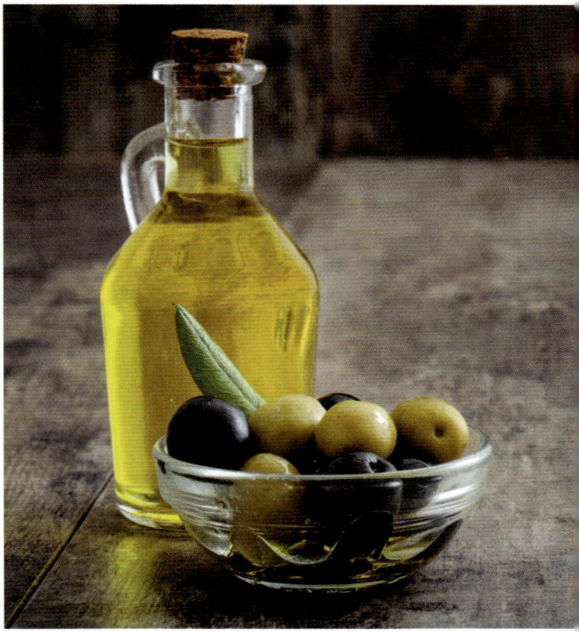

Da Olivenöl wenig mehrfach ungesättigte Fettsäuren (ca. 10 %), jedoch deutlich mehr einfach ungesättigte Fettsäuren (ca. 70 %) besitzt, ist es trotz Kaltpressung deutlich länger haltbar als andere kaltgepresste Öle. Einfach ungesättigte Fettsäuren oxidieren nicht so leicht wie mehrfach ungesättigte, sodass Olivenöl nicht so schnell ranzig wird und stabiler ist.

Kaltgepresstes Olivenöl ist reich an sogenannten Polyphenolen, die das Öl lagerstabil machen. Polyphenole sind sekundäre Pflanzenstoffe mit antioxidativer Wirkung, die die Pflanze vor Fressfeinden schützen. Polyphenole sind auch für ihre bakterizide Wirkung bekannt; sie können – jedenfalls in hoher Konzentration – das Wachstum von Bakterien hemmen.

Gewürzöle

Werden Speiseölen Gewürze oder Kräuter beigefügt, ist ein Einbringen pathogener Keime wie z. B. von Salmonellen oder Listerien möglich, da Gewürze und Kräuter durchaus keimbelastet sind (▸ Kap. 4.1.5). In den Ölen können die Keime oft längere Zeit überleben. Aufgrund des geringen Wassergehalts in Ölen ist ein Keimwachstum auszuschließen, die Keime können sich jedoch eventuell nach der Zugabe des Gewürzöls zu Speisen, die nicht erhitzt werden, dort vermehren und zu einer Gesundheitsgefahr werden.

Margarine

Margarine ist eine Wasser-in-Öl-Emulsion, die heute zum überwiegenden Teil pflanzliche Fette enthält; tierische Bestandteile sind eher selten bzw. in nur geringer Menge vorhanden. Eine Emulsion stellt die Vereinigung zweier nicht mischbarer Phasen (Wasser und Öl) dar. Die Wasserphase besteht aus Trinkwasser, eventuell gesäuerter Milch, Salz und Säuerungsmitteln.

Herstellung. Das Fett-Wasser-Gemisch wird zunächst bei 85 °C pasteurisiert. In einem maschinellen kontinuierlichen Prozess gelingt es mithilfe von starken Scherkräften Wasser und Öl zu einer stabilen Mischung zu vereinen. Dabei werden Emulgatoren wie Lecithin eingesetzt, die zu einer feinen Verteilung der Wassertröpfchen in der Ölphase führen. Die Herstellung erfolgt in einem geschlossenen System, um jeden Kontakt mit Mikroorganismen zu verhindern.

Für Mikroorganismen, die Wasser zum Wachstum benötigen, liefert die Emulsion Margarine sehr eingeschränkte Wachstumsmöglichkeiten; somit ist gekühlte Margarine ein sicheres Produkt. Die Vermehrung in Margarine (oder auch Butter) wird durch folgende Faktoren eingeschränkt:

- Das Keimwachstum ist in den kleinen Wassertropfen aufgrund der räumlichen Begrenzung nur eingeschränkt möglich; in der Ölphase können sich Mikroorganismen nicht vermehren, da dort kein Wasser vorhanden ist.
- Das Angebot an Fettmolekülen zur Nährstoffversorgung ist begrenzt, da diese nur an der Grenzschicht zwischen Wasser und Fett in vollem Umfang zu Verfügung stehen. Nur wenige Bakterien, Hefen und Schimmelpilze können überhaupt Fette abbauen.
- Das zugegebene Kochsalz ist ein Hemmstoff. Durch den Zusatz von ca. 3 % NaCl zur Margarine wird eine Konzentration von etwa 19 % in der relativ kleinen wässrigen Phase erreicht, sodass nur noch salztolerante Mikroorganismen wachsen können.

Aus diesen Gründen brauchen Margarine mit einem Fettgehalt von 80 % keine Konservierungsstoffe beigefügt werden. Bei **Halbfettmargarine** wird allerdings der Fettgehalt von 80 % auf bis zu 40 % reduziert. Dies bedeutet eine Erhöhung des Wassergehalts, wodurch das Produkt empfindlicher gegenüber Mikroorganismenwachstum wird. Deshalb müssen mit sinkendem Fettgehalt Konservierungsstoffe wie Sorbinsäure oder auch Benzoesäure zugesetzt werden, die die Aufgabe haben, das Produkt im geöffneten Zustand sicher vor einem Befall von Mikroorganismen zu schützen. Die Verpackung der Margarine schützt außerdem vor Licht, Sauerstoff und Feuchtigkeit.

4.3 Getreide und Getreideprodukte

Seit Beginn der Jungsteinzeit zählen Getreide zu den Grundnahrungsmitteln des Menschen. Die Körner von Weizen, Roggen, Gerste, Hafer, Mais, Reis sowie Hirse lassen sich auf vielfältige Weise verarbeiten und verwenden; sie sind auch gut und lange lagerfähig.

Die Getreidequalität – und damit auch die Keimbelastung – hängt entscheidend von der Witterung im Erntejahr ab. Bakterien, wie z. B. Bazillen, Milchsäurebakterien und Pseudomonaden, sowie Pilze können das Getreide besiedeln und sich bei schlechten Witterungs- und Lagerbedingungen gut vermehren. Bei Pilzen unterscheidet man:

- **Feldpilze**, die natürlicherweise auf den wachsenden Getreidepflanzen vorkommen, wie z. B. Vertreter der Gattung *Fusarium*, die wiederum sehr giftige Mykotoxine (Trichothecene, Zearalenon und Fumonisine) bilden,
- **Lagerpilze**, z. B. der Gattung *Aspergillus* und *Penicillium*, die auch bei niedrigem Feuchtegehalt etwa in Getreidesilos wachsen und Ochratoxine sowie Aflatoxine bilden können.

Um die Vermehrung von Schimmelpilzen nach der Ernte einzudämmen, muss das Getreide trocken und kühl gelagert werden. Unter richtigen Bedingungen ist es dann jahrelang haltbar und der Entstehung von Mykotoxinen wird vorgebeugt. Eine Ausnahme stellen allerdings Hafer und Hirse dar. Da sie einen hohen Fettgehalt haben, werden sie schnell ranzig und sind daher nur begrenzt haltbar.

Die aus diesen Gründen nicht einheitliche Qualität des Getreides findet sich im **Mehl** wieder, das keineswegs ein keimfreier Rohstoff ist. Auch wenn industrielle Mühlen unter guten Hygienebedingungen arbeiten, ist eine Keimreduzierung kaum noch möglich. Bei ganzen Getreidekörnern und den grob geschnittenen Schroten ist die Keimbelastung sogar sehr hoch, da die Feld- und Lagerpilze vor allem auf den Schalenanteilen sitzen. *Bacillus cereus*, der Lebensmittelvergiftungen verursachen kann, wird sehr häufig auf Reis gefunden.

Allergiker, die sich glutenfrei ernähren müssen, und andere Personen können mit einer Getreidemühle Getreide selber mahlen. Vor Arbeitsbeginn muss eine sorgfältige Reinigung von Arbeitsflächen und -geräten stattfinden.

Praxistipps

- Achten Sie bei gekauftem Mehl auf das Haltbarkeitsdatum und auf eine kühle, dunkle und trockene Lagerung. Mehle der Typen 405 und 550 können Sie ungeöffnet ein Jahr lagern. Vollkornmehle haben wegen des höheren Keim- und Fettgehalts eine reduzierte Haltbarkeit.
- Verbrauchen Sie selbstgemahlene Mehle innerhalb von zwei Wochen.
- Verzehren Sie weder Frischkornbrei, bei dem rohe Getreidekörner mehrere Stunden in Wasser eingeweicht werden, noch nichterhitztes gekeimtes Getreide.

Da Körner, Schrot und auch Mehl gerne von Getreideschädlingen wie Käfern und Motten heimgesucht werden, sollte bei häufiger Lagerung von Getreide auf Schädlingsbefall geachtet werden. Die Insekten können Krankheitskeime wie Salmonellen, Schimmelpilze und Verderbniserreger auf andere Lebensmittel übertragen.

4.3.1 Brot und Kleingebäck

Da Brot bei 200–250 °C gebacken wird, ist es direkt nach dem Backen in der Regel keimfrei. Die Temperaturen reichen aus, um das Brot auch frei von Schimmelsporen zu machen. Das gilt auch für Brotsorten mit Ölsamen (Sesam, Sonnenblumenkerne etc.). Nach dem Backen kann Brot durch unreine Schneidemaschinen, Händekontakt, Verpackungsmaterial oder auch über die Luft mit Keimen besiedelt werden. Deren Wachstum wird durch eine unsachgemäße Lagerung (warm, feucht) ermöglicht oder im Falle von Schimmelpilzen verstärkt.

Das Wichtigste in Kürze

- Frisches Brot, Brezeln oder Brötchen sind unbedenklich.
- Bei älterem Brot kann es vor allem zur Schimmelbildung kommen.

Bei ganzen Brotlaiben verhindert die intakte **Kruste** das Eindringen von Keimen. Am wenigsten anfällig sind hier die frei geschobenen Laibe, die also ohne Form im Ofen gebacken werden. Bei Kastenbroten ist die Kruste weniger stark ausgebildet. Angeschobene Laibe, die dicht nebeneinander gebacken werden, bilden an den betroffenen Stellen keine Kruste. Auch geschnittenes Brot ist weniger geschützt; zudem können Keime beim Schneiden auf bzw. in das Brot gelangen.

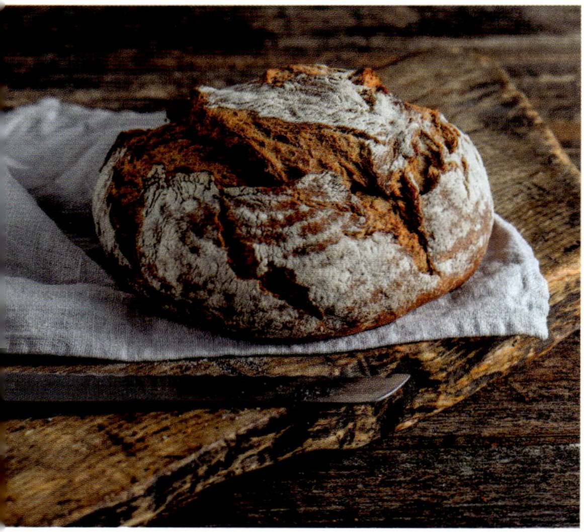

Herstellung. Industriell hergestelltes Brot wird unter Reinraumbedingungen, bei der die Konzentration von Luftkeimen sehr gering gehalten wird, geschnitten und verpackt oder zum Schluss in der Folienverpackung pasteurisiert. Dadurch bekommt es eine verlängerte Haltbarkeit. Alternativ können Konservierungsstoffe wie Sorbinsäure oder Propionsäure zugesetzt werden.

Bei Broten mit Ölsamen, wie z. B. mit Mohn oder Sonnenblumenkernen, werden diese vorab sorgfältig gewählt und zum Teil erhitzt. Sesam etwa wird vorab geröstet und Sonnenblumenkerne werden mit heißem Wasser gebrüht. Die Ölsamen werden auf die Teigrohlinge gesetzt und anschließend mit gebacken.

Verschimmeltes Brot ist nicht mehr zum Verzehr geeignet und sollte entsorgt werden. Auch kann in seltenen Fällen das als Brotkrankheit bezeichnete Fadenziehen auftreten.

Wissenswert

Für das sogenannte **Fadenziehen** sind Heu- oder Kartoffelbazillen (*Bacillus subtilis* oder *B. mesentericus*) verantwortlich, die im Erdboden weit verbreitet vorkommen. Am Korn anhaftend können sie in das Mehl gelangen. Überstehen die hitzeresistenten Sporen den Backprozess, so keimen die Bakterien beim Abkühlen in der Krume aus. In Folge fängt das Brot an obstartig und süßlich zu riechen, es wird schmierig und zieht Fäden.
Zum Auskeimen der Sporen sind über eine längere Zeit Temperaturen von 35–50 °C notwendig. Deshalb kommt die Brotkrankheit vorrangig in der warmen Jahreszeit vor, da das Brot dann länger zum Auskühlen braucht. Da die Bazillen empfindlich gegenüber Wassermangel und einem niedrigen pH-Wert sind, kommt das Fadenziehen in gut durchgebackenen Klein- und Großgebäcken und in gesäuerten Roggenbroten nicht vor.

Bei herkömmlichen Broten und Backwaren wie Brötchen wird durch Zugabe von Hefe, Backpulver oder Sauerteig eine **Lockerung des Teigs** bezweckt. Ein Brotteig, der nur aus Mehl und Wasser besteht, ergibt ein Fladenbrot, ein sehr flaches und eher festes Brot.

Sauerteig. Bei Sauerteig handelt es sich um einen Teig, der zahlreiche Arten lebender Mikroorganismen enthält, die alle beim Backen abgetötet werden. Von besonderer

◻ **Tab. 4.1** Haltbarkeit diverser Brotsorten

Brotsorten	Haltbarkeit
Weizenbrot	2–3 Tage; neigt bei feuchter Lagerung zum Verschimmeln und Fadenziehen
Weizentoastbrot	Maximal 1 Woche; pasteurisierte Produkte sind mikrobiell unauffälliger
Weizenmischbrot	3–5 Tage
Roggenmischbrot	5–7 Tage
Angeschobenes Brot	4–6 Tage; Laibe ohne verkrustete Seiten verschimmeln leichter
Roggenbrot	8–10 Tage; eine gute Säuerung und dicke Krusten wirken schimmelhemmend
Knäckebrot o. ä.	Mehrere Monate (gut verschlossen)
Pumpernickel	Bis zu vier Wochen; Schnittbrote werden durch Pasteurisieren vor dem Verschimmeln geschützt
Rosinenbrot	2–5 Tage
Brot mit Samen	3–7 Tage

Bedeutung sind dabei Milchsäurebakterien und Hefen (▸ Kap. 1.2.3). Die Bakterien führen zu einer Gärung des Getreidemehl-Wasser-Gemischs, indem sie aus löslichen Kohlenhydraten Säuren (Milch- und Essigsäure), Alkohol und Kohlendioxid bilden. Sauerteig findet aus backtechnologischen, stabilisierenden und geschmacklichen Gründen Anwendung.

Sauerteigbrote. Brote aus Sauerteig halten sich länger frisch und sind besser vor einem Schimmelwachstum oder dem Fadenziehen geschützt. Im Sauerteig wird der pH-Wert durch die Milchsäurebakterien auf unter 4,5 gesenkt. Die Teigsäuerung bewirkt eine Hemmung von Verderbniskeimen, die das saure Milieu nicht tolerieren können, sowie von stärkeabbauenden Enzymen (Amylasen). Ein Roggenbrot lässt sich ohne Sauerteig nicht herstellen, da Roggenmehl gewöhnlich reich an solchen Enzymen ist. Sie bauen im neutralen pH-Bereich die Stärke soweit ab, dass die Gärgase ohne Aufbau einer Gerüststruktur beim Backen entweichen und somit keine Teiglockerung eintritt. Da Hefepilze im Sauren besonders aktiv sind, können sie im Sauerteig stark gären und Kohlendioxid bilden.

Auch mit Broten, die mit sogenannten teigsäuernden Backmitteln (Zutaten wie z. B. Quellmehl, Stabilisatoren, Milchsäure, Zitronensäure, Weinsäure) hergestellt werden, ist eine gute Teigsäuerung möglich. Die Art der Säure ist mitentscheidend für die Haltbarkeit. Die im Sauerteig gebildete Essigsäure verhindert Schimmelwachstum besonders gut. Da Essigsäure leicht flüchtig ist, lässt sie sich allerdings den teigsäuernden Backmitteln nicht zusetzen. Ein Blick auf die Zutatenliste verrät die Art der Teigsäuerung. Bei sachgemäßer Lagerung ist Brot einige Tage oder Wochen haltbar (◻ Tab. 4.1).

Hefe. Die in der Lebensmittelindustrie produzierten und eingesetzten Hefen sind eigens zum Zweck der Lebensmittelproduktion gezüchtete Stämme. Im Handel erhältlich ist die sogenannte Trockenhefe und die Frischhefe. Es handelt sich hierbei um lebende Hefebakterien. Eingesetzt in der gängigen Küchenpraxis (z. B. zum Backen von Brot oder Kuchen) werden die Hefebakterien beim Backprozess inaktiviert, also abgetötet.

Aufbackbrötchen. Gefrorene Brötchen werden zu 97 % fertiggebacken und dann schockgefroren. Sie müssen nur noch warm gemacht werden. Die Brötchen dürfen auf dem Weg nach Hause nicht antauen. Ungefrorene Brötchen zum Aufbacken sind nur zu etwa 70 % ausgebacken und müssen so im eigenen Ofen fertiggebacken werden. Viele Sorten enthalten Zusatzstoffe und Konservierungsstoffe, die u. a. einer Schimmelbildung vorbeugen. Dank einer Schutzatmosphäre sind die Brötchen, abgepackt in Tüten, zusätzlich vor Wachstum von Schimmelpilzen gesichert.

Selbstbedienungseinrichtungen. Viele Supermärkte und Discounter bieten heute Brote, Brötchen und Gebäck in Selbstbedienung an. So wird ein hygienisches Entnehmen (z. B. mit Zangen) von Hygieneleitlinien empfohlen, ist jedoch nicht zwingend gefordert. Auch die Möglichkeit, ein Berühren und Zurücklegen durch entsprechende Vorrichtungen zu unterbinden, wird empfohlen.

Belegte Brötchen. In Untersuchungen zur mikrobiologischen Qualität von belegten Brötchen fallen häufig negative Ergebnisse auf. Es werden Schimmelpilze, *Bacillus cereus* und Hefepilze nachgewiesen. Neben einer unzureichenden Praxis der Herstellung und Hygiene kann auch eine ungenügende Kühlung dafür verantwortlich sein.

Praxistipps

- Kaufen Sie frisches Brot ungeschnitten am Stück.
- Bewahren Sie Brot in einem luftdurchlässigen, geschlossenen Behälter auf, wie z. B. einem Brotkasten oder einem Brottopf.
- Schützen sie Brot vor Feuchtigkeit und übermäßiger Wärme. Bei hohen Temperaturen im Sommer legen Sie es in den Kühlschrank.
- Brot eignet sich auch zum Einfrieren. Gefrorene Scheiben lassen sich gut toasten.
- Werfen Sie verschimmeltes Brot komplett weg.
- Kaufen Sie möglichst kein Brot, Brötchen oder Gebäck an Selbstbedienungstresen.

4.3.2 Feingebäck

Feingebäck (Feine Backwaren) wird umgangssprachlich als Gebäck bezeichnet. Es handelt sich dabei um Produkte wie Kekse, Kuchen oder Torte. Zutaten wie Obst, Mandeln, Schlagsahne, Buttercreme oder Quark verändern die Produkteigenschaften oft deutlich, sodass auch die mikrobiologische Stabilität wesentlich geringer ist.

Das Wichtigste in Kürze

- Eine Keimbelastung ist bei trockenen, durchgebackenen Feinen Backwaren unwahrscheinlich.
- Nicht vollständig durchgebackenes Gebäck, das z. B. mit Sahne, Quark, Pudding oder Früchten gefüllt oder belegt ist, kann insbesondere bei ungenügender Kühlung zu Lebensmittelinfektionen führen.

Die Empfindlichkeit eines Gebäcks steigt mit der Feuchtigkeit der Produkte, die Keimen gute Wachstumsvoraussetzungen bietet. So sind trockene Produkte, wie z. B. Topfkuchen oder Kekse, deutlich länger haltbar und weniger empfindlich gegenüber dem Verderb als Sahnetorten. Der Backprozess reduziert den Wassergehalt der sowieso schon relativ trockenen Getreideprodukte nochmals.

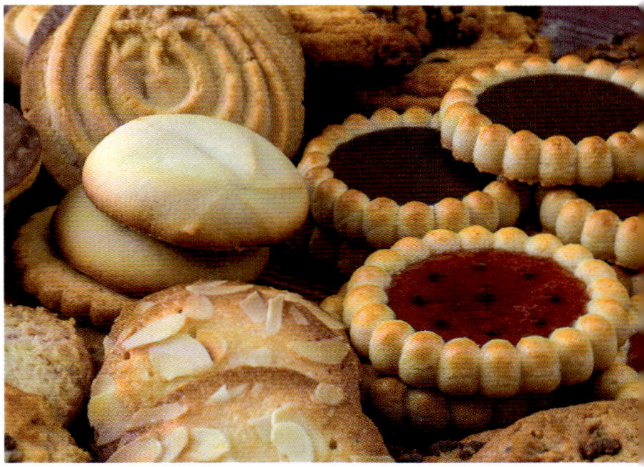

Gebäck, das mit Sahne, Quark, Pudding, Eiern und Früchten kombiniert wird, ist dagegen sehr empfindlich. Creme- oder Sahnefüllungen sind besonders anfällig gegenüber mikrobiellem Verderb, da sie nicht durcherhitzt werden und Keime sich aufgrund der Wasserverfügbarkeit und somit eines höherer a_w-Wertes vermehren können. Daher spielt neben den verwendeten Zutaten auch die gute Lebensmittelhygiene eine große Rolle. Die Lagerfähigkeit beträgt maximal 1–2 Tage (abgedeckt im Kühlschrank).

Da die für die Herstellung von Pudding eingesetzte Stärke schnell entquellt, sollten diese Produkte nur am Tag der Herstellung gegessen werden. Sie verlieren dadurch ihren frischen Geschmack und verderben schnell. Bis zum Verzehr müssen sie gekühlt gelagert werden.

Praxistipps

- Stellen Sie frisches Gebäck mit Sahne, Creme oder Pudding selbst her und verbrauchen Sie es innerhalb eines Tages. Achten Sie auf eine gute Küchenhygiene und auf eine gute Kühlung der Produkte.
- Verarbeiten Sie keine rohen Eier oder Eierzeugnisse (Eiklar) in Produkten, die sie nicht vollständig durcherhitzen.
- Frieren Sie selbstgebackenes Gebäck, das Sie nicht verzehren, frisch ein.

Verwendete Eier stellen in durchgebackenen Produkten keinerlei Problem dar. Alle durchgegarten Produkte wie Plunder oder Gebäck sind nach dem Backen sicher, solange keine nachträglichen Kontaminationen stattfinden. Bei der Verwendung von frischem Obst besteht das Risiko einer Kreuzkontamination.

4.3.3 Getreideerzeugnisse

Das Wichtigste in Kürze

- Getreideerzeugnisse unterscheiden sich in ihrer Haltbarkeit und mikrobiologischen Stabilität aufgrund der unterschiedlichen Herstellungsweisen und der Zusammensetzung stark.

Getreideflocken. Diese Getreideerzeugnisse, wie z. B. Hafer- oder Dinkelflocken, sind gepresste Getreidekörner, die aus allen Getreidearten hergestellt werden. Für die Herstellung der Getreideflocken werden die ganzen Getreidekörner vor dem eigentlichen Quetschen gedämpft und bei 90–100 °C für ca. 60–90 Minuten gedarrt (Kontakttrocknung). So gelingt es, den Feuchtigkeitsgehalt auf 5 % zu reduzieren. Nach einer sich anschließenden Polierung erfolgt vor dem Walzen ein erneutes Dämpfen. Die Hitzebehandlungen dienen auch der Verlängerung der Haltbarkeit, denn es werden Enzyme inaktiviert, die eine schnelle Ranzigkeit herbeiführen würden. Dadurch sind Getreideflocken gegenüber Sauerstoffreaktionen geschützt, dürfen allerdings nicht feucht werden.

Da Bakterien und Schimmelpilze bei Temperaturen von 100 °C abgetötet werden, ist das Dämpfen gleichzeitig eine gute Keimreduzierung. Eventuell vorhandene Schimmelpilzgifte werden hingegen bei diesen Temperaturen nicht inaktiviert.

Praxistipps

- Lagern Sie Getreideflocken luftig, kühl und dunkel. Verwenden Sie keine geschlossenen Gefäße, wie z. B. Vorratsgläser.
- Achten Sie auf das Mindesthaltbarkeitsdatum.

Müsli und Müsliriegel. Müsli ist eine Zubereitung aus Haferflocken und weiteren Getreideprodukten, die eventuell mit Nüssen, frischem Obst oder Trockenobst gemischt und beispielsweise mit Milch oder Joghurt zum Frühstück gegessen wird.

Müsli ist bei guter Hygienepraxis ein Lebensmittel ohne Gefährdungspotenzial, wenn es Getreideflocken enthält, die einer Hitzebehandlung unterliegen. Zum Schutz vor Fremdgerüchen werden Müsli in Kunststofffolien und Müsliriegel in einen festen Polypropylenkunststoff verpackt.

Müslimischungen können je nach Zusammensetzung einen hohen Keimgehalt haben, da rohe Nüsse oder Samen, frisches Obst oder Trockenobst keimbelastet sind.

Müsliriegel und Getreidesnacks können außer den Getreideerzeugnissen (Getreideflocken) zusätzlich Zucker, Schokolade oder Milchcreme enthalten. Durch weitere Zugaben, z. B. von Trockenobst, Nüssen oder Fruchtfüllungen, können sie sehr keimreich werden und sollten dann zum strikten Infektionsschutz gemieden werden.

Praxistipps

- Sie sollten Ihr Müsli immer frisch anrühren, da ansonsten bei der Verwendung von Milch die Gefahr besteht, dass sich Keime wie krankheitserregende Bakterien im Müsli vermehren.
- Verzehren Sie kein Früchtemüsli oder Nussmüsli.

Cornflakes sind Getreideflocken aus gekochtem, gewalztem und anschließend getrocknetem Mais und können als sicher eingestuft werden.

4.4 Milch und Milchprodukte

Milch ist für Bakterien und andere Mikroorganismen ein idealer Nährboden. Milch ist nährstoffreich, enthält Zucker wie Laktose (Milchzucker) und andere Kohlenhydrate sowie Eiweiße, Fette und Vitamine. Zahlreiche Mikroorganismen können diese Stoffe verwerten, die eine schnelle Vermehrung garantieren. Deshalb muss Milch, wenn sie nicht gerade sterilisiert, d. h. völlig keimfrei gemacht worden ist, auch immer gekühlt aufbewahrt werden.

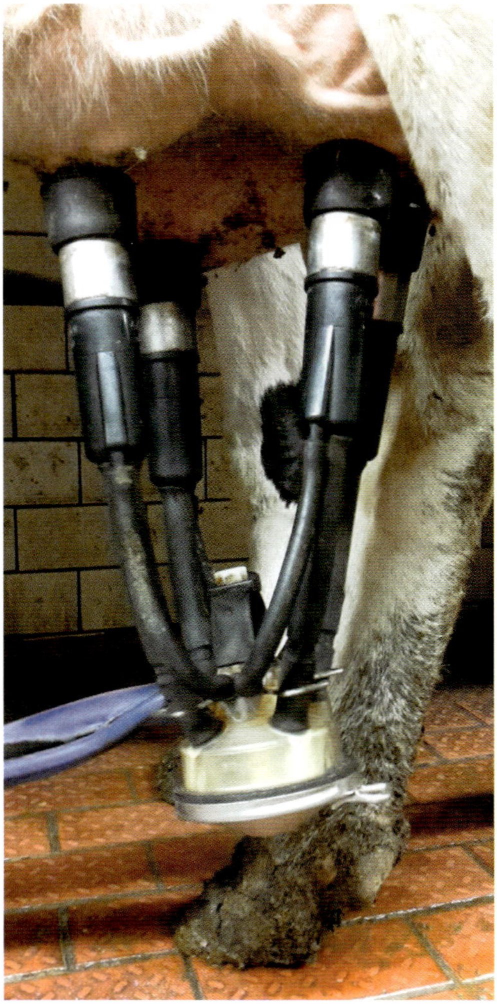

Die Milch von Kühen und anderen Nutztieren ist im Euter noch frei von Mikroorganismen, zumindest wenn die Tiere gesund sind und keine Euterentzündung (Mastitis) haben. Die Milch von Kühen mit einem entzündeten Euter wird gesondert abgemolken und kommt nicht in den Handel.

Beim Austritt der Milch aus dem Euter kommt sie schnell mit Keimen in Kontakt. Auf der Außenseite der Kuheuter, die durch die Fäkalien der Tiere verschmutzt sein können, befinden sich zahlreiche Mikroorganismen, darunter viele Fäkalkeime. Diese haben in früheren Zeiten, als die Trinkmilch noch nicht durch Erhitzen entkeimt wurde, zu zahllosen Erkrankungen von Kindern geführt, wie z. B. zu Tuberkulose. Der Melkvorgang ist der hygienisch wichtigste Arbeitsschritt in der Milchproduktion.

Beim Melkvorgang oder später bei Transport und Verarbeitung können Keime in die Milch gelangen – durch die Luft, über die Haare der Tiere, über

Hände und Kleidung von Arbeitern sowie über unzureichend gesäuberte Melkgeschirre, Milchtanks und andere Gerätschaften. Diese Mikroorganismen können Krankheiten oder auch vorzeitigen Verderb hervorrufen.

Solche Kontaminationen durch Bakterien, Hefen, Schimmelpilze und Viren sind auch bei guten hygienischen Bedingungen nicht zu vermeiden und beeinträchtigen die Qualität und Haltbarkeit der Milch. Entsprechend hoch sind die hygienischen Anforderungen an Landwirte, Lieferanten, milchverarbeitende Industrie und Lebensmittelketten, um zumindest den Zutritt von krankheitserregenden Keimen zu verhindern.

Milchverarbeitung. Die frisch gemolkene Milch, die sogenannte **Rohmilch**, wird für die Verwendung als Trinkmilch und zur Herstellung der meisten Käsesorten pasteurisiert. Um das Bakterienwachstum in der Milch möglichst rasch einzudämmen, darf die Rohmilch schon vor der eigentlichen Pasteurisation für kurze Zeit leicht erhitzt werden. Gleichzeitig wird die Milch gereinigt und der Rahm von der Magermilch abgetrennt. Nach dem Homogenisieren – dem Zerkleinern der Fettkügelchen – wird die Erhitzung der Milch durchgeführt, durch die es zur Abtötung zahlreicher, aber nicht aller Bakterien kommt. Die Hitzebehandlung (Wärmebehandlung) der Milch kann als Pasteurisation, Ultrahocherhitzung, Sterilisation oder Kochen durchgeführt werden (▸ Kap. 1.4).

Die **Pasteurisation** ist ein wichtiges Verfahren zur Haltbarmachung von flüssigen Lebensmitteln, die auf eine Temperatur von unter 100 °C erhitzt werden. Dabei werden alle vermehrungsfähigen Krankheitserreger und viele Verderbniserreger abgetötet. Nicht nur die genaue Temperatur, sondern auch die Dauer der Erhitzung bestimmt das Maß der Keiminaktivierung. Zur Sicherheit wird die Milch während dieser Arbeitsschritte immer wieder auf ihren Keimgehalt untersucht. Die lange Haltbarkeit entkeimter Produkte wird dadurch erreicht, dass neben Mikroorganismen auch die Enzyme in der Milch fast komplett inaktiviert werden.

Die vorhandenen Milchsorten unterscheiden sich vor allem in der Art der Hitzebehandlung:

- **Rohmilch**: Nicht hitzebehandelte Milch nach dem Melkvorgang, nicht im Handel, nur als Hof-Abgabe, z. B. über Rohmilchautomaten
- **Vorzugsmilch**: Nicht hitzebehandelte Milch aus streng kontrollierten Betrieben, verpackt im Handel
- **Frischmilch/frische Milch**: Pasteurisierte Milch, im Handel
- **ESL-Milch/Länger-frisch-Milch**: Hocherhitzte und oft mikrofiltrierte Milch, im Handel
- **H-Milch**: Ultrahocherhitzte Milch, im Handel
- **Sterilmilch**: Sterilisierte Milch, im Handel, ohne große Marktbedeutung
- **Kondensmilch**: Sterilisierte konzentrierte Milch, im Handel

4.4.1 Rohmilch

Die durch das Melken frisch gewonnene, naturbelassene Milch von Nutztieren wird als Rohmilch bezeichnet. Zahlreiche Krankheitsausbrüche bei Menschen sind bekannt, die auf Rohmilchkonsum zurückgeführt werden können. Rohmilch kann mit relativ hoher Wahrscheinlichkeit Krankheitserreger wie Salmonellen, *Campylobacter*-Bakterien, Listerien und gefährliche *E. coli*-Stämme enthalten, die sonst bei der Erhitzung von Milch abgetötet werden. Diese Erreger können sich in Rohmilch und Rohmilchprodukten bei ungenügender Kühlung meist vermehren. Auch *Staphylococcus aureus* ist ein in Rohmilch und Rohmilchkäse häufig zu findender Keim, der in den Produkten Toxine bildet, die Lebensmittelvergiftungen hervorrufen. Die Anwesenheit dieser Keime ist Aushängeschild mangelnder Hygiene oder einer Erkrankung der Tiere, wie z. B. einer Mastitis.

Das Wichtigste in Kürze

- Rohmilch und Rohmilchprodukte wie Rohmilchkäse unterliegen keiner Pasteurisation und können eine Reihe gefährliche Krankheitserreger enthalten.

Rohmilch darf als Ausnahme ab Hof direkt an den Verbraucher verkauft werden. Automaten zur Rohmilchabgabe dürfen nur dort aufgestellt werden, wo die Milch gewonnen wird. Diese Milch bzw. die Abgabestelle müssen mit dem Hinweis versehen werden, dass sie vor dem Verzehr abzukochen ist. Im Handel ist Rohmilch in Verpackungen nur noch selten als sogenannte **Vorzugsmilch** erhältlich, die ebenfalls vor dem Verzehr abgekocht werden muss. Vorzugsmilch unterliegt strengen hygienischen Anforderungen; Betriebe benötigen eine extra Zulassung für die Vermarktung dieser Milch. Während der gesamten Verarbeitung wird die Keimflora der Vorzugsmilch untersucht.

Praxistipp

- Kochen Sie Rohmilch oder Vorzugsmilch auf jeden Fall ab, besser: Kaufen Sie nur pasteurisierte Milch.

4

Rohmilchkäse

Für die Herstellung von Rohmilchprodukten darf die Rohmilch zur Keimreduzierung kurz auf höchstens 40 °C erhitzt werden. Diese Erhitzung darf nicht mit einer Pasteurisierung verglichen werden, denn sie führt lediglich zu einer leichten Verringerung der Keimzahlen.

Mit Ausnahme von Frischkäse und Sauermilchquark, für deren Herstellung immer hitzebehandelte Milch verwendet werden muss, findet sich im Handel eine Vielzahl von Rohmilchkäsesorten, die entsprechend gekennzeichnet werden müssen. Auf verpackten Produkten finden Sie den Hinweis „aus Rohmilch hergestellt“. Ohne ein Hinweis auf der Packung wurde der Käse aus pasteurisierter Milch gewonnen. Rohmilchkäse in der Käsetheke muss mit einem Schild gekennzeichnet werden.

Da Rohmilchprodukte nicht erhitzt werden, können sie die gleichen Krankheitserreger wie Rohmilch enthalten. **Listerien** stellen für Risikokonsumenten eine besonders große Gefahr dar. Diese Keime sind durchaus häufig in Rohmilchprodukten zu finden und reichern sich besonders in der Rinde von Weichkäse an. Die Erreger der Listeriose können die Temperatur im Eisfach überleben und sich im Kühlschrank sogar noch weiter vermehren, wenn auch langsam.

In Frankreich werden viele Käsesorten, wie z. B. der Camembert, aus Rohmilch hergestellt. Auch Käse aus der Schweiz, wie Appenzeller, Gruyère, Emmentaler und Bergkäse, sind oft Rohmilchprodukte. Lang gereifter Hartkäse aus Rohmilch wie Parmesan birgt ein geringeres Risiko als andere Rohmilchkäsesorten, da er aufgrund der langen Reifezeit in der Regel keine unerwünschten Mikroorganismen mehr enthält.

Praxistipps

- Verzehren Sie mit Ausnahme von lang gereiftem Hartkäse wie Parmesan keinen Rohmilchkäse.
- Sicherheitshalber sollten Sie bei Parmesan die Rinde großzügig abschneiden.

4.4.2 Wärmebehandelte Milch

Außer Roh- und Vorzugsmilch sind alle anderen Milchsorten hitzebehandelt, wobei unterschiedliche anerkannte Verfahren eingesetzt werden. Sie beruhen zumeist auf der besonders effektiven und sicheren Abtötung der Keime durch Hitze. Wie bei dem gesamten Produktionsverlauf gelten auch hier genaue Verfahrensvorschriften mit dem Ziel, Milch absolut frei von Krankheitserregern zu machen.

Das Wichtigste in Kürze

- Wärmebehandelte Milch ist bei ausreichender Kühlung ein sicheres Lebensmittel.
- Pasteurisierte Milch (Frischmilch) muss auch vor dem Öffnen und sterilisierte Milch sofort nach dem Öffnen gekühlt werden, um Keimwachstum zu verzögern.

Bei der Hitze- oder Wärmebehandlung der Milch werden je nach Temperatur und Zeitdauer mehrere Verfahren unterschieden (◘ Tab. 4.2).

Bei einer Pasteurisation überleben einige besonders robuste Stadien von Bakterien, die Bakteriensporen. In pasteurisierter Milch werden regelmäßig Sporen von *Bacillus cereus* gefunden, die bei unzureichender Kühlung auskeimen und sich vermehren. Bei Keimzahlen von etwa 10^6/g Milch können diese Bakterien Toxine bilden, die beim Menschen Durchfall, Erbrechen und Kopfschmerzen verursachen. Die Pasteurisation der Milch lässt außerdem einige Milchsäurebakterien überleben, die Verderbniserscheinungen verursachen. Bei Einhaltung der Kühltemperatur können diese Entwicklungen verzögert werden.

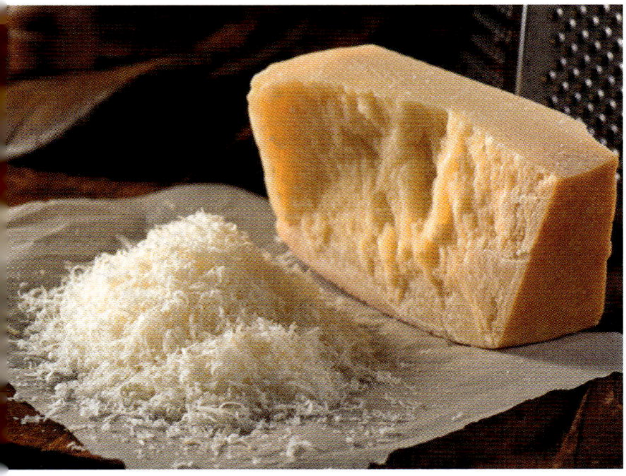

Bei sterilisierten Milchprodukten ist nach dem Öffnen eines Artikels wie bei allen Milchsorten eine Verunreinigung durch Keime wahrscheinlich, die sich dann relativ ungehemmt vermehren können. Denn durch die Sterilisation werden auch alle Milchsäurebakterien abgetötet und damit geht ihre Funktion verloren, andere Bakterien im Wachstum zu hemmen.

Praxistipp

- Stellen Sie alle Milchsorten nach dem Öffnen gut verschlossen in den Kühlschrank und verbrauchen Sie sie innerhalb von 2–3 Tagen.

Tab. 4.2 Wärmebehandlungsverfahren der Milch

Verfahren	Keim-inaktivierung	Temperatur (°C)	Zeitdauer	Keim-abtötung (%)	Haltbarkeit (ungeöffnet)
Dauererhitzung	Pasteurisation	62–65	15–30 Minuten	95	5–10 Tage, gekühlt
Kurzzeit-erhitzung	Pasteurisation	72–75	15–30 Sekunden	99	5–10 Tage, gekühlt
Hocherhitzung	Pasteurisation	85–127	Ca. 2 Sekunden	99,9	5–10 Tage, gekühlt
Ultrahoch-erhitzung	Sterilisation	135–150	2–8 Sekunden	99,9–100	3 Monate, ungekühlt
Sterilisation	Sterilisation	110–115	20–30 Minuten	100	6 Monate, ungekühlt

Das Frischmilchangebot im Kühlregal der Supermärkte wird von der „länger haltbaren Frischmilch" dominiert, die als **ESL-Milch** bekannt ist (*Extended Shelf Life*). Die Haltbarkeit beträgt bei Kühllagerung und in ungeöffneten Verpackungen 12–21 Tage. Für die Pasteurisierung gibt es unterschiedliche Möglichkeiten:

- Die Milch wird für wenige Sekunden auf bis zu 127 °C erhitzt, wobei ein leichter Kochgeschmack entsteht.
- Die Milch wird in Magermilch und Rahm aufgetrennt, und die Magermilch wird über mikrofeine Filter weitgehend entkeimt. Der Rahm und der Filterrückstand werden wenige Sekunden bei 127 °C hocherhitzt, die filtrierte Magermilch auf 72–75 °C. Anschließend werden die Bestandteile wieder zusammengeführt.

4.4.3 Käse

Ursprünglich diente die Herstellung von Käse der Haltbarmachung von Milch. Heute ist Käse von unserem Speiseplan nicht mehr wegzudenken; es existieren rund 2000 Sorten weltweit.

Das Wichtigste in Kürze

- Aus wärmebehandelter Milch gefertigter Käse kann in seltenen Fällen krankheitserregende Keime enthalten, falls solche Keime den reifenden Käse nachträglich kontaminiert haben und dort überleben können.
- Hartkäse ist aufgrund der langen Reifung und des niedrigen Wassergehalts relativ risikoarm.
- Weichkäse wie Camembert, Feta, Mozzarella, Gorgonzola, Roquefort und Käse mit Gelb- oder Rotschmiere sind für Menschen mit Immunschwäche nicht geeignet.

Aufgrund ihrer Herstellung lassen sich Käse in Labkäse und Sauermilchkäse unterscheiden:

- **Labkäse** (auch als Süßmilchkäse bezeichnet) wird mithilfe von Lab produziert, das aus Kälbermägen gewonnen wird. Alternativ können die Enzyme des Labs mit Mikroorganismen hergestellt werden. Durch Zugabe von Lab werden die Milcheiweiße zum Gerinnen gebracht (Dicklegung). Hierzu gehören gängige Schnittkäsesorten wie z. B. Emmentaler, Gouda, Butterkäse.
- Für **Sauermilchkäse** wird die Milch mithilfe von Milchsäurebakterien, die Milchsäure ausscheiden, dickgelegt. Durch die Absenkung des pH-Werts kommt es zur Ausfällung des Milcheiweißes Kasein. Zu Sauermilchkäse gehören Frischkäse und Speisequark, Harzer Käse sowie Gelb- und Rotschmierekäse.
- Bei **Labsäurekäse** werden sowohl Starterkulturen als auch Lab hinzugefügt.

Fäkalkeime. Für die Herstellung von Käse muss die Milch qualitativ hochwertig sein und eine Vielzahl von Anforderungen erfüllen. Fäkalkeime, wie z. B. *Escherichia coli*, die in der Rohmilch häufig sind und durch die Pasteurisierung abgetötet werden, können bei mangelhafter Betriebshygiene der Käsereien dennoch in den Ausgangsstoff gelangen. Sie führen zu Fehlgärungen und fallen dadurch auf, dass sie die Käselaibe aufblähen.

Je reifer und härter der Käse ist, desto geringer sind die Gehalte von Fäkalkeimen und möglichen Krankheitserregern. Über das Futter oder über Erde, Wasser, Mist können allerdings Clostridien mit ihren Sporen in die Käseproduktion gelangen, die hier unerwünscht sind. Da Clostridien oft über Silage verfüttert werden, werden einige Käsesorten mit „aus silagefreier Heumilch" gekennzeichnet.

Milchsäurebakterien. Durch die Wärmebehandlung der Milch werden nicht nur die unerwünschten und pathogenen Keime abgetötet, sondern auch die erwünschten, nämlich die Milchsäurebakterien. Die von den Milchsäurebakterien gebildete Milchsäure hat konservierende Eigenschaften und verhindert ein Verderben. Milch, die für die Herstellung von Käse eingesetzt wird, wird daher mit bestimmten Kulturen beimpft. Durch die Aktivität der Milchsäurebakterien wird der Käse gesäuert, wodurch andere Bakterien wie z. B. Enterokokken in ihrem Wachstum gehemmt werden. Der pH-Wert von Sauermilchkäse liegt zwischen 4,5 und 5,0 und damit an der unteren Grenze, an der sich die meisten Vertreter der Enterobacteriaceen, die typischen Fäkalkeime, vermehren können. Labkäse hat hingegen einen deutlich höheren pH-Wert von über 6,0.

Sauermilchkäse hat oft einen recht hohen Wassergehalt in der fettfreien Käsemasse (60–73 %) und ist dadurch relativ anfällig für Keimwachstum. Labkäse ist aufgrund einer längeren Reifung in der Regel wasserärmer und damit haltbarer als Sauermilchkäse. Bei der Reifung von Hartkäse sind oft auch Propionsäurebakterien beteiligt, die eine Propionsäuregärung durchführen. Dabei wird die Milchsäure weiter zu Essigsäure und Propionsäure umgesetzt, die Komponenten des Käsearomas sind. Das dabei gebildete Kohlendioxid führt zur Lochbildung im Käse.

Milchsäurebakterien und die anderen Organismen der Reifungskulturen bauen außerdem Eiweiße und Fette mithilfe ihrer Enzyme ab. Zum Beschleunigen des Reifungsprozesses werden Enzyme wie z. B. Proteasen oder Lipasen zugegeben, die der Aromabildung dienen. Ein zunehmend enzymatischer Abbau der Proteine (Proteolyse) lässt u. a. den pH-Wert wieder steigen. Neben dem pH-Wert ist die Temperatur die wichtigste Einflussgröße der Käsereifung.

Wissenswert
Infolge der Proteolyse können vor allem lange gereifte Käse wie Hartkäse hohe Gehalte an **biogenen Aminen** wie z. B. **Histamin** aufweisen. Weitere häufig vorkommende biogene Amine sind Tyramin, Putrescin und Cadaverin. Mikroorganismen, die solche Stoffe aus Aminosäuren bilden, werden über kontaminierte Milch oder bei Hygienemängeln während der Herstellung in den Käse eingetragen. Bei Menschen mit einer Unverträglichkeit gegenüber Histamin kann es zu Kopfschmerzen, Kreislaufbeschwerden und Blutdruckveränderungen kommen (Vogelreuter 2018).
Abhängig vom Reifegrad kann auch Weichkäse zum Teil sehr hohe Gehalte (bis 200 mg/100 g) des biogenen Amins Tyramin aufweisen. Die gesundheitlichen Beschwerden treten oft im Zusammenhang mit Alkohol und der Einnahme von Monoaminoxidasehemmern zur Behandlung von Tuberkulose oder Depressionen auf. Sie können dann sogar noch stärker ausgeprägt sein (Schockerscheinungen, Schlaganfall, Herzinfarkt).

Hartkäse und Schnittkäse

Hartkäse, der sich durch eine hohe Trockenmasse auszeichnet, hat die längste Reifezeit aller Käsesorten – zwischen drei Monaten und über drei Jahren. Die Reifezeit der meisten Schnittkäse wie Edamer, Gouda oder Tilsiter beträgt 4–6 Wochen. Je älter und härter ein Käse ist, desto sicherer ist er, da gefährliche Keime im Käse mit der Zeit der Reifung und Trocknung absterben.

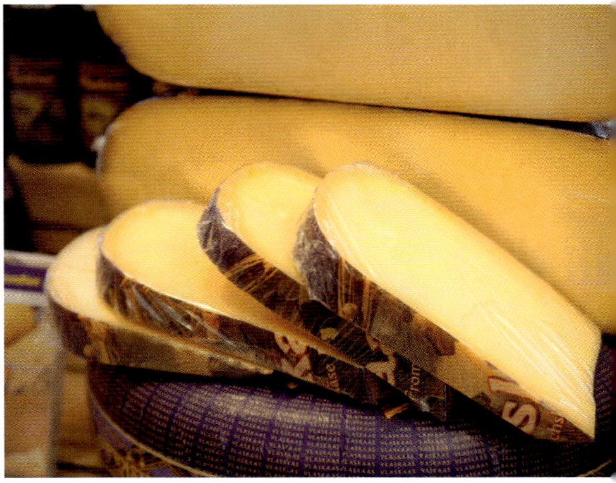

Hartkäse kann sowohl ein Rohmilchprodukt (▸Kap. 4.4.1) als auch ein Produkt aus pasteurisierter Milch sein. Die Bedingungen im Hartkäse lassen nur Sporenbildnern der Gattung *Clostridium* die Möglichkeit zur Vermehrung unter Luftabschluss. Eine Spätblähung, bei der Risse in dem sich aufblähenden Käse entstehen, oder Weißfäule, bei der der Käse sich weißlich verfärbt, schmierig wird und unangenehm riecht, sind Zeichen für die Anwesenheit von Clostridien.

Die Käserinde entsteht bei Hartkäse durch das Bad in Salzwasser, das dem Käse Wasser entzieht. Hier können sich am ehesten gefährliche Keime aufhalten.

Praxistipps
- Schneiden Sie grundsätzlich die Rinde vom Käse ab.
- Wählen Sie zum Konsum eher alte Hart- oder Schnittkäsesorten.
- Kaufen Sie an der Käsetheke besser Hart- oder Schnittkäse am Stück, da beim Schneiden von Käse Keime von Geräten auf die Schnittfläche übertragen werden.

Weichkäse

Für die Herstellung von Weichkäse wird in Deutschland pasteurisierte Milch verwendet. In Frankreich ist es für den Camembert traditionell Rohmilch. Weichkäsesorten unterscheiden sich in der Trockenmasse und damit im Wasseranteil. Je höher der Wassergehalt (Käsegesamtgewicht minus Trockenmasse) ist, umso besser sind die Wachstumsbedingungen für unerwünschte Keime.

Während des gesamten Produktionsweges ist ein unerwünschter Kontakt mit Keimen möglich. Gelangen während der Verarbeitung z. B. durch mangelnde Hygiene krankmachende Keime in den Weichkäse, finden sie ein optimales Milieu. Besonders empfindlich ist auch die Zeit des Reifens. Salztolerante Staphylokokken können während der Nachbehandlung z. B. über das Salzwasser übertragen werden. Weichkäse und halbfeste Schnittkäse, wie etwa Blauschimmelkäse, Brie, Camembert, Gorgonzola, Roquefort und Münster, gehören zu den am häufigsten mit Listerien kontaminierten Käsesorten.

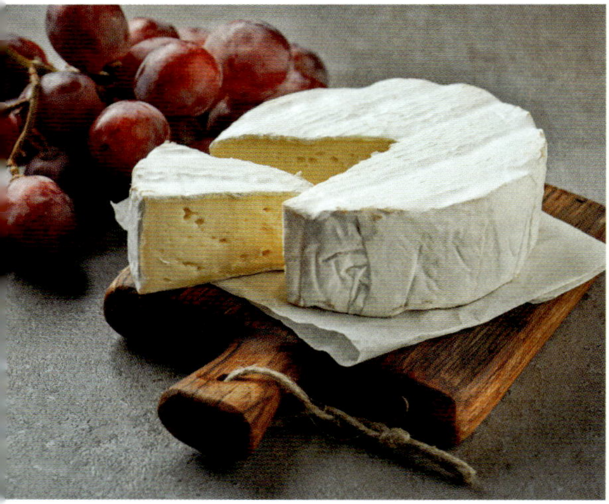

Das Besondere bei Weichkäse ist der durch eingesetzte **Schimmelpilzkulturen** erzeugte Schimmel an der Oberfläche. Er gilt als unbedenklich und schützt vor anderen unbekannten Pilzen, die sich nicht mehr auf dem Käse festsetzen können. Die eingesetzten Schimmelkulturen sind auf Sauerstoff angewiesen und wachsen daher nur auf der Oberfläche. Die Enzyme, die der Pilz bildet, dringen jedoch ins Innere. Für die Herstellung jeglicher Art von Schimmelkäse werden nur Pilzstämme – wie etwa *Penicillium*-Stämme – eingesetzt, die keine Schimmelpilzgifte bilden.

Bei Weichkäse ist ein schnelles Reifen und ein schnell ansteigender pH-Wert erwünscht, der durch die wachsenden Schimmelpilzkulturen verursacht wird. Dies geschieht im Wesentlichen durch den Abbau der bakteriell produzierten Milchsäure. Die Entsäuerung trägt direkt zum Aroma bei und fördert geschmacksbildende Bakterien und Enzyme im Käse.

Weißschimmelkäse (Camembert, Brie). Der Abbau der Milchsäure durch die Schimmelpilze und der Anstieg des pH-Wertes ermöglichen im Inneren des Käselaibes den Eiweißabbau (Proteolyse) durch mikrobielle Enzyme. Dabei wird ein Camembert immer flüssiger und weicher. Bei fortschreitender Reifung kann der Käse grau-fleckig werden. Während seiner Reifung wird er im Keller gelagert, ein paar Mal gewendet und zum Schluss in luftdurchlässigen Folien verpackt.

Rotschmierekäse (Bergkäse, Limburger, Münsterkäse, Romadur, Tilsiter, Weinkäse). Wie beim Weißschimmelkäse wird die durch Milchsäurebakterien produzierte Säure durch die Pilze der Oberflächenflora abgebaut, sodass die Proteolyse schnell voranschreitet. Die Oberfläche wird feucht und schmierig, dabei gelb oder rotbraun verfärbt. Die Bildung dieser Rotschmiere entsteht während der Reifung durch die gemeinschaftliche Aktivität verschiedener Mikroorganismen. Die Käselaibe werden regelmäßig mit salzhaltigen Flüssigkeiten besprüht oder abgerieben, die bestimmte Bakterien, die sogenannten Rot-

schmierebakterien, enthalten. Gleichzeitig beugt die Behandlung einer unerwünschten Schimmelbildung auf der Käserinde vor.
Im Gegensatz zu trockenen Käserinden haben Listerien in Rotschmierekäse mit kurzer Reifezeit und hohem Wasseranteil gute Überlebenschancen und werden relativ häufig nachgewiesen.

Edelpilzkäse, Blauschimmelkäse, Roquefort, Gorgonzola. Auch der für die Herstellung dieser Weichkäsesorten eingesetzte Schimmel ist auf die Anwesenheit von Sauerstoff angewiesen. Erst durch das Einstechen von Löchern in die Käselaibe ist es dem Schimmel möglich, von außen nach innen zu wachsen. Für den blaugrünen Innenschimmel ist *Penicillium roquefortii* verantwortlich. Bei den eingesetzten Schimmelpilzen handelt es sich immer um solche, die keine Mykotoxine produzieren. Es ist ebenfalls nicht bekannt, dass die industriell eingesetzten Edelpilze Lebensmittelinfektionen auslösen können (Kommission für Krankenhaushygiene und Infektionsprävention 2010).

Salzlakenkäse (Mozzarella, Feta). Ursprünglich wurde Mozzarella nur aus Büffelmilch, Feta nur aus Ziegen- und Schafsmilch hergestellt. Heute werden sie zum größten Teil aus Kuhmilch hergestellt.

Salzlakenkäse werden grundsätzlich aus pasteurisierter und homogenisierter Milch hergestellt. Sie reifen in einer Salzlake, die aus der Molke (Flüssigkeit, die beim Dicklegen der Milch abgeschieden wird) hergestellt wird. Die Salzlake, die den Käse konserviert, entzieht dem Produkt weiter Wasser, wodurch er eine halbweiche Konsistenz und einen hohen Salzgehalt erhält. In der Salzlake und dem Käse sind unterschiedliche Bakterien und Pilze zu finden, die den hohen Salzgehalt tolerieren können. Dies sind beispielsweise zahlreiche Hefen und Staphylokokken, wie z. B. gelegentlich auch der Lebensmittelvergiftungen auslösende *Staphylococcus aureus*.

Selbst nach langer Reifungs- und Lagerungszeit können manchmal Listerien in Salzlakenkäse nachgewiesen werden, die eine gesundheitliche Gefährdung darstellen. Industriell hergestellter und verpackter Feta sowie Mozzarella, die in Handelsunternehmen mit anerkannten Qualitätssicherungssystemen gekauft werden, sind jedoch sicher und frei von pathogenen Keimen.

Frischkäse/Kräuterfrischkäse/Quarkprodukte. Frischkäse bzw. Quark werden aus pasteurisierter Milch hergestellt. Sie unterliegen keiner Reifung und können, frisch geöffnet, unbedenklich verzehrt werden.

Frischkäse und Quark werden oft mit Zusätzen wie Kräutern, Gewürzen oder Nüssen angeboten. Da diese Rohstoffe stark mit Keimen belastet sein können und um eine Haltbarkeit von drei Monaten bei Frischkäse zu erreichen, erfolgt eine Abtötung der enthaltenen Bakterien, Schimmelpilze und Hefen durch Pasteurisierung.

Bei Frischkäsezubereitungen mit Kräutern erfolgt die Zugabe der Kräuter auf drei möglichen Wegen:
- Die getrockneten Kräuter werden zu der heißen Frischkäsemasse gegeben.
- Die Frischkäsemasse wird zusammen mit den Kräutern erhitzt.
- Es werden Kräutermischungen eingesetzt, die als sogenannte Containerware frei von Schimmel und Hefen sein müssen und zum Schutz vor Kontaminationen in einem geschlossenen System zugegeben werden.

4

Hinsichtlich ihrer Mikrobiologie unterscheiden sich die Naturvarianten nicht von denen mit Kräuterzubereitungen. In Deutschland sind alle Frischkäsesorten wärmebehandelt. Quarkprodukte wie Fruchtquark sind ebenfalls unbedenklich, da sie nur nach Pasteurisierung in den Handel gelangen und in Supermärkten angeboten werden dürfen.

Sauermilchkäse (Harzer Käse, Handkäse). Für die Herstellung wird pasteurisierte Magermilch verwendet. Die Säuerung und damit die Gerinnung der Milch erfolgt mithilfe von Milchsäurebakterien. Während der Reifung wird der Käse u. a. mit Salzwasser gewaschen und mit Gelb-, Rotschmierebakterien oder auch dem Camembertschimmel bespritzt. Die Reifungszeit beträgt 1–2 Wochen.

Schmelzkäse. Für die Herstellung von Schmelzkäse wird der Käse, z. B. Gouda oder Cheddar, mithilfe von hohen Temperaturen, die die Keime inaktivieren, sowie Schmelzsalzen (z. B. Phosphaten) geschmolzen. Phosphate stabilisieren zudem das Produkt, denn sie schützen vor Wachstum von Bakterien. Geschmacksgebende Komponenten, wie etwa Salami oder Pfeffer, werden den hohen Temperaturen mit ausgesetzt.

Praxistipps

- Meiden Sie Weichkäse wie Camembert, Käse mit Oberflächenschmiere, wie z. B. Harzer Roller und Tilsiter und bevorzugen Sie harte Käsesorten. Essen Sie auf keinen Fall Rotschmierekäse.
- Kaufen Sie Quark, Feta und Mozzarella nur als Markenware in abgepackter Form in Supermärkten.
- Meiden Sie eingelegten Käse oder Frischkäse wie Feta, Kräuterquark und Mozzarella aus offenen Gefäßen in der Kühltheke.
- Erkundigen Sie sich im Zweifelsfall beim Hersteller, ob Käse oder Frischkäse mit Kräutern, Gewürzen oder Nüssen z. B. durch eine Pasteurisation sicher gemacht werden. Ansonsten meiden Sie diese Produkte.

Heutzutage werden dem Käse außerdem **konservierende Stoffe** zugesetzt. Pimaricin, das als Natamycin deklariert werden muss (E-Nummer 235), ist als Konservierungsmittel für die Oberflächenbehandlung von Hartkäse, Schnittkäse und halbfestem Käse zugelassen. Es verhindert ein ungewolltes Verschimmeln im Rindenanteil.

4.4.4 Butter und Sahneerzeugnisse

Die Herstellung von Butter und Sahneprodukten erfolgt, indem Milch durch Zentrifugation in Magermilch und Rahm (Sahne) getrennt wird.

Das Wichtigste in Kürze

- Im Kühlschrank gelagerte Butter kann unbedenklich verzehrt werden.
- Sahneprodukte sind pasteurisiert und damit sicher; sie können jedoch nach der Öffnung der Verpackung schnell verkeimen.

Die aus dem Rahm hergestellten Rahmprodukte sind fettreich (mindestens 10 % Fett). Sie sollten grundsätzlich mit Ausnahme von ungeöffneter H-Schlagsahne im Kühlschrank aufbewahrt werden.

Butter

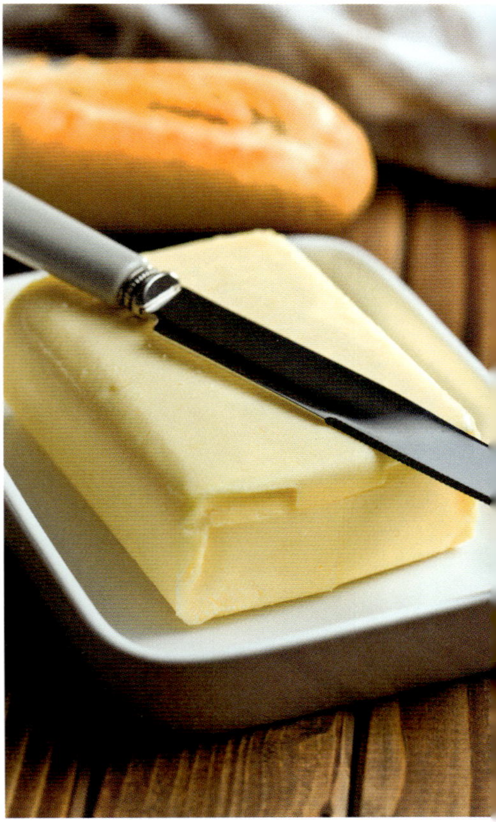

Butter weist einen Milchfettgehalt von mindestens 80 % auf und darf höchstens 16 % Wasser enthalten. Sie wird in Molkereien aus pasteurisierter Milch hergestellt. Der von der Milch abgetrennte Rahm wird kurz auf mindestens 95 °C erhitzt und anschließend auf die notwendige Temperatur zum Reifen des Rahms heruntergekühlt. Während des Reifens mithilfe von zugegebenen spezifischen Milchsäurebakterien bildet sich der typische Buttergeschmack. Die Milchsäurebakterien vergären den Milchzucker in Milchsäure und bilden aus Zitronensäure, einer in der Milch natürlich vorkommenden Säure, den Butteraromastoff Diacetyl.

Butter stammt nicht nur von Molkereien, sondern kann auch vom Milcherzeuger selbst hergestellt werden (üblicherweise als Landbutter oder Bauernbutter bezeichnet). Die Butter muss mit dem Zusatz „mit Rohmilch hergestellt" versehen werden, wenn sie dabei aus nicht erhitzter Milch oder Sahne hergestellt wird.

Es gibt unterschiedliche Butterarten:

- **Sauerrahmbutter**, bei der zugesetzte Milchsäurebakterien der Gattung *Lactococcus* den Rahm säuern (pH-Wert unter 5,1) und für den typischen Buttergeschmack sorgen,
- **Süßrahmbutter**, bei der der Rahm nicht gesäuert wird, d. h., es werden keine Bakterienkulturen zugegeben,
- **Mildgesäuerte Butter**, die zunächst wie Süßrahmbutter hergestellt wird und der erst im Anschluss Milchsäure und Milchsäurebakterienkulturen zugesetzt werden.

Wie Margarine ist Butter eine Wasser-in-Öl-Emulsion, die für Mikroorganismen ähnlich eingeschränkte Wachstumsmöglichkeiten bietet (▸Kap. 4.2.2), sodass Butter bei Kühlung kaum Wachstum von Keimen erlaubt. Nur einige lipolytische Schimmelpilze, die Fette abbauen können, können in langen Zeiträumen Butter besiedeln und ungenießbar machen. Die Butter schmeckt dann ranzig oder seifig. Bakteriensporen der Gattung *Bacillus* und *Clostridium* können zwar die Pasteurisierung überleben, in der Butter finden sie allerdings keine günstigen Wachstumsbedingungen vor. Finden sich Enterobacteriaceen wie *E. coli* in der Butter, ist das ein Nachweis für eine hygienisch mangelhafte Produktion in den Molkereibetrieben, da diese Keime durch die anfänglich stattfindende Pasteurisierung eliminiert worden sind.

Butterschmalz. Hierbei handelt es sich um ein nahezu reines Butterfett, d. h., es enthält keine Eiweißstoffe, Milchzucker oder Mineralien mehr. Diese werden durch das Schmelzen der Butter abgetrennt. Auch der Wasseranteil ist sehr gering, sodass kein mikrobiologischer Verderb eintreten kann. Butterschmalz ist daher hocherhitzbar und lange haltbar, selbst bei Raumtemperatur. Wichtig für die Haltbarkeit ist, das Produkt vor Licht zu schützen.

Schlagsahne und Sahneprodukte

Schlagsahne hat mindestens 30 % Fett und wird – besonders ohne Kühlung – sehr schnell von Mikroorganismen bewachsen. Um sie länger haltbar zu machen, wird sie meist zweifach erhitzt und trägt dann die Kennzeichnung „wärmebehandelt".

Für die Herstellung von Sahne wird der von der Milch getrennte, fettreiche Rahm wärmebehandelt. Um Schlagsahne haltbar zu machen, kann diese – wie die Konsummilch – pasteurisiert, hocherhitzt oder ultrahocherhitzt werden. Eine zusätzliche zweite Erhitzung geschieht oft vor dem Abfüllen in Becher oder Flaschen.

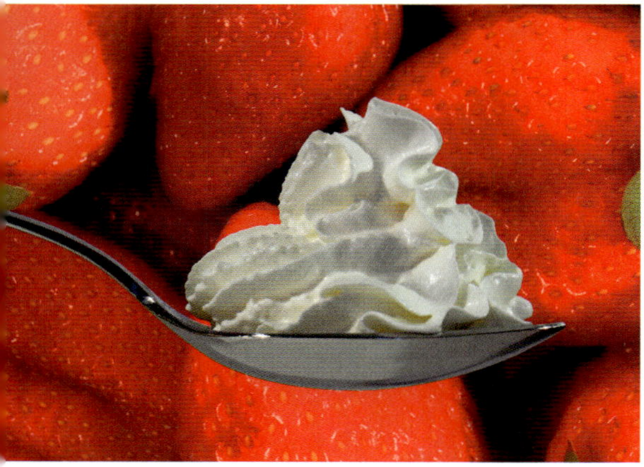

Auch „frische Schlagsahne" ist durch Pasteurisation wärmebehandelt, muss jedoch wie pasteurisierte Konsummilch kühl aufbewahrt werden. Ultrahocherhitzte H-Sahne, die bei Temperaturen bis 150 °C kurz erhitzt wird, kann ungeöffnet ohne Kühlung drei Monate gelagert werden. Nach dem Öffnen kommt es rasch zu Kontaminationen, sodass die angebrochene H-Sahne gekühlt werden muss und wie frische Sahne bald verdirbt.

Schlagsahne aus Cafés, Eisdielen und Konditoreien zeigt häufig einen erhöhten Gehalt an Keimen, die Indikatoren für Hygienemängel bei der Wartung und Reinigung der Aufschlagautomaten in den Betrieben darstellen.

Saure Sahne, Crème fraîche und Schmand sind mit Milchsäurebakterien gesäuerte Sahneprodukte, die einen unterschiedlichen Fettgehalt aufweisen. Der niedrige pH-Wert erhöht die mikrobiologische Stabilität.

Sprühsahne. In der Sprühdüse können sich Keime vermehren, wenn die Sahne längere Zeit nach dem Öffnen im Kühlschrank steht und die Düse nicht nach jedem Gebrauch korrekt gereinigt wird.

Kaffeesahne. Als Kaffeesahne bezeichnet man eingedickte Produkte, die aus Sahne hergestellt werden. Diese Produkte werden aus pasteurisierter Milch hergestellt und enthalten mindestens 10 % Fett. Durch einen gesonderten Sterilisationsvorgang entsteht eine lange Haltbarkeit. **Kondensmilch** ist – im Gegensatz zu Kaffeesahne – eine durch Wasserentzug entstandene eingedickte Milch, die in der Verpackung ultrahocherhitzt wird.

Praxistipps

- Verzehren Sie in Cafés, Eisdielen und Konditoreien keine Sahne, die aus Aufschlagautomaten oder aus Sprühdosen stammt.
- Verwenden Sie Sprühsahne nach dem ersten Gebrauch nicht mehr weiter, da der Sprühkopf nicht sicher gereinigt werden kann.
- Vermeiden Sie Biosahne ohne die Aufschrift „wärmebehandelt".

Weiterhin wird aus Sahne bzw. Milch Speiseeis hergestellt (▸ Kap. 4.9.2).

4.4.5 Sauermilch- und Joghurtprodukte

Buttermilch, Dickmilch, Joghurt, sonstige Joghurterzeugnisse, Crème fraîche, saure Sahne und Schmand werden mithilfe von Milchsäurebakterien (z. B. Laktobazillen und Streptokokken) hergestellt.

Das Wichtigste in Kürze

- Sauermilch- und Joghurtprodukte sind Lebensmittel, die mithilfe von Bakterien durch eine Milchsäuregärung entstehen und haltbarer sind als ihre Ausgangsprodukte Milch oder Sahne.

Um die mikrobiologische Säuerung und Aromabildung in die gewünschte Richtung zu lenken, werden gezüchtete Kulturen, sogenannte Starterkulturen, eingesetzt. Dadurch werden unerwünschte Fremdgärungen verhindert, die durch milcheigene Organismen verursacht werden können. Durch die Pasteurisierung der Milch werden darüber hinaus diese unerwünschten Gärorganismen abgetötet. Sauermilch- und Joghurtprodukte werden fast ausschließlich aus pasteurisierter Milch hergestellt. Der Vermerk „aus Rohmilch" muss auf der Verpackung stehen, wenn die Milch z. B. beim Direktvertrieb durch den Milcherzeuger nicht pasteurisiert wurde.

Im Einzelnen haben die Bakterien bei der Milchsäuerung folgende Aufgaben:

- Durch die von Milchsäurebakterien ausgeschiedenen Säuren (hauptsächlich Milchsäure) fällt der pH-Wert auf unter 5,0 ab. Es kommt zur Gerinnung des Milcheiweißes und zur Verdickung der Milch (Dicklegung).
- Da natürlich gebildete Milchsäure ein Konservierungsmittel ist, das das Wachstum zahlreicher anderer Mikroorganismen verhindert, sind Sauermilchprodukte vor einem Verderb gut geschützt.
- Milchsäurebakterien bilden die für die jeweiligen Produkte typischen Aromen.

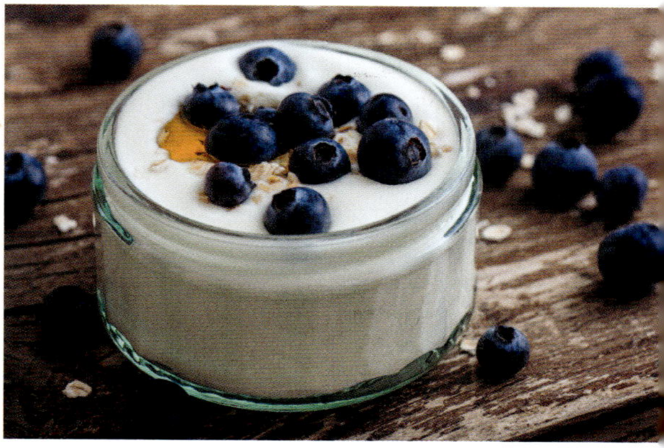

Ein Joghurt darf nur dann als „Joghurt" deklariert werden, wenn er mit klassischen Milchsäurebakterien (*Streptococcus thermophilus* und *Lactobacillus delbrueckii*, Unterart *bulgaricus*) gereift ist. Dieser Joghurt ist stichfest und deutlich sauer. Joghurt mit der Bezeichnung „Joghurt mild" enthält andere Arten von Laktobazillen. Dieser Joghurt ist eher cremig und nicht so stark säuerlich. Bei der Herstellung von Joghurt entwickelt sich die Milch zusammen mit den Kulturen bei warmen Temperaturen von 42–45 °C. Es gibt dabei zwei unterschiedliche Verfahren: Stichfester Joghurt reift direkt in Gläsern oder Bechern, cremiger Joghurt wird in einem Tank gerührt.

Nach der Reifung wird Joghurt oft nochmals erhitzt. Er enthält dann keine lebenden Kulturen mehr und besitzt eine lange Haltbarkeit. Ein solches Produkt wird mit dem Hinweis „wärmebehandelt" versehen. Bei Bio-Joghurts ist eine solche zusätzliche Pasteurisierung nicht üblich, sie enthalten lebende Keime.

Um die Haltbarkeit und damit die Qualität zu erhalten, werden Produkte mit Zusätzen wie z. B. Früchten oder Fruchtzubereitungen ebenfalls wärmebehandelt.

Kefir. Zur Herstellung dieses Sauermilchgetränks werden neben Milchsäurebakterien auch Hefen zugesetzt, die geringe Mengen Alkohol (unter 1 %) und CO_2 produzieren. Die Wölbung des Deckels ist bei diesem Produkt durch die Gasbildung verursacht und kein Hinweis auf Verderb. Bevor Kefir abgefüllt wird, werden sämtliche Bakterien und Hefen (die Kefirkörner) abgesiebt. „Kefir mild" wird hingegen mit besser definierten und zumeist hefefreien Starterkulturen hergestellt. Hierbei handelt es sich um ein industriell hergestelltes Produkt aus Kuhmilch.

Praxistipps

- Industriell abgepackte Sauermilch- und Joghurterzeugnisse können Sie bedenkenlos konsumieren.
- Meiden Sie den Genuss von Sauermilcherzeugnissen mit Nuss-, Gewürz- oder Müslianteilen.
- Konsumieren Sie keinen Kefir, wenn Sie nicht sicher sind, dass er wärmebehandelt wurde.
- Essen Sie Joghurtprodukte wie das griechische Tsatsiki am besten, wenn Sie es frisch selbst zubereitet haben oder es industriell gefertigt wurde. Meiden Sie es als Beilage in Restaurants, da Sie hinsichtlich deren Hygiene nicht sicher sein können.

4.5 Fleisch und Fleischprodukte

Fleisch ist ein wertvolles Grundnahrungsmittel. Es ist sehr wasserreich und hat mit pH 6,0 einen relativ hohen Wert. Außer hochwertigem Eiweiß besitzt es Mineralstoffe, Vitamine und Wasser. Der Fettanteil variiert entsprechend des Tieres und des verwendeten Körperteils. Mageres Muskelfleisch vom Rind enthält beispielsweise 21 % Eiweiß, ca. 2 % Fett und etwa 75 % Wasser.

Das gewöhnlich keimfreie Muskelfleisch kann aus folgenden Gründen mit Keimen belastet sein:

- Ein krankes, geschwächtes oder z. B. durch Tiertransporte gestresstes Schlachttier kann in seltenen Ausnahmen eine Keimbelastung aufweisen, wenn beispielsweise eine Erhöhung der Permeabilität der Darmwand (▸ Kap. 2.1.4) Keime in die Blutgefäße der Muskeln spült. Diese Tiere dürfen aus fleischhygienerechtlichen Gründen nicht geschlachtet werden.
- Bei der Schlachtung kommt es zu einer vielfältigen Keimbelastung der oberflächlichen Fleischbereiche. Das Schlachttier ist auf der Haut, im Fell, in Körperöffnungen und insbesondere im Darm reich mit Keimen besiedelt. Hinzu kommen zahlreiche Keime im Schlachtbetrieb einschließlich die des Personals. Auf den Fleischoberflächen können sich nur die aerob wachsenden Bakterien wie Enterobacteriaceen und Pseudomonaden halten und vermehren.

Gerade der hochwertige Aufbau des Fleisches bietet Verderbnisserregern und mitunter pathogenen Keimen gute Nährstoff- und Wachstumsbedingungen.

Kommt es zu ausgedehntem **Bakterienwachstum** an der Oberfläche, ist das Fleisch schmierig, schleimig und unangenehm im Geruch. Es bilden sich Biofilme aus Bakterien, die vor allem Mikrokokken, fäkale Streptokokken, Pseudomonaden und Laktobazillen enthalten. Ein Verderben im Inneren des Fleisches ist durch Veränderung der Konsistenz, Gasbildung und Fäulnisgeruch gekennzeichnet; hier dominieren die strikt anaeroben Clostridien. Keimbelastetes Fleisch bzw. Fleischprodukte sind häufig Verursacher von Lebensmittelinfektionen und -vergiftungen.

Fleisch kann außerdem Träger von **Protozoen bzw. Parasiten** sein, die ihre schädigende Wirkung nur durch gründliches Erhitzen oder aber durch längeres Einfrieren bei −20 °C verlieren. Mit dem Verzehr eines Mettbrötchens können z. B. sogenannte Sarkosporidien aufgenommen werden, die zu Erbrechen und Durchfall führen. Auch Toxoplasmen können durch rohes Fleisch übertragen werden, die bei einer Infektion in der frühen Schwangerschaft dem Neugeborenen schwere Schäden zufügen können (▸ Kap. 2.4.2).

Vor und nach dem Schlachten wird das Fleisch durch Tierärzte und Lebensmittelkontrolleure auf die Genusstauglichkeit geprüft. Stichprobenartig wird das Fleisch auf Krankheiten, Arzneimittelrückstände und Umweltbelastungen untersucht. Je nach Tierart (Pferd, Schwein, Wild) erfolgt außerdem eine Trichinenbeschau. Trichinen sind Fadenwürmer (Nematoden); Hauptüberträger auf den Menschen sind Haus- und Wildschweine. Die sogenannte **Lebend- und Fleischbeschau**, nach der das Fleisch in den Handel gelangen darf, hat folgende Ziele:

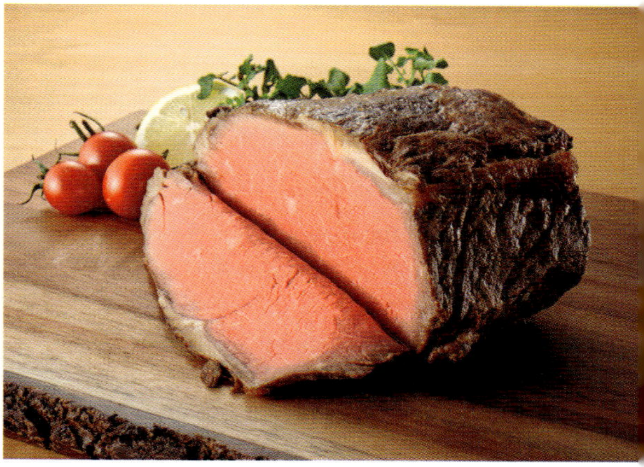

- Das Fleisch kranker Tiere soll nicht in den menschlichen Konsum kommen. Hierzu gehört auch der Ausschluss von Medikamenten, die dem Tier noch lebend und kurz vor der Schlachtung verabreicht wurden.
- Die Fleischer sollen vor Ansteckung bei der Fleischverarbeitung geschützt werden.
- Es sollen Erreger von Tierseuchen festgestellt werden, um sie zu bekämpfen und einzudämmen.

Um ein Keimwachstum auf Fleisch möglichst stark zu reduzieren, sollte neben der allgemeinen Hygienepraxis auch die Kühlkette streng eingehalten werden. Die beste Lagerung für frisches Fleisch ist das Tiefgefrieren.

4.5.1 Frischfleisch, tiefgefrorenes und zubereitetes Fleisch

Frisch geschlachtetes Fleisch ist kaum genießbar; es braucht ein paar Tage des Reifens, um an Zartheit und Geschmack zu gewinnen. Je nach Fleischart kann die Dauer des Reifens 2–14 Tage, bei Steak, Roastbeef oder auch Wild sogar bis zu 4 Wochen betragen. Die Fleischreifung findet bei Temperaturen von −1 bis +7 °C statt. Es handelt sich dabei nicht um mikrobielle, sondern um körpereigene enzymatische Vorgänge.

Das Wichtigste in Kürze

- Fleisch ist ein mikrobiologisch empfindliches Produkt, das von einer Vielzahl von Mikroorganismen besiedelt werden kann. Bei der Schlachtung können pathogene Keime z. B. aus dem Darm auf das Fleisch gelangen.
- Pathogene Fleischkeime müssen durch Erhitzung abgetötet werden; sie können außerdem in der Küche zu Kreuzkontaminationen führen.
- Zerkleinertes Fleisch wie Hackfleisch bietet Keimen besonders gute Vermehrungsmöglichkeiten.

In ◘ Tab. 4.3 sind die wesentlichen Fleischmerkmale je nach Tierart dargestellt. Die Fleischfarbe ist ein guter Marker für Qualität und Frische. Sie variiert zwischen den Tierarten. Frisches Fleisch ist nach der Schlachtung oft leuchtend rot. Mit der Zeit verliert es diese Leuchtkraft, wird dunkler und allmählich bekommt es einen Braunton. Diesen Braunton bekommt Fleisch auch in einem erhitzten, durchgegarten Zustand.

Die Besiedlung der Fleischoberfläche mit Bakterien oder Schimmelpilzen führt zu Verderb und verändert Aussehen, Konsistenz und Geruch des Fleisches. Frisches Fleisch ist außerordentlich verderblich, da sein a_w-Wert mit 0,99 sehr hoch ist.

Wissenswert

Ohne Wasser ist kein Leben möglich; dies gilt auch für Mikroorganismen. Die **Wasseraktivität** (a_w-Wert) ist ein Maß für die Verfügbarkeit von Wasser für Keime. Mithilfe der Wasseraktivität lässt sich gut einschätzen, wie stabil ein Lebensmittel vor dem mikrobiellen Verderb ist. Der a_w-Wert ist bei reinem Wasser 1 und sinkt durch Zusatz von Zucker, Salz, Eiweißen oder auch durch Trocknung sowie Tiefgefrieren. Nach der Zugabe ist ein größerer Anteil des Wassers an die gelösten Substanzen gebunden und steht in diesem Zustand den Keimen nicht mehr zur Verfügung.
Die meisten Mikroorganismen und auch die pathogenen Bakterien können sich nur gut bei hohen Wasseraktivitäten (zwischen 0,9 und 1,0) entwickeln. Lebensmittel, die einen a_w-Wert unter 0,8 besitzen, können fast nur noch durch spezialisierte Schimmelpilze und Hefen besiedelt werden.

Auch Fleisch, das keinerlei Anzeichen von Verderb zeigt, kann krankheitserregende Bakterien besitzen, die zu Lebensmittelinfektionen führen können. Diese Keime sind im Darmtrakt von Nutztieren weit verbreitet und können bei der Schlachtung auf das Fleisch übertragen werden. Die Tiere selbst zeigen in der Regel keine Anzeichen einer Erkrankung. Von Tieren auf den Menschen übergehende pathogene Keime werden Zoonoseerreger genannt. Damit kontaminierte Lebensmittel stellen eine wichtige Infektionsquelle für den Menschen dar.

Die Belastung von verkaufsfertigem Fleisch von Rindern und Schweinen mit Pathogenen ist in den letzten Jahren jedoch deutlich zurückgegangen (im Gegensatz zu Geflügelfleisch). In Deutschland waren 2015 Rindfleisch wie auch Schweinefleisch selten mit Sal-

Tab. 4.3 Fleischfarbe und Konsistenz als Marker für die Tierart und Frische des Fleisches

Tierart	Farbe	Konsistenz	Schnittfläche	Hinweis
Rindfleisch (allgemein)	Dunkelrot, marmoriert bei Fetteinlagerung	Fest	Glänzend	Zäh, wenn es nicht abgehangen ist
Kalbfleisch	Hellrosa	Muskulatur schlaff/leicht klebrig	Leicht feucht	Hoher Wassergehalt bei sehr jungen Tieren
Hammel- und Schaffleisch	Hell- bis dunkelrot			Riecht leicht nach Ammoniak (stechend, beißender Geruch)
Schweinefleisch	Rosa; gekocht grauweiß	Weich, feinfaserig		
Wildfleisch	Rot bis rotbraun	Zartfaserig bis fest		Charakteristisch; geminderte Qualität durch Stress (Jagd, Brunftzeit)

monellen belastet (0,4 % der im Einzelhandel gezogenen Rindfleischproben). *Campylobacter*-Keime wurden zwar häufig im Blinddarm geschlachteter Schweine (73 % der Proben) nachgewiesen, aber im Schweinefleisch des Einzelhandels sehr selten.

Grundsätzlich ist tiefgefrorene Ware genauso keimbelastet wie frisches Fleisch und sollte darum nach dem Auftauen gleichermaßen vorsichtig und unter Beachtung aller Hygieneregeln behandelt werden (▸ Kap. 3).

Zerkleinertes Fleisch. Wenn Fleisch zerkleinert wird – wie z. B. bei **Hackfleisch,** Gulaschfleisch und geschnetzeltem Fleisch –, kommt es zu einer Zerstörung des Gewebes, das den Muskel schützend umgibt (z. B. Bindegewebe). Wasser und Nährstoffe werden freigesetzt, es kommt zu einer Vergrößerung der Oberfläche und zum Eintritt von Sauerstoff in das Gewebeinnere. Verderbnis- und auch Krankheitserreger können gut eindringen, anhaften und sich unter diesen Bedingungen vermehren.

Bei der Herstellung von Hackfleisch findet zusätzlich eine Erwärmung im Fleischwolf statt, wodurch das Keimwachstum besonders stark gefördert wird. Zerkleinertes Fleisch sollte als Risikolebensmittel immer am Tag der Herstellung zubereitet, gegessen oder zumindest verarbeitet werden. Es ist bis zu der Verarbeitung unbedingt zu kühlen. Unzerkleinertes Fleisch ist daher bei niedrigen Temperaturen deutlich länger lagerungsfähig.

Industriell abgepacktes Hackfleisch muss direkt nach der Herstellung verpackt, gekühlt oder gefroren werden. Es wird in besonders zugelassenen Betrieben mit höchsten Hygieneanforderungen hergestellt und unter Schutzatmosphäre verpackt. Es trägt kein Mindesthaltbarkeits-, sondern ein Verbrauchsdatum und kann mehrere Tage aufbewahrt werden. Bis zum angegebenen Zeitpunkt, der sich auf eine Lagertemperatur von maximal 2 °C bezieht, muss es unbedingt verbraucht werden.

Praxistipps

- Essen Sie grundsätzlich kein rohes Fleisch wie Mett (Hackepeter) und Tartar sowie rohe Fleischzuschnitte wie Carpaccio.
- Fleisch sollten Sie nicht nur anbraten, sondern komplett durchbraten, da auch im Inneren Keime vorkommen können.
- Kaufen sie zerkleinertes Fleisch möglichst frisch und verarbeiten Sie es noch am selben Tag. Halten Sie unbedingt die Kühlkette ein.
- Verbrauchen Sie unter Schutzatmosphäre abgepacktes Hackfleisch schon deutlich vor dem Verbrauchsdatum, da Sie wahrscheinlich im Kühlschrank eine höhere Temperatur als 2 °C haben.

Vakuumverpacktes Fleisch. Auch der Verderb vakuumverpackter, gekühlter Fleischwaren ist möglich und Krankheitserreger können dort überleben. Während langer Lagerzeiten können sich Listerien sogar ohne Sauerstoff so stark vermehren, dass sie eine Gesundheitsgefahr darstellen. Die Verderbflora ändert sich allerdings aufgrund des Sauerstoffentzugs in vakuumverpacktem Fleisch oder auch in gasundurchlässigen Verpackungen. Die ansonsten häufigen Pseudomonaden werden von Milchsäurebakterien verdrängt, die keinen Sauerstoff benötigen.

Selten kommt es im Inneren zum Verderb durch Clostridien (z. B. durch *Clostridium estertheticum*), die bei Kühltemperaturen wachsen können. Dann treten unter Bildung von großen Mengen Gas, was zum Aufblähen der Verpackung führt, starke und faulige Gerüche auf.

Döner Kebab. Die Fleischspieße stellen aufgrund der Zubereitungsart am Grill ein großes Gesundheitsrisiko dar, insbesondere wenn Geflügelfleisch verarbeitet wird. Das rohe Fleisch wird in dünnen Scheiben auf einen Spieß gesteckt und dann gegrillt. Auch wenn das Fleisch außen eine Temperatur von über 70 °C erreicht, braucht es im Inneren längere Zeit, bis es durchgegart ist. Wird es dann unzureichend erhitzt verzehrt, können Infektionserreger in vitalem Zustand aufgenommen werden und zu Erkrankungen führen. Gerade Geflügelfleisch kann so zu einem leichten Überträger von *Campylobacter* werden und erhebliche gesundheitliche Beeinträchtigungen hervorrufen.

Mariniertes Fleisch. Mit Würzsoßen versehenes Frischfleisch oder Tiefkühlfleisch ist nicht nur praktisch für die Zubereitung. Das Marinieren führt außerdem zur Verlängerung der Haltbarkeit der Produkte. Dabei hält das Öl bei Würzölen, Fettmarinaden und Öl-in-Wasser-Emulsionen die Mikroorganismen und den Sauerstoff vom direkten Kontakt mit dem Lebensmittel ab, indem es das Lebensmittel komplett umschließt. Durch den geringen Anteil an frei verfügbarem Wasser (niedriger a_w-Wert) in Marinaden wird die Vermehrung von Keimen gehemmt. Häufig enthalten die Marinaden noch Bestandteile wie Essig oder Zitronensaft, die das Wachstum der Mikroorganismen durch die Erniedrigung des pH-Wertes erschweren. Eine Gefahr durch Krankheitserreger kann von fertig mariniertem Grillgut dennoch ausgehen, wenn keimbelastete Fleischprodukte in marinierter Form angeboten oder wenn Fehler beim Auftauen gemacht werden (▸ Kap. 3.3).

Praxistipps

- Lagern Sie vakuumverpackte Fleischwaren nicht zu lange und verbrauchen Sie sie bald.
- Verzehren Sie grundsätzlich kein Döner Kebab vor Ort. Nehmen Sie (nur) das Fleisch mit nach Hause und braten Sie es gut durch.
- Verbrauchen Sie mariniertes Fleisch zügig und grillen bzw. garen Sie es gut durch.

Innereien

Innereien wie Leber, Magen und Niere sind aufgrund ihrer Inhaltstoffe (Eiweiße, Mineralien, Vitamine) wertvolle Lebensmittel. Aus hygienischer Sicht sind Innereien problematischer als das Muskelfleisch, da sie oft sehr locker aufgebaut sind, stark durchblutet (hoher Gehalt an verfügbarem Wasser) und nicht so stark abgegrenzt sind. Innereien, vor allem Leber und Niere, besitzen außerdem einen relativ hohen Gehalt einiger Schwermetalle wie Blei und Cadmium und zum Teil einen sehr hohen und für manche Menschen als kritisch anzusehenden Vitamingehalt.

Das Anhäufen von giftigen Schwermetallen steigt mit dem Lebensalter der Tiere. Entsprechende Organe dürfen heute nicht mehr in den Handel gelangen. Bei den Innereien gehen inzwischen die Schadstoffmengen deutlich zurück und die Schlachttiere sind durchweg jung (z. B. Schweine kaum älter als sechs Monate).

Praxistipps

- Innereien sollten genau wie Fleisch sofort nach dem Kauf in der kältesten Zone des Kühlschranks gelagert werden.
- Innereien wie die Leber, die gerne nur kurz angebraten wird, damit sie zart bleibt, sollten dennoch gut durchgegart werden.
- Schwangere sollten auf Leber verzichten, da Leber einen sehr hohen Vitamin-A-Gehalt hat, der dem ungeborenen Kind schaden kann (z. B. Wachstumsstörungen, Leberschädigungen).

4.5.2 Geflügelfleisch

Geflügelfleisch wie Huhn oder Pute ist bei Verbrauchern sehr beliebt, Hähnchen ist das in Deutschland am häufigsten gegessene Geflügelfleisch. Die Konsumenten vertrauen darauf, dass das angebotene Geflügelfleisch frei von krankheitserregenden Keimen ist. Jedoch werden allein in Deutschland jedes Jahr fast 100000 Salmonellen- und *Campylobacter*-Erkrankungen gemeldet, die zum großen Teil auf kontaminiertes Geflügelfleisch zurückzuführen sind.

Das Wichtigste in Kürze

- Geflügelfleisch im Handel, insbesondere Masthähnchen, sind in einer hohen Rate mit pathogenen Bakterien, insbesondere *Campylobacter*, kontaminiert. Geflügelstücke mit Haut enthalten besonders häufig Keime.
- Bei der Zubereitung von Geflügelgerichten kann es schon bei kleinen Hygienefehlern zu Lebensmittelinfektionen kommen.

Insbesondere das Vorkommen von *Campylobacter* (▸Kap. 1.3.1) ist bei Geflügel seit Jahren unverändert hoch. Die Keime, die in den Schlachtbetrieben auf die Geflügelkörper gelangen, werden bei der Zubereitung in der Küche durch Kreuzkontaminationen auf andere Lebensmittel übertragen (▸Kap. 1.4.1), deren Konsum zu Lebensmittelinfektionen führt.

Untersuchungen von Geflügelfleisch im Einzelhandel zeigen, dass ein Großteil der Produkte mit *Campylobacter* belastet ist. In frischen Hähnchenschenkeln mit Haut wurden 2014 in mehr als jeder zweiten Probe die pathogenen Keime nachgewiesen. Frisches Hähnchenfleisch war mit 54 % positiven Proben etwa doppelt so häufig mit *Campylobacter* kontaminiert wie Proben von frischem Putenfleisch (BVL 2016). In Tiefkühlprodukten werden ähnliche Ergebnisse gefunden. Hingegen werden in frischem Schweine- und Rindfleisch *Campylobacter*-Keime nur selten nachgewiesen (< 1 % positive Proben). Auch Salmonellen werden in Geflügelfleisch deutlich häufiger nachgewiesen als in Schweine- und Rindfleisch.

Der Umgang mit frischem oder tiefgekühltem Geflügelfleisch birgt zurzeit – im Vergleich mit allen anderen Lebensmitteln – sicherlich das höchste Risiko, eine ernsthafte Lebensmittelinfektion zu erleiden. Dies gilt besonders für Menschen mit einer Immunsuppression oder -schwäche. Das Robert-Koch-Institut empfiehlt immunsupprimierten Menschen, auf die eigene Zubereitung von Geflügel wegen der hohen Kontaminationsrate des Geflügelfleisches zu verzichten (Kommission für Krankenhaushygiene und Infektionsprävention 2010). Diese Empfehlung sollte sehr ernst genommen. Darüber hinaus besteht ein großes Risiko, dass in der Küche Lebensmittel mit *Campylobacter*-Keimen kontaminiert werden, die auch zu einer Infektion von Personen führen, die an der Essenszubereitung nicht beteiligt waren.

Praxistipp

- Bereiten Sie selbst **kein** Geflügelfleisch zu, wenn Sie **nicht** im hygienischen Umgang mit Lebensmitteln geschult bzw. erfahren sind.

Das Erkrankungsrisiko kann nur dann deutlich reduziert werden, wenn sämtliche Küchenhygieneregeln (▸Kap. 3) von erfahrenen Küchenmitarbeitern eingehalten werden.

4.5.3 Fleisch- und Wurstwaren

Bei der Herstellung von Fleisch- und Wurstwaren werden unterschiedliche Verfahren angewendet, die neben anderen Zielen immer auch der Konservierung und damit der Sicherheit der Lebensmittel dienen.

Das Wichtigste in Kürze

- Rohpökelprodukte sind aufgrund einer Vielzahl von Faktoren im Allgemeinen sicher. Gegarte Pökelwaren besitzen aufgrund der Erhitzung keine fleischpathogenen Keime mehr, können jedoch schnell verderben.
- Koch- und Brühwürste werden pasteurisiert und sind bei Beachtung der Lagerungsbedingungen sicher.

- Rohwürste werden nicht pasteurisiert. Sie reifen mithilfe von Mikroorganismen; vor allem kurz gereifte Würste können Krankheitserreger enthalten.

Pökelwaren

Pökeln ist eine Form des Salzens, wobei neben Kochsalz auch Nitrit oder Nitrat zugefügt werden. Die Behandlung mit den Pökelstoffen Nitrit (E249, E250) und Nitrat (E251, E252) führt im Zusammenwirken mit Räuchern, Trocknen und eventuell Erhitzen zur Herstellung haltbarer Lebensmittel. Daneben werden Pökelhilfsstoffe wie Zucker und Ascorbinsäure eingesetzt, die einen schnelleren Ablauf der Pökelvorgänge ermöglichen. Die Pökelstoffe können in fester Form (Trockenpökelung) oder in flüssiger Form als Pökellake (Nasspökelung) zugesetzt werden.

Ziele des Pökelns sind neben der Konservierung auch die Geschmacksgebung, Konsistenzveränderungen und die Gewinnung einer leuchtend roten Fleischfarbe (das sogenannte Umröten). Beim Verzehr gepökelter Erzeugnisse besteht die Gefahr der Bildung von krebserregenden Nitrosaminen aus Nitrit. Der Rückgang der Magenkrebserkrankungen in Deutschland wird auf die verringerte Nutzung gepökelter Lebensmittel zurückgeführt. Andererseits wird der überwiegende Anteil der tägliche Nitritaufnahme offenbar durch den Verzehr pflanzlicher Lebensmittel verursacht.

Wissenswert

Beim Pökeln führt die Zugabe von Kochsalz zusammen mit den Pökelstoffen zu einer Verringerung der Wasseraktivität im Lebensmittel. Dadurch wird das Wachstum vieler Keime gehemmt. Andere Mikroorganismen können sich aber vermehren und es kommt zur Bildung der sogenannten **Pökelflora**.

Nitratsalze haben im Gegensatz zu Nitrit keine Hemmwirkung auf Mikroorganismen. Nitrat wird jedoch durch viele Bakterien in Nitrit umgewandelt. Die bei dem Pökelvorgang zugegebenen und gebildeten Nitrite verhindern aufgrund ihrer antimikrobiellen Wirkung insbesondere das Wachstum von pathogenen Keimen.

Während des Pökelns dient Nitrat Mikroorganismen als Sauerstoffquelle, wobei es teilweise zu Nitrit reduziert wird. Nitrat verhilft so bestimmten Mikroorganismen zum Wachstum. Hingegen werden durch Nitrit und den geringen a_W-Wert unerwünschte Bakterien, wie z. B. *Pseudomonas*-Arten, Enterobacteriaceen, *Bacillus*- und *Clostridium*-Arten in der Vermehrung gehindert. Fleischwaren werden so auch vor *Clostridium botulinum* geschützt, welches das gefährliche Botulinum-Toxin produziert.

Die Zugabe des Pökelhilfsstoffs Zucker, der als Nährstoffquelle dient, fördert das Wachstum säurebildender Bakterien wie etwa von Milchsäurebakterien. Dadurch sinkt der pH-Wert. Die keimhemmende Wirkung des Nitrits ist umso größer, je tiefer der pH-Wert ist.

Die Pökelflora kann bei schlechter Betriebshygiene, zu hohen Temperaturen, schlechter Fleischqualität und zu eiweißreicher Lake verderben, indem unerwünschte Organismen die Oberhand gewinnen. Kommt es während der Lagerung zu einem Wachstum von Schimmelpilzen, muss auch mit der Bildung gesundheitsschädlicher Mykotoxine gerechnet werden. Verdirbt die Rohpökelware im Inneren, findet dieses häufig im Bereich des Knochens statt. Das Fleisch wird säuerlich und ranzig.

Rohpökelwaren. Dazu können sowohl geräucherte als auch nicht geräucherte Fleischwaren gezählt werden. Sie werden entweder trocken oder nass gepökelt und je nach Art mehr oder weniger lange getrocknet. Das Fleisch der Rohpökelwaren – wie Rohschinken, Lachsschinken und Bauchspeck – wird, wie der Name verrät, nicht gegart oder sonstwie erhitzt. Die Keime des frischen Fleisches werden somit nicht hitzeinaktiviert, sodass es zur Entwicklung einer typischen Pökelflora kommt. Eventuell vorkommende pathogene Keime werden durch die beim Pökeln herrschenden Bedingungen, wie niedriger a_w- und pH-Wert, und die Anwesenheit von toxischem Nitrit in Schach gehalten. Eine wichtige Rolle für die Stabilität spielt auch der Wasserverlust beim Trocknen sowie beim Räuchern. Durch die toxischen Rauchbestandteile wird die Haltbarkeit ebenfalls verlängert. Das Zusammenspiel all dieser Faktoren stabilisiert die Rohpökelprodukte: Sie enthalten in der Regel keine Krankheitserreger und sind vor dem Verderb geschützt. Einzig bei Lachsschinken, der ein mild gepökeltes Produkt darstellt, können unter Umständen pathogene Keime vorkommen; die anderen Produkte gelten als sicher.

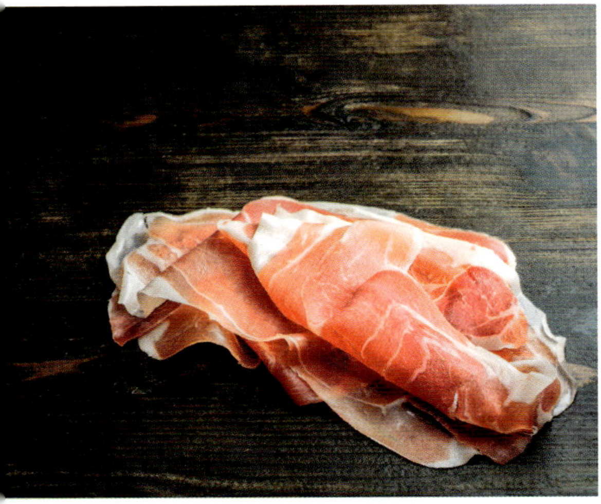

Die Haltbarkeit gepökelter Rohware kann durch eine unsachgemäße Herstellung (z. B. Fehler bei der Zusammensetzung der Pökellake) oder die Verwendung von ungeeignetem Fleisch (DFD-Fleisch; dark, firm, dry) beeinflusst werden. Es kann beispielsweise zu einer Vermehrung von *Stapyylococcus aureus* kommen. Findet während der Lagerung Wachstum von Schimmelpilzen statt, können gesundheitsschädliche Mykotoxine entstehen. Im sauerstofffreien Inneren von Rohpökelware kann in seltenen Fällen *Clostridium botulinum* auftreten. Einige Stämme dieses Giftbildners wachsen noch bei Temperaturen von unter 10 °C.

Parmaschinken wird traditionell nicht gepökelt und geräuchert, sondern nur gesalzen. Hier wird die Haltbarkeit durch eine sehr lange Trocknungsphase erreicht.

Kochpökelware. Kochpökelprodukte, wie Kassler, Eisbein oder Kochschinken, sind nassgepökelte Fleischstücke, die vor allem saftiger als Rohpökelware sein sollen. Sie werden auf Kerntemperaturen von mindestens 68 °C erhitzt, sodass alle aus dem Fleisch stammenden Keime abgetötet werden. Eine Pökelflora entwickelt sich nicht, es sei denn es werden Starterkulturen zugegeben.

Die Produkte haben aufgrund der Herstellungsbedingungen einen höheren pH-Wert als Rohpökelwaren, einen größeren Wasseranteil und sie werden milder gepökelt. Gegarte Pökelware verdirbt entsprechend leichter als Rohpökelware; die Haltbarkeit beträgt nur wenige Tage. Um den mikrobiellen Verderb zu verzögern, müssen die Produkte sofort und intensiv gekühlt werden. Es vermehren sich häufig (eher harmlose) Milchsäurebakterien in den Produkten und führen zu einer Säuerung.

Praxistipps

- Essen Sie bei Vorliegen einer Immunsuppression generell keinen rohen Schinken.
- Grillen Sie keine gepökelten Fleisch- und Wurstwaren, es können vermehrt krebserregende Nitrosamine entstehen.
- Achten Sie bei Kochpökelprodukten wie Kochschinken auf das Mindesthaltbarkeitsdatum und entsorgen Sie das Produkt bei einem sauren Geschmack.

Kochwurst und Brühwurst

Koch- und Brühwürste werden bei der Herstellung auf mindestens 70 °C erhitzt. Durch diese Pasteurisierung werden alle krankheitserregenden Keime, die insbesondere aus dem Ausgangsmaterial Fleisch stammen, abgetötet.

Da pasteurisierte Wurstwaren industriell unter strengen hygienischen Bestimmungen in Verpackungen mit Schutzatmosphäre abgepackt werden, sind sie in der Regel nicht kontaminiert und damit besonders keimarm. Hingegen kann der Kauf frischer Waren an der Wursttheke ein Risiko darstellen. Durch das Aufschneiden und den Kontakt mit Zangen etc. werden die Wurstwaren mit Keimen kontaminiert. Auch mangelnde Personalhygiene kann ein Grund für Verunreinigungen sein. Der Sauerstoff der Luft fördert dann das mikrobielle Wachstum.

Kochwurst. Für die Herstellung von Kochwurst, wie z. B. Leberwurst und Blutwurst, wird das Ausgangsmaterial gekocht. Die Wurst wird nach dem Abfüllen bei 80–90 °C gegart, anschließend heiß oder kalt geräuchert sowie zum Teil eingedost und sterilisiert. Wenn Kochwurst nur pasteurisiert ist, sollte sie gekühlt aufbewahrt werden, da sporenbildende Bakterien auskeimen und sich vermehren können. Bei stark keimhaltigem Ausgangsmaterial oder bei Produktionsfehlern kann es zu Verderb, insbesondere von Leberwurst, durch Milchsäurebakterien oder Enterobacteriaceen kommen.

Brühwurst. Zu den Brühwürsten gehören Fleischwurst, Mortadella, Jagdwurst, Bierwurst, Lyoner und Leberkäse sowie Wiener und Frankfurter Würstchen. Ein Kernproblem in der Brühwurstherstellung ist eine gute Wasserbindungsfähigkeit und die Schnittfestigkeit, die u. a. durch das Muskeleiweiß beeinflusst werden, das vor der Erhitzung möglichst gequollen und gelöst sein muss.

Für die Herstellung werden zunächst rohes Fleisch und Speck in einem Kutter (Maschine mit Schneidmessern) zerkleinert und gemischt. Damit das Muskeleiweiß während des Kutterns nicht gerinnt, wird die Temperatur erniedrigt und Trinkwasser als Eis zugegeben. Die Zugabe von Kochsalz oder Nitritpökelsalz unterstützt die Quellungsprozesse der Eiweiße und hat gleichzeitig einen konservierenden (keimabtötenden) Effekt.

Die Wurstmasse wird abgefüllt, heiß bei ca. 75 °C geräuchert und anschließend bei 72–75 °C für eine vorgegebene Zeit gegart. Dabei erreichen die Würste eine Kerntemperatur von mindestens 70 °C (Pasteurisierung). Durch die hohen Temperaturen erhält die Wurst außerdem die typische Konsistenz, die auch bei erneuter Erhitzung erhalten bleibt.

Aufgrund der Wasser- bzw. Eiszugabe hat Brühwurst eine hohe Wasseraktivität (a_W-Wert) von 0,97–0,98. Das macht sie für das Wachstum der Mikroorganismen anfällig, die entweder die Pasteurisation überlebt oder die nachträglich die Brühwurst kontaminiert haben. Reicht die Garzeit beispielsweise nicht aus, können Milchsäurebakterien überleben, die sich durch eine grünliche Verfärbung der Brühwurst bemerkbar machen.

Praxistipps

- Bewahren Sie Kochwurst und Brühwurst immer gekühlt auf, sofern es sich nicht um eingedoste und sterilisierte Wurst handelt.
- Meiden Sie Koch- und Brühwurst, wenn sie in Geruch, Farbe und Konsistenz abweicht.
- Verbrauchen Sie Brühwurst zügig, da Sie eine Verunreinigung mit Keimen beim Umgang nicht vermeiden können und diese Keime sich ohne Konkurrenz mit anderen Mikroorganismen vermehren können.

Rohwurst

Wie der Name „Rohwurst" verrät, sind diese Wurstwaren im Gegensatz zu Brüh- und Kochwurst nicht pasteurisiert. Sie können in Abhängigkeit von den Produktionsbedingungen der verschiedenen Produkte mit gewisser Wahrscheinlichkeit pathogene Keime enthalten.

Herstellung. Die Produktion durchläuft mehrere Prozessphasen, wovon jede einzelne nicht nur auf die Qualität, sondern auch auf die Haltbarkeit ausgerichtet ist. Rohwurst wird hergestellt, indem zuerst rohes Fleisch und Speck zusammen mit Gewürzen, Pökelhilfsstoffen und Starterkulturen gemischt und zerkleinert wird. Nach Zufügen von Nitritpökelsalz oder von Nitrat und Kochsalz wird die Rohwurst bei maximal 30 °C geräuchert und danach getrocknet. Die Trocknungszeit der Rohwürste, in der die Reifung stattfindet, ist je nach Produkt unterschiedlich lang und von besonderer Bedeutung für die Haltbarkeit der Würste.

Verderb. Rohwürste sind zu Beginn der Reifung besonders verderbnisanfällig, da ohne eine Erhitzung keine Inaktivierung der vorhandenen Keime erfolgt. Bei Nichteinhaltung der erforderlichen Reifebedingungen – wie Temperatur und Luftfeuchtigkeit – kann es leicht zu einem vermehrten Wachstum unerwünschter Keime kommen. Bei Verwendung von Fleisch ungenügender Qualität mit z. B. einem hohen Anfangskeimgehalt oder von mikrobiell belasteten Naturdärmen steigt das Verderbnisrisiko. Die andauernde Reifung führt zu Wasserverlust und festen, trockenen Würsten. Die Wasseraktivität wird dabei reduziert, was zur Haltbarkeit der Waren wesentlich beiträgt.

Folgende Prozesse werden durch die Mikroorganismen der Starterkulturen ausgelöst:

- Durch eine Säuerung, die von Milchsäurebakterien hervorgerufen wird, kann das Wachstum beispielsweise von Enterobacteriaceen und Pseudomonaden unterbrochen werden.
- Während des Reifens kommt es beim Abbau von Eiweißen und Fetten zur Bildung von Aroma- und Geschmackstoffen durch Mikroorganismen.
- Bakterien verwandeln das Nitrat des Pökelsalzes in Nitrit, das zur Keimhemmung beiträgt und zur Umrötung notwendig ist.
- Bakterien und Hefen verzehren den Sauerstoff, sodass sich im Wurstinneren keine aerobe Verderbniskeime vermehren können.

Schnittfeste Rohwurst. Salami, Mettwurst, Cervelatwurst, Plockwurst und Landjäger zählen zu den lang gereiften Produkten. Sie sind ungekühlt lagerungsfähig, sofern sie nicht angeschnitten werden. Die Wursthüllen lassen Wasserdampf durch, was dazu führt, dass die Wurst immer fester wird. An der Oberfläche kann sich – durch Mikroorganismen hervorgerufen – ein weißer Belag zeigen. Rohwürste wie Salami werden als gesundheitlich unbedenklich angesehen, wenn sie in korrekter Weise gepökelt und getrocknet werden. Jedoch ist die Sicherheit nicht so hoch wie bei erhitzten Fleischprodukten (Bundesinstitut für Risikobewertung, Stellungnahme Nr. 039/2005 2005).

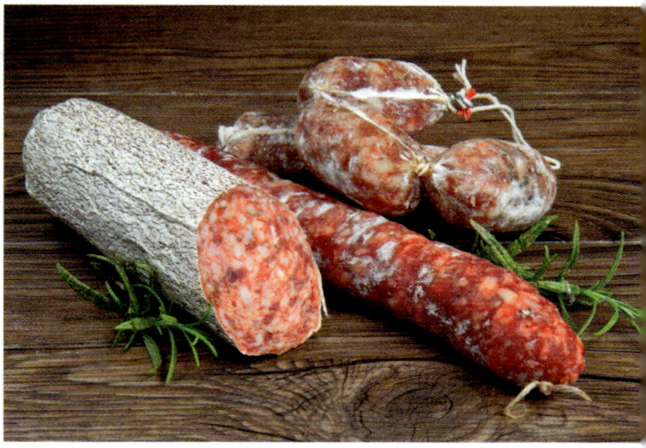

Streichfähige Rohwurst. Teewurst, Zwiebelmettwurst und Mettwurst sind kürzer gereift und nur wenig abgetrocknet. Die Lagerungsfähigkeit ist deutlich kürzer als bei den schnittfesten Sorten.

Kurz gereifte Rohwurst kann eine Infektionsquelle für pathogene Bakterien und Toxoplasmose-Erreger sein. Das kurze Reifen von Wurstsorten wie Mett- oder Teewurst kann die Krankheitserreger nicht abtöten.

Schimmelpilzgereifte Rohwurst. Die weiße Schicht auf der Salami kann von Schimmelpilzen hervorgerufen werden. Eingesetzte Schimmelkulturen unterliegen strengen Sicherheitskriterien. Die Schimmelpilze wachsen nur auf der Wurstoberfläche und schützen die Rohwurst vor dem Austrocknen, vor Sauerstoff- und Lichteinfluss und vor dem Ranzigwerden. Durch die bei der Reifung eingesetzten Milchsäurebakterien kann der pH-Wert im Inneren sehr stark fallen (Übersäuerung). Durch Stoffwechselprodukte der Schimmelpilze steigt der pH-Wert der Produkte wieder an und das Produkt wird lagerstabiler.

Praxistipps

- Essen Sie grundsätzlich keine kurz gereifte Rohwurst (z. B. frische Mettwurst, Teewurst, Zwiebelmettwurst). Meiden Sie generell streichfähige Rohwurst.
- Meiden Sie Rohwurst generell, wenn Sie ganz sichergehen wollen, oder erhitzen Sie Rohwurst vor dem Verzehr.

4.6 Eier und eihaltige Produkte

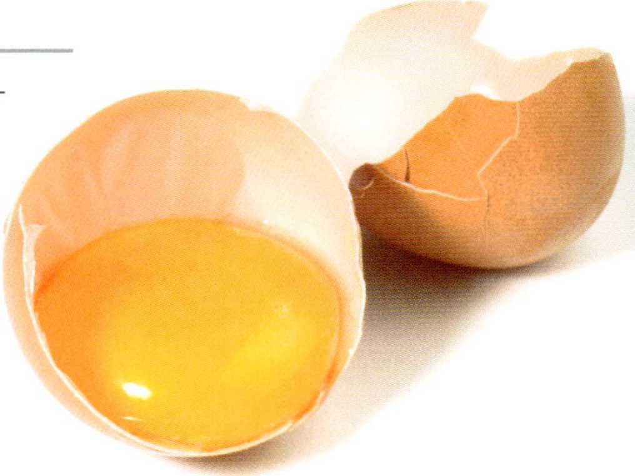

Der Pro-Kopf-Verbrauch von Eiern liegt in Deutschland bei etwa 210 Hühnereiern pro Jahr. Etwa die Hälfte der ca. 17 Milliarden hier konsumierten Eier wird in privaten Haushalten für den direkten Verzehr, zum Kochen und zum Backen verwendet. In Großküchen und Bäckereien werden ca. 20 % und in der Lebensmittelindustrie ca. 30 % der Eier verbraucht. Für die industrielle Lebensmittelherstellung ist das Hühnerei von großer Bedeutung.

4.6.1 Frische Eier

Schadstoffe und Gifte wie Dioxine oder im Jahre 2017 Fipronil werden in Eiern zwar häufig nachgewiesen, haben aber so gut wie nie zu Erkrankungen der Konsumenten geführt. Hingegen sind keimbelaste Eier eine der Hauptquellen für Salmonellen, die schon oft zu lebensbedrohlichen Infektionserkrankungen geführt haben.

Das Wichtigste in Kürze

- Frische Eier können mit Salmonellen belastet sein und dadurch ein erhebliches gesundheitliches Risiko darstellen.
- Eine ausreichende Erhitzung mit Temperaturen im Eiinneren von mindestens 70 °C, erkennbar am Gerinnen des Eigelbs, tötet krankheitserregende Keime wie Salmonellen sicher ab.

Übertragungswege. Frisch gelegte Eier sind im Inneren fast immer keimfrei. In sehr seltenen Fällen können sich dort Keime befinden, die von einer Keimübertragung im Eierstock bzw. im Legeapparat der Hühner herrühren. Viel öfter kommt es zu einer Kontamination der äußeren Eischale (o Abb. 4.1). Da pathogene Bakterien häufig natürliche Darmbewohner von Geflügel sind, werden sie auch mit dem Kot ausgeschieden. Der Hühnerkot kann dann sehr leicht die Eier verschmutzen. Von anderen am Boden und im Kot pickenden Hühnern werden die Fäkalkeime wieder aufgenommen und in der Herde verbreitet. Beim Aufschlagen der kontaminierten Eier besteht für die Eimasse und daraus hergestellte Speisen die Gefahr der Weitergabe der Keime und bei mangelhafter Kühlung der Vermehrung von Salmonellen.

Zum Schutz des Embryos vor Bakterien ist das Ei so aufgebaut (o Abb. 4.2), dass die Fäkalkeime nicht ins Innere des Eies eindringen können und es somit im Inneren keimfrei bleibt. Die Kalkschale des Eies enthält zum Luftaustausch Poren und ist durchlässig für Bakterien. Die Schale ist jedoch außen von einem dünnen abschirmenden Häutchen, der Cuticula, umgeben und innen von einer weiteren Haut geschützt. Bei Beschädigungen der Eierschale gehen diese Schutzbarrieren gegenüber Keimen verloren.

Wissenswert

Das innen gelegene Eidotter bietet vielen Keimen gute Wachstumsmöglichkeiten. Dem gegenüber hat das äußere Eiklar **antimikrobielle** Eigenschaften, besonders gegenüber grampositiven Bakterien, weniger bei gramnegativen Salmonellen.

Das Eiklar enthält bakterienhemmende Proteine sowie Lysozym, ein Enzym, das die Zellwand von Bakterien auflöst. Außerdem sind im Eiklar Eiweiße, die Biotin und Eisen fest binden und damit das Wachstum von Keimen verhindern, die dieses Vitamin sowie Eisenionen benötigen. Auch durch den geringen Anteil mikrobiell verwertbarer Stickstoffverbindungen stellt das Eiklar einen insgesamt schlechten Nährboden für Keime dar. Dieser verschlechtert sich während der Lagerung zusätzlich, denn dabei nimmt der Wassergehalt ab und der im Eiklar befindliche pH-Wert steigt von ca. 7 auf über 9 an.

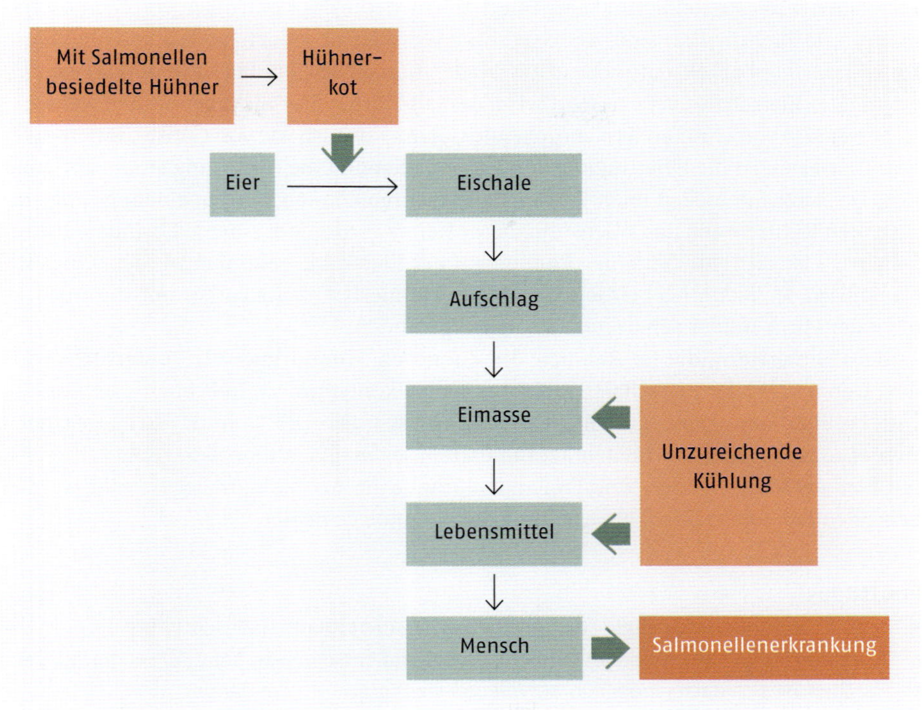

Abb. 4.1 Salmonellenübertragung vom Huhn über Eier zum Menschen

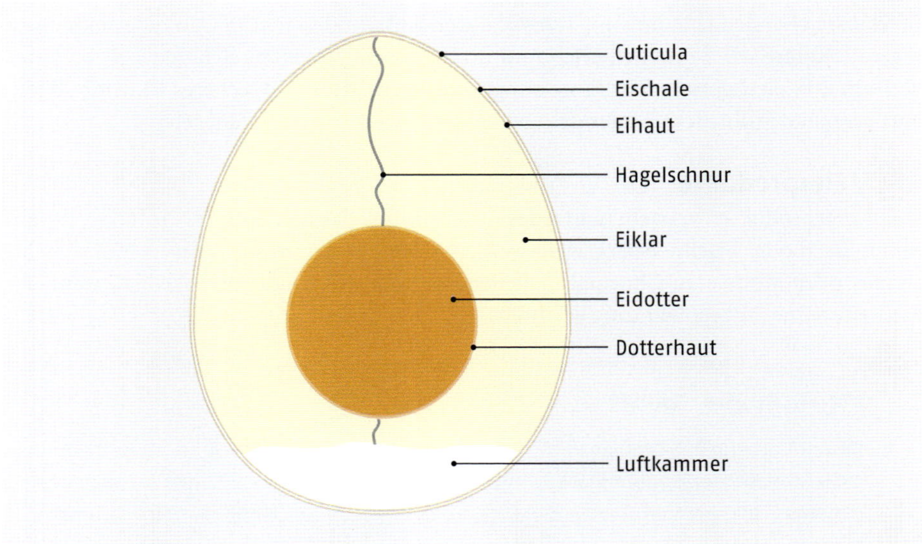

Abb. 4.2 Aufbau des Hühnereies

Eier haben also eine Reihe von Schutzmechanismen, die das Eindringen von Keimen verhindern. Je älter die Eier sind, desto häufiger versagen sie jedoch, sodass auch bei Eiern das Mindesthaltbarkeitsdatum beachtet werden muss. Die Cuticula kann durch eine Reinigung der Eierschale leicht zerstört wird; deshalb dürfen Eier nicht gewaschen werden.

Die größte von Hühnereiern ausgehende Gefahr – ebenso wie von Gänse-, Enten- oder Wachteleiern – ist die Übertragung von Salmonellen und die Auslösung einer Salmonellose. Da sich Salmonellen unter 7 °C nicht vermehren können, wird in einem richtig eingestellten Kühlschrank das Wachstum dieser Keime verhindert. Aber auch andere Pathogene wie Listerien und Yersinien können auf der Eierschale gefunden werden. Obgleich *Campylobacter*-Bakterien bei Geflügel und im Hühnerkot häufig vorkommen, werden sie in vitaler Form auf der Schale nur sehr selten gefunden.

Bei Hühnereiern, die im Rahmen des Zoonosen-Monitorings 2015 untersucht wurden, waren 0,7 % der Eierschalen mit Salmonellen kontaminiert. In Proben vom Eiinhalt wurden überhaupt keine Salmonellen nachgewiesen. Deshalb kann davon ausgegangen werden, dass das Eiinnere heutzutage nur extrem selten mit Salmonellen kontaminiert ist. Für Eier aus Käfig-, Boden- und Freilandhaltung sowie aus ökologischer Haltung werden keine deutlich unterschiedlichen Salmonellenbefunde gemeldet.

Praxistipps

- Kaufen Sie nur unbeschädigte Eier und achten Sie auf das Haltbarkeitsdatum.
- Bewahren Sie Eier abgedeckt im Kühlschrank auf und entsorgen Sie sofort die Verpackungen.
- Waschen Sie sich nach jedem Kontakt mit den Eiern gründlich die Hände.
- Fassen Sie sichtbar verschmutzte Eier nur mit Handschuhen an. Reinigen Sie die Eier nicht, sondern geben Sie sie direkt in kochendes Wasser.

Eine ausreichende Erhitzung mit Temperaturen von mindestens 70 °C tötet krankheitserregende Keime wie Salmonellen ab und macht das Ei zu einem sicheren Lebensmittel. Nur ein komplett geronnenes Ei ist ein gut durcherhitztes und sicheres Ei, wie z. B. das hart gekochte Frühstücksei oder das von beiden Seiten gebratene Spiegelei.

4.6.2 Eierprodukte

Unter Eierprodukten versteht man jedes Lebensmittel, das Eier enthält. Produkte, die aus rohen Eiern oder Eischnee hergestellt werden – wie z. B. Tiramisu, Weinschaum, Fruchtcremes oder Mousse au Chocolat –, stellen ein hohes Gesundheitsrisiko dar, wenn die Eianteile keine Hitzeeinwirkung erfahren.

Das Wichtigste in Kürze

- Besonders beim Aufschlagen von Eiern besteht für Lebensmittel im Arbeitsbereich eine große Gefahr der Kontamination mit Salmonellen. Bei Cremes, Sahnedesserts und Puddings, die nicht erhitzt werden, tritt in nicht gekühlten Produkten eine Keimvermehrung ein.

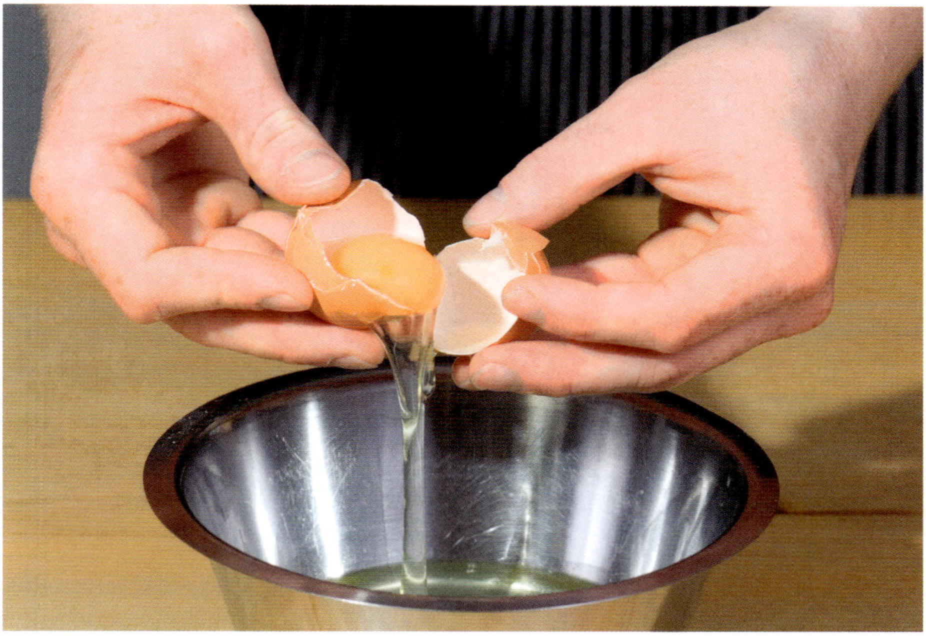

Durch das Aufschlagen der Eier können Keime wie Salmonellen, die bei Geflügel weit verbreitet sind, über die Eierschale in die Eimasse gelangen. Schließen sich küchentechnische Fehler an, kann es zu Keimwachstum und -anreicherung kommen. Die Lagerung und Lagerungstemperaturen der Eierprodukte spielen hier eine wichtige Rolle, da Eierprodukte oft äußerst empfindlich gegenüber einem mikrobiellen Befall sind.

Industrielle Herstellung. In der Regel werden alle industriell verarbeiteten Eier nach dem Aufschlagen bei Temperaturen von 64–65 °C pasteurisiert. Sie werden als Flüssigeiprodukte, als Trockenei/Trockeneigelb oder auch als Gefrierei angeboten. Bei fachgerechter Produktion sind damit hergestellte Eierprodukte als bedenkenlos einzustufen. Dazu gehören Nudeln, Backwaren, Margarine, Liköre, Fleischwaren und Süßwaren (Schokoküsse, Baiser).

Private Herstellung. Da beim Aufschlagen der Eier Salmonellen von der Schalenoberfläche in die Eimasse gelangen können, sind Speisen und Produkte aus rohen Eiern, wie etwa Eischnee, Mayonnaise oder Desserts, häufig mit den Bakterien kontaminiert. Nach Hygienefehlern, wie unsauberes Arbeiten und unzureichende Kühlung der Speisen, können leicht Salmonellenerkrankungen entstehen.

Eier sollen erst unmittelbar vor der Verarbeitung aufgeschlagen werden, wobei nur unbeschädigte Eier verwendet werden dürfen. Das Aufschlagen muss an einem separaten Arbeitsplatz geschehen, der anschließend gereinigt werden sollte. Es muss verhindert werden, dass bereits durcherhitzte Speisen mit Spuren von Rohei in Kontakt kommen (z. B. durch ein Messer, unsaubere Teller etc.). Die Kontamination anderer, vorher nicht belasteter Lebensmittel stellt ein hohes Erkrankungsrisiko dar, wenn diese vor dem Verzehr nicht mehr erhitzt werden.

Nach dem Aufschlagen und der Zubereitung muss das Eiprodukt einer Behandlung unterzogen werden, die die von Salmonellen ausgehende Gefahr beseitigt (wie z. B. Erhitzen) oder reduziert, wie Einfrieren oder Kühlen bei 4 °C für maximal 24 Stunden.

Praxistipps

- Bereiten Sie keine Desserts oder Speisen mit rohen Eiern zu, wie z. B. Tiramisu. Verzehren Sie industriell hergestellte Produkte, die kein Rohei enthalten.
- Kaufen Sie beim Bäcker keine Konditorware mit nicht durchgegarter Creme- oder Puddingfüllung.
- Achten Sie bei industriellen Produkten auf das Mindesthaltbarkeitsdatum oder die Angabe *„zu verbrauchen bis ...“* und auf weitere Informationen zum Verbrauch (z. B. Kühlkette, Lagerung).
- Behandeln Sie Produkte cremiger Konsistenz (Mayonnaise, Tiramisu, Mousse au Chocolate) nach dem Öffnen als kühlpflichtig und verbrauchen Sie sie zügig.

4.6.3 Mayonnaise

Mayonnaise ist eine sogenannte Öl-in-Wasser-Emulsion mit mindestens 80 % Fett und wird aus Hühnereigelb und Speiseöl hergestellt. Emulsionen – Mischungen von miteinander eigentlich nicht mischbaren Flüssigkeiten – sind die Grundlagen von **emulgierten Soßen**, zu denen auch Remoulade, Salatdressings und Salatcremes zählen. Eine Remoulade ist eine mit Kräutern gewürzte Mayonnaise, die mindestens 50 % Fett enthält, während Salatcremes in der Regel einen Fettgehalt unter 35 % besitzen.

Das Wichtigste in Kürze

- Mayonnaise zählt zu den besonders gefährlichen Lebensmitteln, wenn sie aus frischen Eiern hergestellt wird.
- Industriell produzierte Mayonnaise enthält zumeist pasteurisiertes Eigelb und ist dann ohne größeres Risiko.

Industrielle Herstellung. Zur Mayonnaiseherstellung, die in Feinkostbetrieben unter Wahrung strenger Hygiene- und Sicherheitsrichtlinien durchgeführt wird, wird in der Regel pasteurisiertes Eigelb verwendet. Das Eigelb dient als Emulgator und verbindet Eigelb und Öl zu einer cremigen Masse. Zusätzlich werden noch Zucker, Salz, Gewürze, Würzstoffe und Essig zugesetzt. Konservierend dürfen Sorbinsäure (E200) und Benzoesäure (E210) eingesetzt werden, die die Vermehrung von Hefen und Schimmelpilzen hemmen, aber nur eingeschränkt die der Bakterien.

Bei der Pasteurisierung des Eigelbs werden pathogene Keime unschädlich gemacht. Hinsichtlich der Salmonellen und anderer Krankheitserreger ist dieses Verfahren sehr wirksam. Im Anschluss bleibt es jedoch ein riskantes Produkt, das leicht erneut mit pathogenen Keimen kontaminiert werden kann. Da es vor dem Konsum in der Regel nicht hinreichend hoch erhitzt wird, muss auf die Einhaltung hygienischer Bedingungen und niedriger Temperaturen geachtet werden.

Weitere Zutaten für die Herstellung von Mayonnaise sind mikrobiell bedenkenlos – mit Ausnahme der Gewürze und Gewürzmischungen, die unbehandelt sehr keimbelastet sein können. Zum Einsatz kommen bei der industriellen Herstellung daher nur diejenigen Rohstoffe, die nahezu keimfrei sind.

Mayonnaise mit einem Fettgehalt von 80 % ist ungeöffnet und ungekühlt mehrere Monate stabil. Dazu trägt auch die Abfüllung in Gläsern unter Vakuumierung des Kopfraums bei, bei der eine Kontamination über die Raumluft vermieden wird.

Private Herstellung. Auf selbst hergestellte Mayonnaise aus rohen Eiern sollte generell, also auch bei Festen, verzichtet werden. Denn frische Eier enthalten möglicherweise Salmonellen (▸ Kap. 4.6.1) und eine wesentlich höhere mikrobielle Gesamtbelastung als pasteurisierte Eier bzw. entsprechend behandeltes Eigelb.

Praxistipps

- Bevorzugen Sie Mayonnaise aus industriell verpackten Gläsern. Sollten Sie des Öfteren kleine Mengen Mayonnaise verbrauchen, verwenden Sie Einzelverpackungen.
- Bereiten Sie selbst keine Mayonnaise mit Rohei zu. Wer Mayonnaise ohne Ei herstellen möchte, kann ⅔ Öl, ⅓ Milch und einen Teelöffel Senf nehmen, das Ganze für einige Sekunden mit dem Stabmixer pürieren und mit Zitronensaft oder Essig und Gewürzen verfeinern.

Salatmayonnaise

Salatmayonnaise mit einem Fettgehalt von 50 % und andere fettreduzierte emulgierte Soßen werden unter ähnlichen Herstellungsbedingungen wie die Mayonnaise produziert. Zum Ausgleich der Fettreduzierung werden Verdickungsmittel wie Weizenmehl, Stärke, Gelatine oder Xanthan zugesetzt. Im Gegensatz zu Mayonnaise dürfen bei Salatmayonnaise die Eibestandteile durch Milch- oder Pflanzeneiweiße ersetzt werden. Dies muss jedoch kenntlich gemacht werden.

Wissenswert

Die Verringerung des Ölanteils bei Salatmayonnaise hat nicht nur Einfluss auf die Konsistenz und Festigkeit der Soße. In einer fettreichen **Emulsion** liegen die Öltröpfchen dicht an dicht und lassen dem eingeschlossenen Wasser nur wenig Platz. Für Keime herrschen dadurch schlechte Bedingungen, denn sie benötigen zur Vermehrung verfügbares Wasser. Sinkt der Fettgehalt, steigt folglich der Wasseranteil, und das Produkt bietet Keimen günstigere Wachstumsmöglichkeiten. Die hierbei steigende Wasseraktivität (a_W-Wert) hängt auch von der jeweiligen Kochsalzkonzentration ab. Die Salzionen binden Wassermoleküle so fest, dass diese von den Zellen der Keime nicht aufgenommen und genutzt werden können.

Gegenüber der Mayonnaise sind Salatmayonnaise sowie Salatcremes anfälliger für Verderb, vor allem durch Schimmelpilze und Hefen. Diese Produkte haben deshalb oft einen höheren Säuregehalt.

4

Praxistipp

- Lagern Sie angebrochene Mayonnaise oder Salatmayonnaise immer gut verschlossen im Kühlschrank und verbrauchen Sie sie spätestens am nächsten Tag.

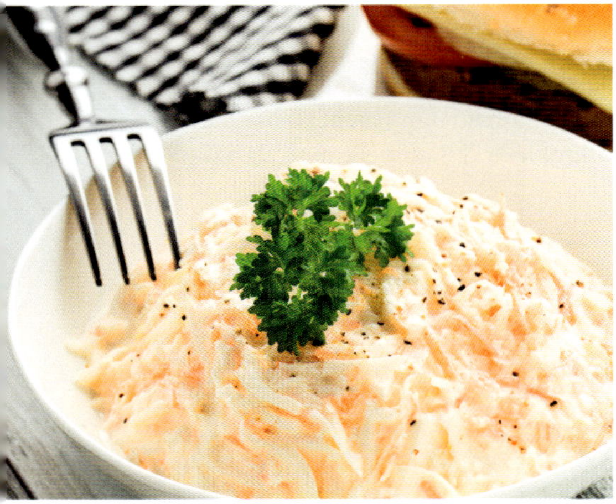

4.6.4 Feinkostsalate

Feinkostsalate sind verzehrfertige Erzeugnisse, die aus pflanzlichen und oft auch tierischen Zutaten mit einer geschmacklich hierauf abgestimmten Soße hergestellt werden. Letztere besteht häufig aus Mayonnaise oder Salatmayonnaise, bei fettreduzierten Produkten werden auch andere Soßen verwendet. Feinkostsalate werden aus Fleisch, Fisch, Gemüse, Obst, Teigwaren und Käse mit Gewürzen und Kräutern hergestellt. Aufgrund der feinzerkleinerten Struktur ihrer Zutaten in Kombination mit den entsprechenden Gewürzen und Soßen sind diese Salate sehr anfällig für Mikroorganismen.

Das Wichtigste in Kürze

- Feinkostsalate aus industrieller Herstellung enthalten nur in seltenen Fällen krankheitserregende Keime.
- Selbst hergestellte Produkte sind oft keimreich und müssen auch bei Kühlung schnell verbraucht werden.

In Feinkostsalaten wird neben Milch-, Apfel- und Zitronensäure vor allem Essigsäure verwendet. Der eingesetzte Essig hat direkt eine konservierende Eigenschaft und erniedrigt zusätzlich den pH-Wert. Bei Kontakt mit anderen Lebensmitteln im Salat, wie z. B. Gemüse, Kartoffeln oder Fleisch, kann allerdings die säuernde Wirkung herabgesetzt werden und damit auch die keimhemmende Funktion.

Wissenswert

Stabilität und Sicherheit von Feinkostsalaten ist von folgenden Faktoren abhängig:

- Säuregehalt bzw. (niedriger) pH-Wert sowie Säuerungsmittel.
  Die Essigsäure ist mit einem hohen Anteil undissoziierter Säure besonders geeignet, ein mikrobielles Zellwachstum zu stoppen. In undissoziierter Form kann die Säure die Zellmembran schnell und leicht durchdringen, da sie lipophil ist. Das hat zur Folge, dass der pH-Wert in der Zelle gesenkt wird und schließlich der Keim abstirbt. Bei Feinkostsalaten sollte der pH-Wert unter 4,5 liegen.

- Anfangskeimgehalt der Zutaten.
  Je niedriger die Keimgehalte sind, desto länger ist die Haltbarkeit bei Einhaltung der Kühlkette. Allerdings beeinflusst die Stoffwechselaktivität der einzelnen Keime zusätzlich die Haltbarkeit – und das unabhängig vom Ausgangsprodukt. Der sensorischen Überprüfung auf Verderb sollte daher großes Augenmerk geschenkt werden.
- Art der vorhandenen Keime.
  Abhängig von der Herstellung und Zusammensetzung können in Feinkostsalaten Listerien, Salmonellen, Yersinien sowie Toxinbildner wie *Staphylococcus aureus, Clostridium perfringens* und *Bacillus cereus* vorhanden sein. Falls diese sich bei günstigen Aufbewahrungstemperaturen vermehren, können sie Lebensmittelinfektionen oder -vergiftungen auslösen. Darüber hinaus befindet sich ein großes Spektrum an Verderbniskeimen in Feinkostsalaten.

Industrielle Herstellung. Da einige eingesetzte Zutaten nur keimarm, aber nicht keimfrei sind, ist eine sachgerechte Kühlung von Feinkostsalaten von großer Bedeutung. Mayonnaisehaltige Feinkostsalate können nicht erhitzt werden. Deshalb gelten bei der gewerblichen Produktion strenge hygienische Auflagen. Die Zutaten müssen frisch und einwandfrei sein.

Die Pasteurisierung der Rohwaren stellt dazu einen wirksamen Beitrag dar. Bei der Herstellung von Kartoffelsalat werden beispielsweise gegarte Kartoffelscheiben verwendet, deren Keime bis auf die Sporen von Clostridien und Bazillen abgetötet sind. Das Auskeimen der Sporen im Salat wird durch den pH-Wert von unter 4,5 und einen hohen Essigsäureanteil verhindert. Die Produkte müssen außerdem sofort auf Temperaturen unter 7 °C gekühlt werden.

Industriell hergestellte Feinkostsalate werden zum Teil nach der Fertigstellung durch Bedampfung zusätzlich entkeimt, dann abgefüllt und meist in Kunststoffbechern versiegelt. Feinkostsalaten dürfen die Konservierungsstoffe Sorbin- und Benzoesäure zugesetzt werden.

Als Verderbniserreger fallen bei gekühlten Feinkosterzeugnissen Hefen oder Milchsäurebakterien auf. Hefen führen zur Gasbildung und Bombage der betroffenen Gefäße, Milchsäurebakterien zeichnen sich durch Milchsäurebildung und Säuerung der Produkte aus.

Private Herstellung. Werden Feinkostsalate, wie z. B. Kartoffelsalat, Nudelsalat, Reissalat oder Fleischsalat, im Privathaushalt hergestellt, können gefährliche Keime leicht über ungegarte keimreiche Rohstoffe und verunreinigte Küchenwerkzeuge in das Produkt gelangen. Werden warme, ungenügend abgekühlte Komponenten wie gekochte Nudeln oder Kartoffeln zugegeben, entstehen Temperaturbedingungen, die für Mikrobenwachstum günstig sind. Eine unverzügliche Kühlung kann dies stoppen oder deutlich verlangsamen.

Praxistipps

- Achten Sie bei industriellen Verpackungen auf die Verbrauchsangaben und auf das Mindesthaltbarkeitsdatum.
- Stellen Sie selbst Feinkostsalate nur mit industrieller Mayonnaise her.
- Selbst hergestellte Feinkostsalate sollten am Tag der Herstellung verbraucht und höchstens einen Tag unter Kühlung gelagert werden.
- Essen Sie die Feinkostprodukte nicht mehr, wenn sie auffällig oder muffig riechen, unangenehm oder säuerlich schmecken oder die Gefäße eine Bombage aufweisen.

4.7 Fisch und Fischprodukte, Schalentiere

Der weltweite Fischkonsum beträgt zurzeit über 150 Millionen Tonnen jährlich, davon 60 Millionen Tonnen aus Aquakulturen. Um die stetig ansteigende Nachfrage zu bedienen, legen die Schiffe weite Wege zurück. Die Fische werden meist sofort nach dem Fang verarbeitet und noch an Bord tiefgefroren. Denn Fisch ist nicht lange haltbar und das auch nicht bei niedrigen Temperaturen. Das Fischeiweiß ist locker aufgebaut, hat einen hohen a_W-Wert, ist arm an schwer verwertbarem Bindegewebe und damit insgesamt leicht verdaulich. Das begünstigt natürlich auch das Wachstum von Mikroorganismen.

4.7.1 Frischfisch

Das Wichtigste in Kürze

- Frischer Fisch verdirbt aufgrund der guten Wachstumsbedingungen für Bakterien sehr schnell, was nur durch Tiefgefrieren sicher verhindert werden kann.
- Roher Fisch kann pathogene Keime enthalten.

Frischfisch ist die Bezeichnung für unbehandelten und nicht eingefrorenen Fisch, der bei Temperaturen von 0–2 °C gelagert und zum Verkauf angeboten wird. Die Zeitdauer ist rechtlich nicht festgelegt. Im Falle von Fisch, der tiefgefroren wurde und vor dem Verkauf aufgetaut wird, muss der Hinweis „aufgetaut" der Fischbezeichnung hinzugefügt werden, was jedoch im Handel nicht durchweg beachtet wird. Wird der Fisch nach dem Auftauen geräuchert, gesalzen, gegart, mariniert und/oder getrocknet, ist kein Auftauhinweis erforderlich.

Frischemerkmale. Ein frischer Fisch lässt sich an seinen hellroten leuchtenden und klaren Kiemen erkennen, die nicht mit Schleim überzogen sind. Die Augen sind prall gefüllt, nach außen gewölbt und klar. Die Pupillen sind schwarz und glänzend. Die Haut des Fischs ist von leuchtender Farbe und darf mit einer klaren Schleimschicht überzogen sein. Das Fleisch reagiert bei leichtem Druck elastisch. Frischer Fisch riecht nach Meer und Seetang.

Während ein ganzer Fisch genügend Merkmale liefert, um seine Frische zu beurteilen, liefern Fischfilets nur noch ein Kriterium, den Geruch. Das Fischfilet ist dann nicht mehr frisch, wenn es eher trocken ist und süßlich oder fischig riecht.

Das **Tiefgefrieren** frischer Fische ist eine besonders schonende Konservierungsmethode. Der Fisch bleibt reich an Nährstoffen und Vitaminen, mild im Geschmack und frei von Gerüchen. Mit wenigen Ausnahmen, wie z. B. Makrele, Hering und kleinere Sorten wie etwa Sprotten, handelt es sich bei TK-Fischprodukten immer um ausgenommenen Fisch. Aufgetaut muss der Fisch schnell verbraucht werden.

Verderblichkeit. Fisch geht im Vergleich zu Fleisch schnell in Fäulnis über, da er reich an Aminosäuren und leicht abbaubaren Verbindungen ist. Frischer Fisch hat außerdem einen hohen a_W-Wert von 0,98. Da Fisch leicht verletzbar ist, nimmt er bei Fang und Verarbeitung schnell Schaden. Sein leicht verdauliches Fleisch wird so noch besser für Mikroorganismen angreifbar. Auch bei Kühlung treten die Verderbnisprozesse auf, allerdings verzögert. Produkte wie frischer Fisch sollten deshalb bei der Verarbeitung und im Verkauf am besten auf schmelzendem Eis bei 0–2 °C aufbewahrt werden.

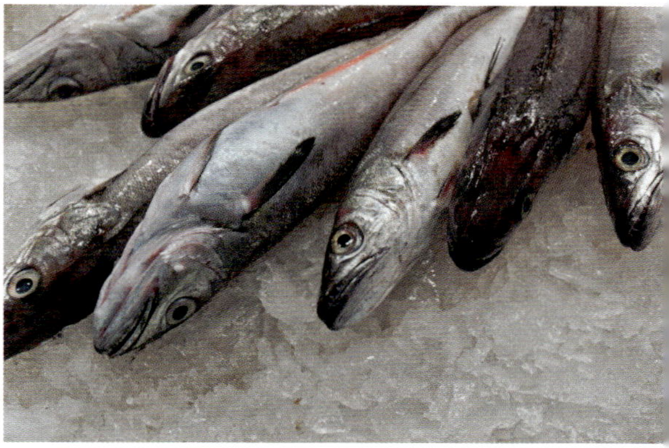

Pathogene Keime. Beim Verzehr von rohem oder halbrohem Fisch kann es zu Infektionen mit *Vibrio parahaemolyticus* kommen – einem pathogenen Bakterium, das typischerweise im Meerwasser zu finden ist. In seltenen Fällen werden bei Fisch auch andere pathogene Keime nachgewiesen, die dann für eine Fäkalienbelastung des Wassers stehen. Bei Fang oder Kultivierung von Fisch in verschmutzten Gewässern sowie bei unzureichender Hygiene nach dem Fang sind Kontaminationen beispielsweise mit *Salmonella* und *Staphylococcus aureus* möglich. Offene Meeresgewässer sind im Gegensatz zum Wasser von Flussmündungen und der Küsten frei von Salmonellen – abgesehen davon, dass auch Seevögel wie z. B. Möwen Salmonellen übertragen können.

Auffallend ist der häufige Nachweis von **Listerien** in rohem Fisch und in Fischerzeugnissen, die z. B. geräuchert und nicht erhitzt werden. Die Verarbeitungsbetriebe für Fisch sind eine wichtige Quelle für Listerien in Fischprodukten. Auch in verschmutztem Süß- und Küstenwasser können Listerien gefunden werden.

Histamin. Bei frischem Fisch und Fischerzeugnissen, die mikrobiell stark belastet sind, kann der Gehalt an biogenen Aminen wie Histamin stark ansteigen und beim Menschen gesundheitliche Beschwerden auslösen (▸Kap. 4.4.3). Viele Verderbnisbakterien bilden beim Abbau von Aminosäuren Histamin und ähnliche Verbindungen, die in hohen Konzentrationen **Fischvergiftungen** auslösen. Die Bildung von Histamin ist stark von der Temperatur abhängig. Bei zu warmer Lagerung steigt der Histamingehalt deutlich an. Die meisten biogenen Amine wie auch das Histamin sind hitzebeständig. Während der Zubereitung von Speisen durch Kochen oder Braten können sie nicht inaktiviert werden. Histaminvergiftungen werden oft von Thunfisch oder Makrelen hervorgerufen.

Nematoden (Fadenwürmer). Die häufigsten in Seefischen vorkommenden Parasiten sind die Nematoden, wie z. B. *Anisakis*, die den Fisch als Zwischenwirt nutzen. Sie werden über das Futter aufgenommen und finden sich im Magen-Darm-Trakt und im Bauchlappen der Fische, wo sie auch bei einer Kontrolle gut sichtbar sind. Fische aus Aquakultur sind aufgrund des wurmfreien Futters in der Regel frei von Nematoden.
Da die bis zu 3 cm langen Fadenwürmer dem menschlichen Darm erheblich schädigen können, werden sie durch sorgfältiges Ausnehmen der Fische, Abtrennen der Bauchlappen und Sichtkontrollen auf mehreren Stufen der Bearbeitung beseitigt. Mögliche verbliebene Nematodenlarven werden durch Kochen, Heißräuchern, Salzen oder auch durch Gefrieren (mindestens 48 Stunden bei –10 °C) abgetötet, sofern die Fische vorher ausgenommen wurden.

Beim Verzehr von rohem Fischfleisch kommt es in seltenen Fällen zur Aufnahme des Fischbandwurms *Diphyllobothrium*. Als Folge davon treten nach Wochen oder Monaten Magen-Darm-Beschwerden auf, jedoch meist keine schweren Erkrankungen. Auch der Fischbandwurm kann durch Erhitzen oder Tiefgefrieren abgetötet werden.

Praxistipps

- Essen Sie keinen rohen Fisch. Garen Sie Fisch immer gut durch, sodass das Fleisch nicht mehr glasig ist. Auch Sushi-Rollen mit rohem Fisch sollten von immungeschwächten Personen vorsichtshalber nicht verzehrt werden.
- Meiden Sie Fisch, der nicht die Merkmale eines frischen Fisches liefert und achten Sie insbesondere bei Fischfilets auf den frischen Geruch. Bewahren Sie frische Fische nicht länger als einen Tag im Kühlschrank auf.
- Schwangere sollten nicht regelmäßig Fische wie z. B. Thunfisch verzehren, die als Raubfische mit größeren Mengen Quecksilber belastet sein können (Akkumulierung in der Nahrungskette).

Die japanischen **Sushi-Gerichte** aus erkaltetem Reis enthalten oft als Komponenten Zutaten wie rohen oder geräucherten Fisch und rohe Meeresfrüchte. Daher besteht das Risiko, dass diese Produkte Krankheitserreger oder Nematoden enthalten. Untersuchungen zeigen allerdings, dass die überwiegende Anzahl der Proben keimarm ist und keine pathogenen Keime enthält. Aufgrund der leicht verderblichen Rohstoffe wie etwa Reis ist Sushi jedoch eine ideale Grundlage für bakterielles Wachstum. Eine strikt hygienische Arbeitsweise des Küchenpersonals ist daher in den entsprechenden Restaurants von großer Bedeutung.

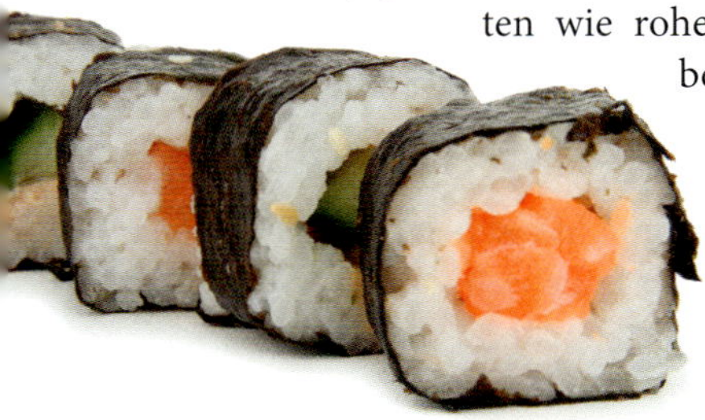

4.7.2 Tiefgefrorene Fischerzeugnisse

Das Wichtigste in Kürze

- Tiefgefrorener Fisch kann abhängig vom Fettgehalt chemisch (oxidativ), jedoch nicht mikrobiologisch verderben.

◻ Tab. 4.4 Maximale Lagerzeit (Monate) in Abhängigkeit von der Temperatur (nach Schuchmann, Schuchmann 2005)

	−18 °C	−25 °C	−30 °C
Magerfisch	8	18	24
Fettfisch	4	8	12

Die Fabrikschiffe auf hoher See haben die Möglichkeit, den Fisch sehr schnell mittels Luft- und/oder Kontaktgefrierverfahren einzufrieren. Das Kontaktgefrieren wird häufig verwendet, weil mit diesem Verfahren der Fisch gleichzeitig zu Blöcken gepresst wird, die dann später leicht portioniert und weiterverarbeitet werden können. Die Lagerfähigkeit des Tiefkühlfischs wird durch Fettgehalt und Temperatur bestimmt (◻ Tab. 4.4).

Fischfilets werden entweder einzeln eingefroren oder aus den gefrorenen Blöcken in Portionen gesägt und direkt in Kunststoffbeuteln verpackt. Die einzelnen Portionen für die sogenannten **Fischstäbchen** werden aus den gefroren Blöcken geschnitten, zweimal paniert und anschließend in heißem Öl vorgebraten, d. h., sie bleiben im Inneren noch gefroren. Sie werden dann erneut eingefroren und verpackt gelagert.

Tiefgefrorene **Fischfertiggerichte** werden ebenfalls aus Blöcken gesägt, in Aluschalen gelegt und erhalten das entsprechende Topping für den gewünschten Geschmack. Das Topping schützt den Fisch im Backofen zusätzlich vor der direkten Hitzeeinwirkung.

4

Praxistipp

- Ziehen Sie gefrorenen Fisch dem frischen vor, tauen Sie ihn langsam im Kühlschrank auf und verbrauchen Sie ihn sofort.

Der Histamingehalt tiefgefrorener Fischprodukte bleibt konstant, während der Gehalt biogener Amine gekühlter Fischereierzeugnisse innerhalb von wenigen Tagen schnell ansteigen kann.

4.7.3 Geräucherte und eingelegte Fischerzeugnisse

Das Räuchern sowie das Einlegen in Salz oder Salzlösungen gehören zu den ältesten Konservierungsmethoden der Menschen. Beim Räuchern und Salzen verringert sich der Gehalt des für Keime verfügbaren Wassers und damit der a_W-Wert. Diese Konservierungsmethoden bieten bei Fisch jedoch keinen alleinigen Schutz vor Keimen und müssen mit anderen Methoden, wie z. B. Kühlung, kombiniert werden. Auch das Einlegen der Waren in Öl hat eine große Bedeutung für die Haltbarkeit, da das wasserfreie Öl eine Keimvermehrung nicht erlaubt.

Das Wichtigste in Kürze

- Geräucherter und eingelegter/gesalzener Fisch ist ähnlich wie roher Fisch zu bewerten.
- Eine mikrobielle Belastung insbesondere durch Listerien ist nicht auszuschließen.

Bei geräucherten und gesalzenen Fischereierzeugnissen werden neben Enterobacteriaceen vor allem **Listerien** häufig nachgewiesen. Verpackter geräucherter Fisch oder Graved Fisch war 2015 zum Ende des Mindesthaltbarkeitsdatums in 8,0 % der genommenen Proben mit Listerien kontaminiert (Bundesamt für Verbraucherschutz und Lebensmittelsicherheit 2016). In andere Untersuchungen waren 3,5 % der unverpackten und 8,5 % der vakuumverpackten Fischerzeugnisse mit *Listeria monocytogenes* belastet. Dies liegt daran, dass Listerien bei reduziertem Sauerstoffangebot gute Wachstumsmöglichkeiten im Vergleich zu anderen konkurrierenden Keimen haben.

Das Vorkommen von Listerien in verzehrfertigen Fischprodukten ist somit von größerer Häufigkeit, was insbesondere für Menschen mit Immunschwäche schwerwiegende Folgen haben kann (▸ Kap. 1.3.1).

Salzfischerzeugnisse

Das Salzen von Fischen, wie z. B. von Heringen oder Sardinen, ist weit verbreitet. Für die Haltbarkeit der Erzeugnisse ist der Salzgehalt entscheidend bzw. die Aufrechterhaltung der Salzkonzentration nach dem Entsalzen. Generell besteht eine direkte Abhängigkeit des a_W-Wertes vom NaCl-Gehalt.

Hintergrund des Salzens. Das Salz entzieht dem Gewebe des Fisches Wasser und dringt gleichzeitig in das Fleisch ein; der Fisch gewinnt an Haltbarkeit. Das Eiweiß gerinnt und es kommt zu einer enzymatischen Reifung, die 5–6 Wochen dauert. Währenddessen bilden sich Geschmack, Aroma und Konsistenz aus. Ist die Reifung abgeschlossen, wird der Fisch auch als **salzgar** bezeichnet, denn das Eiweiß ist wie nach einer Hitzeeinwirkung geronnen.

Je nach verwendeter Salzmenge unterscheidet man zwischen hart- und mildgesalzen. Mildgesalzener Matjeshering (8–10 % NaCl) reift sehr schnell, ist jedoch nur kurz haltbar. Hartgesalzener Fisch, wie z. B. der Salzhering (13–14 % NaCl), ist lange haltbar (1–2 Jahre).

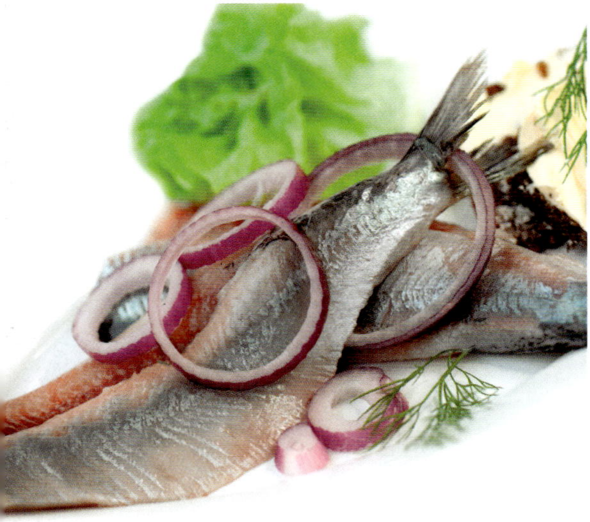

Graved Fisch. Bei diesen Erzeugnissen wird der Fisch, häufig Lachs, nach Zugabe der Beize (trockene Salz-Zucker-Mischung mit Gewürzen oder Kräutern) zur Reifung einige Tage lang in Kühlhäusern gelagert. Durch den osmotischen Druck der Beize wird Wasser aus dem Lachsfleisch herausgezogen, sodass der den Keimen verfügbare Wasseranteil sinkt.

Matjeshering. Der bekannteste gesalzene Fisch ist der Matjeshering. Bei diesem Fisch erfolgt die Reifung rein enzymatisch, also durch die Fischenzyme. Daher verbleibt beim Ausnehmen die Bauchspeicheldrüse in den Fischen. Die Heringe werden in einer milden Salzlake für ungefähr fünf Tage eingelegt.

Bei den Sorten „Hering, nach Matjesart gesalzen" oder „nach Matjesart" sind die Heringe hingegen geköpft und komplett ausgenommen. Die körpereigene enzymatische Reifung wird daher durch Zugabe von Enzympräparaten vollzogen, die die proteolytischen Wirkungen ersetzen. Diese Sorten haben einen geringeren Fettgehalt, stehen aber sonst den körpereigenen enzymatisch gereiften in nichts nach.

Halbrohe Fische wie Matjes können parasitäre Nematoden enthalten. Zum Schutz vor den Fadenwürmern schreiben die Niederlande eine Tiefkühlung von mindestens −45 °C vor dem Einsalzen vor.

Anchosen. Die Erzeugnisse aus frischen oder tiefgefrorenen Sprotten, Heringen, Sardellen und anderen Fischen werden unter Verwendung von Zucker und Gewürzen enzymatisch gereift. Die halbrohen Fische – wie z. B. Matjesfilet „nordische Art" – sind nur begrenzt haltbar.

Marinaden. Die Erzeugnisse aus Frischfischen oder tiefgefrorenen Fischen werden, wie z. B. Bismarckheringe, in essigsaure Flüssigkeiten eingelegt. Die oft zusätzlich gesalzenen Fische oder Fischteile, die jedoch nicht erhitzt werden, werden mit Essig, Säuerungsmitteln und Salz – auch unter Zufügung sonstiger Zutaten zum Würzen – gar gemacht.

Räucherfisch

Der für das Räuchern notwendige Rauch wird durch das Verschwelen verschiedenster Holzarten bei Temperaturen bis zu 700 °C produziert. Die dabei entstehenden Rauchbestandteile, wie etwa Phenole, haben sowohl eine keimhemmende bzw. -abtötende Wirkung als auch antioxidative Effekte, d. h., sie verzögern die Oxidation der Fischlipide. Da der Rauch den Fisch nur oberflächlich erreichen kann, reichen die Rauchstoffe für eine Konservierung nicht aus. Im Inneren behält der Fisch für Mikroorganismen günstige Wachstumsbedingungen. Durch ein dem Räuchern vorausgehendes Salzen können diese Bedingungen verschlechtert werden.

Der Räuchervorgang kann als Heiß- und Kalträucherung (◘ Tab. 4.5) durchgeführt werden:

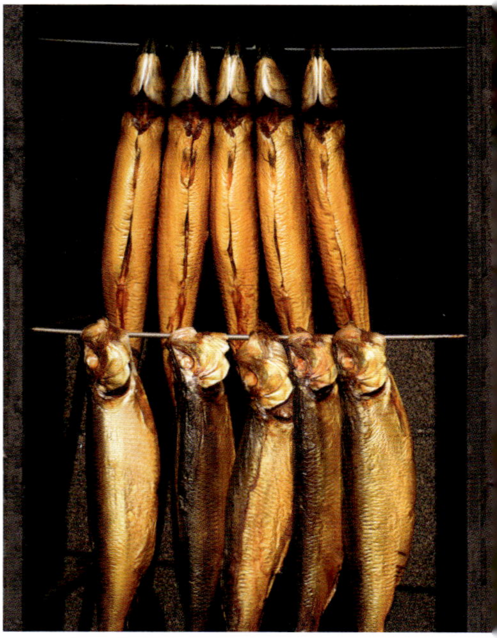

- Bei der **Heißräucherung** unterstreicht das Salzen zusätzlich den Geschmack des Fisches und macht sein Fleisch auch etwas fester. Des Geschmackes wegen wird der Fisch für die Heißräucherung nicht stark gesalzen.
- Der **kaltgeräucherte Fisch** wird dagegen schon vor dem Räuchern auf einen recht hohen Salzgehalt von 6–8 % gebracht, wodurch das Fleisch gegart (salzgar) wird. Daher reichen die niedrigen Temperaturen des Räucherns für eine annähernd gleich lange Haltbarkeit wie beim heißgeräucherten Fisch aus. Nach dem Räuchern kommen die Fische auf einen Salzgehalt von 15–17 %.

Kaltgeräucherte Fische sind durch Nematoden gefährdete Produkte. Geräucherter Fisch sollte zum Schutz vor Nematodenlarven eine Kerntemperatur von mindestens 60 °C erreichen. Da bei geräucherten Fischen

Tab. 4.5 Unterschiede zwischen Heiß- und Kalträucherung

	Fische	Temperatur	Dauer	Hinweis	Haltbarkeit
Heiß-räucherung	Hering (z. B. Bückling), Makrele, Sprotte, Heilbutt, Aal, Forelle	100–120 °C	2–4 Stunden	Garen durch Hitze	3–10 Tage
Kalt-räucherung	Hering (z. B. Salzhering), Lachs	18–26 °C	2–4 Tage	Salzgar vor dem Räuchern	2 Wochen

die keimhemmenden Faktoren nicht ausreichen und keine Konservierungsmittel eingesetzt werden dürfen, muss auf die Kühlung besonders geachtet werden.

Praxistipp

- Vermeiden Sie unbedingt den Verzehr von Räucherlachs oder Graved Lachs, insbesondere wenn die Produkte vakuumverpackt sind.

4.7.4 Fischkonserven

Durch das Sterilisieren der Dosen entfallen jeglicher Einsatz von Konservierungsmitteln und die Notwendigkeit des Kühlens. Die Vorbereitungen dazu laufen sehr sorgfältig ab. Der Fisch wird gereinigt, filetiert, gewaschen und leicht gesalzen. Auf Fließbändern durchlaufen die Fische dann einen Dämpftunnel oder ein Kochbad, werden getrocknet, abgekühlt und in Dosen verpackt. Bei der sich anschließenden Sterilisation wird besonders auf die Einhaltung von Temperatur und Zeit geachtet, um sämtliche Mikroorganismen und deren Sporen abzutöten.

Das Wichtigste in Kürze

- Fischkonserven sind aufgrund ihrer Sterilisierung sicher.

Histamin. Wenn Thunfischkonserven geöffnet werden, der Thunfisch nicht vollständig verbraucht und von Keimen kontaminiert wird, können sich Bakterien vermehren – vor allem in nicht gekühlten Dosen. Nach einiger Zeit können hohe Histaminmengen entstehen. Bei guter Kühlung können sich die Bakterien nur langsam vermehren und gleichzeitig auch nur wenig der biogenen Amine bilden.

Praxistipp

- Bewahren Sie geöffnete Thunfischkonserven immer im Kühlschrank auf und verbrauchen Sie sie zügig.

Für die Herstellung von Bratfisch wird der Fisch mit oder ohne Panade gebraten, gebacken, geröstet oder gegrillt. Eine nachfolgende Sterilisation, manchmal auch nur eine Pasteurisierung, sorgt für eine lange Haltbarkeit.

4.7.5 Schalentiere

Mit dem Begriff Schalentiere werden vor allem essbare Muscheln und Schnecken bezeichnet, gelegentlich auch Krustentiere wie die Krebse. Mit Meeresfrüchten sind neben Krebsen und Tintenfischen auch Muscheln gemeint. Viele Arten von Muscheln haben in die menschliche Ernährung Eingang gefunden. In Deutschland sind dies besonders Miesmuscheln und Austern; in anderen Ländern gibt es eine Vielzahl weiterer Muschelarten, die erhitzt, aber oft auch roh oder halbroh verzehrt werden.

Das Wichtigste in Kürze

- Schalentiere wie Muscheln sind in nicht vollständig gegartem Zustand mit einem hohen Risiko von Lebensmittelinfektionen durch Bakterien und Viren verbunden.

Länder, in denen Meeresfrüchte zu einem überwiegenden Anteil roh verzehrt werden, haben eine hohe Zahl an Erkrankungen, die durch die Schalentiere hervorgerufen werden. Aufgrund ihrer Ernährungsweise stellen Muscheln ein besonderes Sicherheitsproblem dar. Muscheln ernähren sich von Schwebstoffen und Mikroorganismen, die sie durch Filtrieren dem Wasser entnehmen. Dabei filtriert eine Miesmuschel bis zu fünf Liter Wasser pro Stunde, Austern sogar bis zu 25 Liter. Durch ihre Lebensweise können Muscheln aus dem Meerwasser Bakterien, Schadstoffe und auch Toxine ansammeln, die von Algen – häufig Dinoflagellaten – produziert werden. Diese vermehren sich im Sommer bei Erwärmung des Wassers stark. Daher wurden früher nur in Monaten mit „r" Muscheln gegessen, denn im Winter kommen die Dinoflagellaten in den kalten europäischen Gewässern nur selten vor.

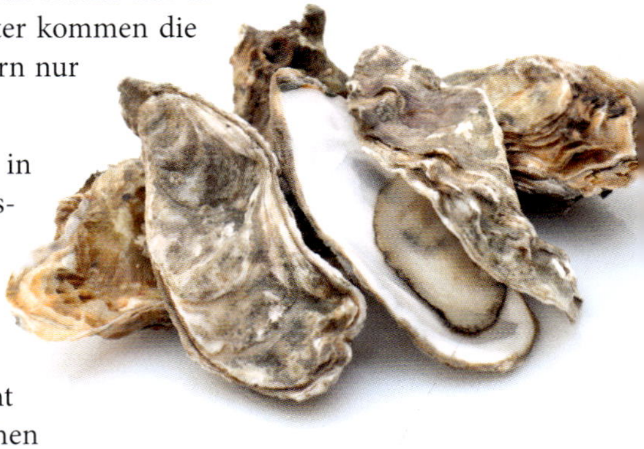

Pathogene Bakterien. Bakterielle Krankheitserreger in Meeresfrüchten, wie Salmonellen und die in Gewässern beheimateten Vibrionen, können beim Genuss roher Muscheln Lebensmittelinfektionen verursachen. Die mikrobielle Belastung von Muscheln ist stark von der Wasserqualität am Produktionsstandort abhängig. Salmonellen können beispielsweise leicht in Meeresfrüchte eindringen, wenn in Küstenbereichen und Flussmündungen fäkalienreiche Abwässer eingeleitet werden.

Hingegen gelangen Listerien, die auch relativ häufig in Meeresfrüchten gefunden werden, meist erst in den Verarbeitungsbetrieben auf die Lebensmittel.

Viren. Der Verzehr von Meeresfrüchten ist häufig die Ursache von Infektionen mit Viren wie Rotaviren, Noroviren und Hepatitis-A-Viren, die einen fäkal-oralen Übertragungsweg haben. Dies ist besonders dann der Fall, wenn durch Einleitung von Abwässern

4

Krankheitserreger in Muschelzuchtgebiete eindringen können. Die Viren werden von den Muscheln durch ihre filtrierende Lebensweise leicht aufgenommen und angereichert.

Praxistipps

- Essen Sie keine rohen Austern.
- Achten Sie darauf, dass Miesmuscheln vor dem Kochen geschlossene Schalen haben oder sich bei Berührung (Klopfen) schließen – Anzeichen dafür, dass sie noch leben.
- Sie sollten Muscheln, die sich nach dem Kochen nicht geöffnet haben, auf keinen Fall verzehren.
- Nutzen Sie keine Muscheln in Verpackungen, die viele Muscheln mit gebrochenen Schalen beinhalten, da diese Muscheln schnell absterben und Keime freisetzen, die auf die lebenden Muscheln übergehen.

Wie Fisch unterliegen Muscheln bei mangelhafter Kühlung einem schnellen Verderb. Bei unsachgemäßer, ungekühlter Lagerung weisen Schalentiere außerdem eine starke Histaminbildung durch Verderbnisbakterien auf.

4.8 Getränke

Da der Mensch täglich 2–3 Liter Wasser über Niere, Darm, Lunge und Haut verliert, kann es als das wichtigste Lebensmittel angesehen werden. Der Mensch benötigt als alleinige Flüssigkeitsversorgung nur Wasser, gibt sich damit aber nicht zufrieden. Das erklärt die Vielzahl von Getränken auf dem Markt, die uns die Flüssigkeitsaufnahme geschmacklich erleichtern soll.

4.8.1 Wasser

In der Natur kommt Wasser als Regen-, Grund-, Quell- oder Oberflächenwasser vor, das jeweils – nach entsprechender Aufbereitung – als Trinkwasser Verwendung finden kann. Auch Mikroorganismen befinden sich in natürlichen Gewässern. In sauberen Seen und Flüssen ist ihr Bestand niedrig, da sie nährstoffarm sind.

Das Wichtigste in Kürze

- Das den Haushalten gelieferte Trinkwasser ist aufgrund von Aufbereitung und Kontrollen nahezu frei von Krankheitserregern und kann bedenkenlos getrunken werden.
- In Wasserleitungen können Biofilme entstehen, die unter Umständen gefährliche Keime wie Legionellen enthalten.
- Industriell in Flaschen abgefülltes Wasser wie Mineralwasser ist sicher und lange haltbar; in Wasser in offenen Gefäßen und Flaschen können sich mit der Zeit Keime anreichern.

Zu den natürlich vorkommenden Wasserkeimen zählen zahlreiche *Pseudomonas*-Arten. Die meisten Pseudomonaden sind keine Bedrohung für die menschliche Gesundheit; *Pseudomonas aeruginosa* ist jedoch ein opportunistischer Krankheitserreger, der verschiedene Krankheitsbilder hervorrufen kann.

Da Pseudomonaden über die Eigenschaft verfügen, sich an Oberflächen anzuheften und sich dort zu vermehren, besiedeln sie häufig das Innere von Wasserrohren und Armaturen. Dabei kommt es zur Ausbildung eines schleimigen Belags, eines **Biofilms** (▸ Kap. 1.1.1), der auch anderen Keimen wie z. B. Krankheitserregern ein Anhängen und Wachstum erleichtert. In allen wasserführenden Anlagen und Rohren kann es überdies zu Ablagerungen bis hin zu Verstopfungen kommen. Der Zustand der Leitungen ist insbesondere von deren Alter abhängig. Je länger Wasser in einer Leitung steht, desto mehr reichert es Keime an, die sich aus den Biofilmen herauslösen. Hingegen ist kontinuierlich fließendes Leitungswasser in der Regel nur sehr gering mit Keimen belastet.

Trinkwasser (Leitungswasser)

Unser Trinkwasser stammt zum größten Teil aus Grundwasser und zu einem kleineren aus Oberflächenwasser, Uferfiltrat und Quellwasser. Während Grundwasser, je nach Tiefe und filternden Deckschichten, als eher keimarm bezeichnet werden kann, muss Oberflächenwasser aufbereitet werden, um es für den menschlichen Ge- und Verbrauch sicher zu machen.

Da Trinkwasser zum Verzehr durch den Menschen bestimmt ist, gilt es als ein Lebensmittel. Es muss genießbar sein (klar, farblos, geruchslos, geschmacklos, kühl) und darf der Gesundheit nicht schaden. Die deutsche Trinkwasser-Verordnung enthält die Schutzvorschriften für Trinkwasser. Der Gesamtkeimgehalt darf beispielsweise den Wert von 100 Keimen pro Milliliter nicht überschreiten. Trinkwasser enthält wenige Keime, ist aber nicht völlig keimfrei, da wassertypische, für den Menschen unschädliche Mikroorganismen stets vorhanden sind. In trinkbarem Leitungswasser dürfen allerdings keine Krankheitserreger und keine Stoffe in einer Konzentration enthalten sein, die der Gesundheit von Menschen schaden.

Teil der regelmäßigen Kontrollen sind deshalb neben toxikologischen vor allem mikrobiologische Parameter, da insbesondere Abwässer und Fäkalien das Trinkwasser verunreinigen und gefährliche Mikroorganismen eintragen können. Da zahlreiche Krankheitserreger Darmbakterien sind, werden sie auf fäkal-oralem Weg übertragen, sodass menschliche und tierische Ausscheidungen in Trinkwasser eine erhebliche Gesundheitsgefährdung darstellen. *E. coli*, ein an und für sich harmloser Darmbewohner, wird als Indikator genutzt und im Trinkwasser überprüft, um Ereignisse fäkaler Verunreinigungen und damit die Möglichkeit der Anwesenheit pathogener Keime anzuzeigen. Trinkwasser muss deshalb (in einem Untersuchungsvolumen von 100 Millilitern) frei von *E. coli*-Bakterien sein.

In kontaminiertem Trinkwasser können folgende Erreger angetroffen werden:

- Vibrionen sind wasserbewohnende Keime mit einigen humanpathogenen Vertretern wie *Vibrio cholerae*. Der Erreger der Cholera ist jedoch in den westlichen Ländern mit hochentwickelter Trinkwasserhygiene nicht mehr anzutreffen.
- Salmonellen, Shigellen (Ruhrbakterien) und *Campylobacter* können durch Trinkwasser übertragen werden, das durch Fäkalien verunreinigt ist. Trinkwasserkontrollen mit *E. coli* als Indikator sorgen hier für Sicherheit.

4

- Legionellen sind Keime, die in allen Gewässern und im Grundwasser vorhanden sind und relativ leicht in die Wasseraufarbeitungssysteme und ins Trinkwasser gelangen können. Es kann zu Legionellen-Infektionen kommen, wenn Wassertröpfchen (Aerosole) hohe Konzentrationen dieser Bakterien enthalten und sie z. B. beim Duschen eingeatmet werden. Vor allem die Art *Legionella pneumophila* ist weit verbreitet und kann schwere Lungenentzündungen hervorrufen.

Wissenswert

Legionellen können sich – im Gegensatz zu fast allen anderen Bakterien – bei hohen Temperaturen von bis zu 55 °C vermehren. Unter 20 °C wachsen sie nur langsam, sodass bei niedrigen Temperaturen nur geringe Keimkonzentrationen in Wasserleitungen vorliegen und das Erkrankungsrisiko klein ist. Erst über 25 °C steigt die Vermehrungsrate stark. Wie andere Bakterien sterben Legionellen bei 60 °C und höheren Temperaturen ab.

Legionellen können sich in Wasserleitungen vermehren, sie leben dort bevorzugt in Biofilmen innerhalb von Rohren und Schläuchen. Besonders gefährdet sind Wassersysteme mit ungenügendem Durchfluss.

Risiken für eine Legionellen-Infektion bieten verschieden Wassersysteme und -anlagen:

- Warmwasserversorgungsanlagen mir Aerosolbildung, z. B. Duschen und Wasserhähne
- Kaltwasserzuleitungen mit sehr langen Wasserstandszeiten
- Schwimmbecken und -bäder sowie besonders Whirlpools
- Kühltürme und Kühlaggregate von Klimaanlagen
- Luftbefeuchtungsanlagen mir Feinsprühnebel

Besonders häufig gehen von großen Gebäuden mit langen Wasserleitungen Gefahren für Legionellen-Infektionen aus. Dies können Krankenhäuser, Altenheime, Schulen und große Hotels sein, in denen warmes Wasser oft Tage oder Wochen lang still steht und die somit den Legionellen Zeit und hervorragende Wachstumsbedingungen bieten.

In Wasser, das als Trinkwasser genutzt werden soll, können neben bakteriellen Krankheitserregern auch pathogene Viren wie z. B. Noroviren und Protozoen vorkommen. Eine Übertragung von Kryptosporidien (▸Kap. 1.3.3) auf den Menschen erfolgt meistens durch verunreinigtes Wasser.

Praxistipps

- Trinken Sie nur frisches Trinkwasser. Lassen Sie das abgestandene Wasser aus der Wasserleitung abfließen, wenn Sie längere Zeit kein Wasser entnommen haben. Das Standwasser ist abgelaufen, wenn das Wasser kälter wird (Fingerprobe).
- Benutzen Sie keine zusätzlichen Wasserfilter oder Trinkwasseraufbereiter (Sprudler). Bei nicht sachgemäßer Wartung und Handhabung können leicht Biofilme entstehen, die ein Hygienerisiko darstellen.
- Meiden Sie Getränkespender, da diese ein erhöhtes hygienisches Risiko besitzen.

Mineralwasser (Flaschenwasser)

Mineralwasser hat immer einen unterirdischen Ursprung und ist damit gut geschützt vor mikrobiellen Verunreinigungen. Abgefülltes Mineralwasser darf in seiner Zusammensetzung nicht wesentlich verändert werden. Zugelassen ist nur die Abtrennung von Eisen- oder Schwefelverbindungen und der freien Kohlensäure; Kohlendioxid darf auch zugesetzt werden.

Die angegebene Haltbarkeit beträgt bei ungeöffneten Glasflaschen zwei Jahre und bei PET-Flaschen ein Jahr. Bei Letzteren kann die Kohlensäure durch den Verschluss langsam entweichen, und da Kohlendioxid (CO_2) Trinkwasser mikrobiologisch stabiler und haltbarer macht, geht der Schutz damit verloren. CO_2 hat aus folgenden Gründen eine konservierende Wirkung:

- Wenn sich Kohlendioxid in Wasser löst, entsteht Kohlensäure und der pH-Wert sinkt, wodurch Bakterienwachstum verzögert wird.
- Kohlendioxid kann manche Keime direkt inaktivieren.
- Das Begasen mit CO_2 entfernt Sauerstoff, wodurch aerobe Keime nicht mehr wachsen können.

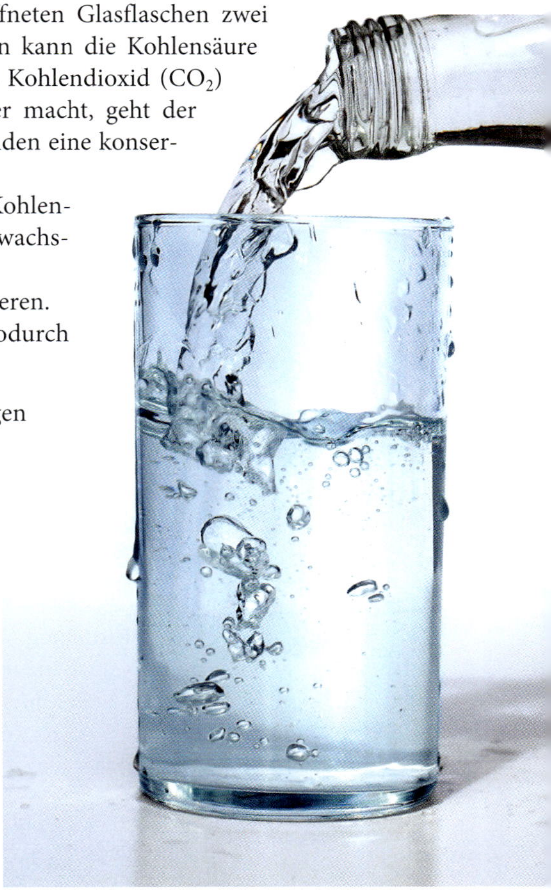

Stilles Wasser. Kohlendioxidfreies Wasser hingegen ermöglicht einigen Bakterien Wachstum – wenn auch nur ein langsames, da nur wenige Nährstoffe in Wasser vorhanden sind. Deshalb werden in stillen Mineralwässern öfter höhere Mengen von Keimen nachgewiesen, die eventuell für Immunschwache riskant sein können.

Nur geprüfte und amtlich anerkannte Mineralwässer dürfen in den Handel gelangen. Wird das Wasser in Plastikflaschen (PET-Flaschen) abgefüllt, können aus dem Plastik hormonähnliche Chemikalien in das Wasser gelangen. Da die Belastung jedoch weit unter den gesetzlichen Grenzwerten liegt, dürfte dadurch keine gesundheitliche Gefährdung vorliegen.

Praxistipps

- Trinken Sie nicht aus der Flasche, da dann leicht Keime ins Wasser gelangen. Lagern Sie Flaschen nach Anbruch verschlossen, dunkel und kühl und verbrauchen Sie sie zügig.
- Trinken Sie CO_2-haltige Wässer, da stilles Wasser mangels Kohlendioxid leichter verkeimt.
- In der Gastronomie sollte Mineralwasser immer in verschlossenen Flaschen gebracht und erst am Tisch geöffnet werden.

Bei **Tafelwasser** handelt es sich um ein Wasser, das nicht wie Mineralwasser aus einer Quelle stammen muss. Es muss den Vorschriften der Trinkwasserverordnung entsprechen und wird damit genauso streng wie Mineralwasser kontrolliert.

4.8.2 Kaffee und Tee

Schon in den Kaffeebohnen und Teeblättern können Keime oder auch Mykotoxine aus Schimmelpilzen enthalten sein – je nachdem, wie sie gewonnen, gelagert und transportiert werden. Der Brühprozess tötet die Keime aus Kaffee und Tee nur ab, wenn genügend hohe Temperaturen für eine entsprechende Zeit erreicht werden.

Das Wichtigste in Kürze

- Heißgetränke wie Kaffee und Tee haben nur bei sachgerechtem Umgang ein geringes mikrobielles Risiko.
- Kaffeemaschinen und -automaten bedürfen einer häufigen, regelmäßigen Reinigung.
- Nicht richtig zubereitete Tees, insbesondere Kräutertees, sind eine ernstzunehmende Infektionsquelle.

Kaffee

Da Kaffee ein trockenes Lebensmittel ist, setzt Verderb durch Mikroorganismen nicht oder nur sehr langsam ein – es sei denn, Feuchtigkeit ist hinzugetreten. Kaffee verliert nach Ablauf des Mindesthaltbarkeitsdatums allmählich sein Aroma, insbesondere bei Zutritt von Sauerstoff. Wird Kaffee mit kochendem Wasser aufgebrüht, manuell oder mit einer Filterkaffeemaschine, werden potenziell vorhandene Erreger abgetötet.

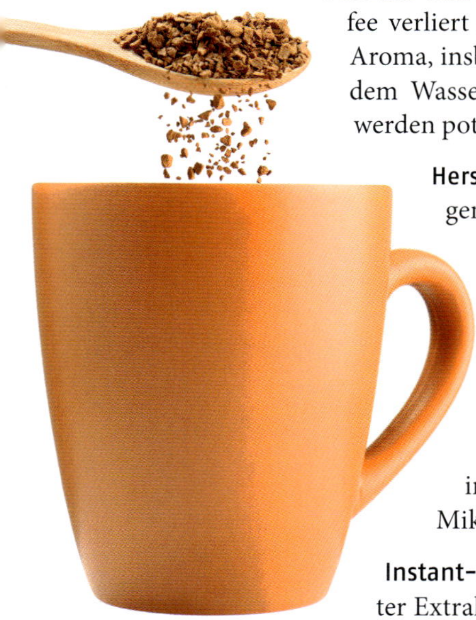

Herstellung. Kaffee wird aus heißem Wasser und gerösteten sowie gemahlenen Kaffeebohnen zubereitet. Diese werden aus den Früchten der Kaffeepflanzen gewonnen und veredelt – über Trocknungen und zum Teil Fermentationen, hervorgerufen durch aktive Mikroorganismen. Das Rösten des Rohkaffees, das nicht im Ursprungsland, sondern erst im jeweiligen Abnehmerland stattfindet, ist eine trockene Erhitzung der Kaffeebohnen. Durch das Rösten kommt es zu der gewünschten Aromaentwicklung. Der Röstprozess läuft innerhalb eines Temperaturfensters von 180–250 °C ab, sodass Mikroorganismen sicher abgetötet werden.

Instant-Kaffee. Löslicher Kaffee oder Instant-Kaffee ist ein getrockneter Extrakt aus Kaffeebohnen. Für die Herstellung wird Kaffee geröstet und gemahlen, dann werden die löslichen Bestandteile abgetrennt und unter Dampf aufkonzentriert. Eine solche Extraktion arbeitet mit Wassertemperaturen von bis zu 200 °C, wofür ein hoher Druck notwendig ist. Der letzte Schritt ist das Trocknen des Extrakts mithilfe von Methoden der Sprüh- bzw. Gefriertrocknung.

Instant-Kaffee ist aufgrund seiner Herstellungsbedingungen keimarm bis keimfrei und hat eine gute Haltbarkeit. Er sollte ebenfalls zur Sicherheit mit kochendem Wasser zubereitet werden.

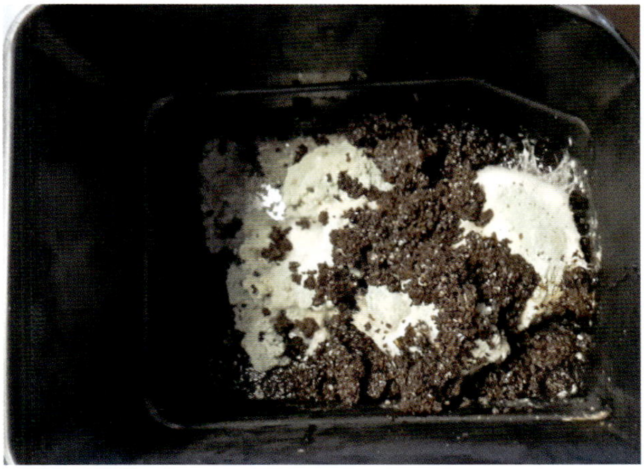

o Abb. 4.3 Der Kaffeesatz-Auffangbehälter ist ein gutes Biotop für Schimmelpilze.

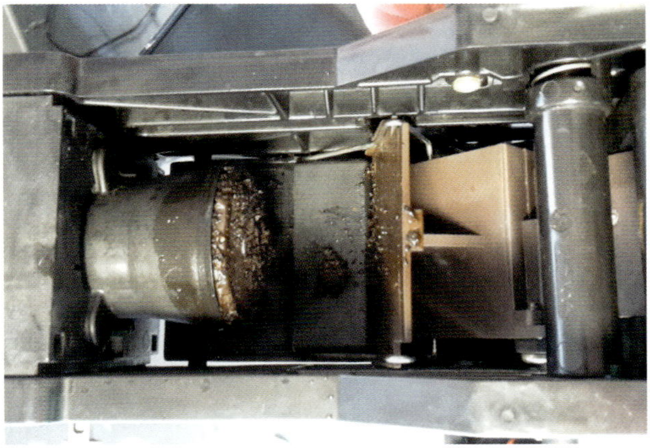

o Abb. 4.4 Die Brühgruppe von Kaffeeautomaten muss regelmäßig gereinigt werden.

Kaffeemaschinen und -vollautomaten

In Kaffeemaschinen mit Kapselsystemen oder Kaffeeautomaten, die nicht täglich gereinigt werden, können sich Mikroorganismen in verschiedenen, vor allem in den feuchten Bereichen vermehren und hohe Keimzahlen erreichen. Die Bakterien ernähren sich von den Inhaltsstoffen der Kaffeepulverreste; sie können wachsen, obgleich Koffein eine antibakterielle Wirkung hat. Auf Kaffeesatz vermehren sich neben Bakterien zahlreiche Schimmelpilze (o Abb. 4.3). In Kapselmaschinen können beispielsweise Dutzende verschiedene Bakteriengattungen, vor allem Pseudomonaden und Enterobacteriaceen, gefunden werden.

In der Brühgruppe von Kapselmaschinen und Vollautomaten (o Abb. 4.4) wird das Wasser für einige Sekunden auf 80 °C erhitzt, wodurch die Bakterien abgetötet werden. Kalkbeläge können jedoch die Brühtemperatur verringern, sodass Keime das Brühen überleben können. Deshalb sollten die Maschinen möglichst einmal pro Monat entkalkt werden. Außerdem sollte falls möglich eine hohe Kaffeetemperatur eingestellt werden, die vor einer erhöhten Keimbelastung schützt.

Bleibt das Wasser im Wassertank über Tage stehen, da er nicht regelmäßig geleert und/oder gereinigt wird, bildet sich dort und in den Schläuchen ein Biofilm aus Bakterien. Die Bakterien werden jedoch gewöhnlich beim Brühvorgang inaktiviert.

Die Kaffeezubereitungsgeräte können bei genauer Einhaltung der Pflege- und Reinigungsvorgaben hygienisch betrieben werden. Allerdings sollte die Reinigung täglich gründlich vollzogen werden, was viel Zeit in Anspruch nimmt. Besonders wichtig ist, dass die zu reinigenden Teile – wie Wassertank, Brühgruppe, Milchsystem, Kaffeesatz-Auffangbehälter, Tropfschale oder Kaffeeauslauf – nicht nur gesäubert, sondern auch getrocknet werden. Ansonsten kommt es unter den vorherrschenden warmen und feuchten Bedingungen zu einem vermehrten Keimwachstum von Bakterien und Pilzen.

Praxistipps

- Kaffee sollte möglichst frisch mit kochendem Wasser aufgebrüht werden.
- Kaffeemaschinen und -vollautomaten müssen täglich gründlich gereinigt und getrocknet werden. Wählen Sie ein Gerät, dessen Teile, wie die Brühgruppe, sich gut für eine tägliche Reinigung entnehmen lassen.

Tee

Unter Tee werden die heißen Aufgussgetränke verstanden, die Blätter und Knospen des Teestrauches (*Camellia sinensis*) enthalten und die zu Grün- oder Schwarztee verarbeitet werden. Alle anderen, wie z. B. Kräuter- und Früchtetee, werden als teeähnliche Aufgussgetränke bezeichnet.

Herstellung. Die Verarbeitung der Teeblätter nach der Ernte durchläuft mehrere Phasen und erfolgt heute zumeist industriell:

- Welken: Den Blättern werden 35–60 % Feuchtigkeit entzogen.
- Rollen: Die Blätter werden aufgebrochen, der Zellsaft tritt aus und Enzyme werden freigesetzt.
- Fermentation: In Verbindung mit Luftsauerstoff oxidiert der Zellsaft, das Teearoma entsteht durch die Aktivität pflanzeneigener Enzyme und die Blätter färben sich von grün nach rotbraun.
- Trocknen: Bei Temperaturen von 80–90 °C wird die Fermentation gestoppt und der Wassergehalt weiter gesenkt. Die Blätter färben sich schwarz.
- Sieben und Verpacken

Im Gegensatz zum schwarzen Tee entfällt aber bei der Herstellung des grünen Tees die Fermentation; die Teeblätter behalten so dank des Chlorophylls ihre grüne Farbe.

Da es sich bei Tee und teeähnlichen Erzeugnissen zur Herstellung der Getränke um Naturprodukte handelt, kann nicht davon ausgegangen werden, dass sie keimarm sind. Viele Pflanzen, die zur Teeherstellung verwendet werden, bevorzugen ein warmes Klima. Dort können auch krankheitserregende Keime durch Vögel, Nager oder andere Tiere sowie durch Düngung mit Fäkalien auf die im Freien wachsenden Pflanzen übertragen werden. Aufgrund der klimatischen Bedingungen können sie sich meist gut vermehren. Auch sind die hygienischen Bedingungen in den Anbaugebieten nicht immer ausreichend. Die bei der Teeherstellung eingesetzten Temperaturen reichen nicht aus, um alle Mikroorganismen zu inaktivieren, da zahlreiche Bakterien in getrockneten Nahrungsmitteln Überdauerungsstadien bilden, die solche Temperaturen überleben.

Abgesehen von den sogenannten Arzneimitteltees gibt es hinsichtlich der Qualität von Tee keine mikrobiologischen Kriterien. Eine niedrige Anzahl pathogener Keime in diesen Produkten wird nicht gefordert, da davon ausgegangen wird, dass sie mit sprudelnd kochendem Wasser frisch zubereitet und die Keime dadurch ausreichend inaktiviert werden.

Zubereitung. Je nach Art der Teezubereitung, nicht ausreichend heißem Wasser oder einer zu schnellen Abkühlung werden jedoch nicht immer alle Keime abgetötet. Die überlebenden Bakterien können sich im abgekühlten Tee vermehren, insbesondere wenn der zubereitete Tee über längere Zeit ungekühlt aufbewahrt wird.

Manche japanischen Grüntees werden mit nur 50 °C warmem Wasser oder noch kälterem zubereitet, wobei nur wenige Keime inaktiviert werden.

Praxistipps

- Grün- oder Schwarztees können mit Keimen belastet sein und sollten daher immer mit kochendem Wasser zubereitet werden. Halten Sie die angegebene Ziehzeit ein. Achten Sie unbedingt auf die Zubereitungsangaben des Herstellers.
- Lagern Sie die Produkte luftdicht, kühl, dunkel und trocken. Beachten Sie zusätzlich die Angaben des Herstellers.

Als ein trockenes Lebensmittel ist Tee, ebenso wie Kaffee, bei richtiger Lagerung sehr lange haltbar.

Kräutertee (teeähnliche Produkte)

Im weiteren Sinne werden unter Tee alle Aufgussgetränke bezeichnet, die aus unterschiedlichen Teilen verschiedener Pflanzen zubereitet werden. Dazu gehören auch Kräuter- und Früchtetees, die aber nach dem Lebensmittelrecht nur als **teeähnliche Erzeugnisse** deklariert werden dürfen. Teeähnliche Getränke bestehen aus Blättern, Blüten oder auch aus Früchten und Schalen von Pflanzen, die dem direkten Anbau oder aus Wildsammlungen entstammen. Kräutertees wie Pfefferminz-, Fenchel- und Kamillentee können nicht immer exakt von den sogenannten Früchtetees wie Hagebuttentee abgegrenzt werden; in der Regel werden alle diese Tees zu den Kräutertees gezählt.

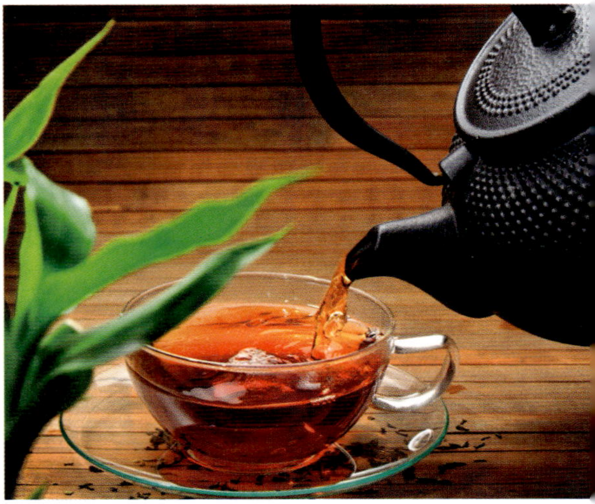

Bei Kräutertee-Produkten handelt es sich um Naturprodukte, die außer der Trocknung weitestgehend unbehandelt bleiben, um die wertvollen Inhaltsstoffe zu erhalten. Damit fehlen bei der Herstellung Prozessschritte zur Abtötung von Mikroorganismen bzw. Krankheitserregern wie Salmonellen.

Kräutertees können mit Schimmelpilzsporen, Bakterien oder auch Hefen belastet sein. Die Keimzahlen sind im Vergleich zu anderen Lebensmitteln in der Regel sehr hoch. Es werden auch ab und zu pathogene Mikroorganismen wie Salmonellen oder EHEC-Bakterien in diesen Tees festgestellt, die in einigen Fällen zu Ausbrüchen von Lebensmittelinfektionen führten.

Zubereitung. Da das Aufgießen mit kochend sprudelndem Wasser pathogene Keime ausreichend inaktiviert, muss in den oben genannten Fällen von einer unsachgemäßen Zubereitung durch eine nicht ausreichende Brühtemperatur des Teewassers ausgegangen werden. Weiterhin ist es möglich, dass hitzeresistente Bakteriensporen den Brühvorgang überleben, im sich abkühlenden Tee auskeimen und sich vermehren. Der Tee sollte daher noch warm, besser heiß getrunken werden.

Praxistipps

- Gießen Sie Früchte- und Kräutertee mit sprudelnd kochendem Wasser auf und lassen Sie ihn mindestens fünf Minuten ziehen.
- Sorgen Sie dafür, dass das Teewasser bei der Zubereitung nicht zu schnell abkühlt – wie etwa, wenn Sie eine kleine und kalte Teekanne verwenden oder den Tee erst einige Zeit nach dem Aufgießen zugeben. Empfehlenswert ist es, die Kanne vorher mit kochendem Wasser auszuspülen.
- Trinken Sie Ihren Tee zügig und lassen Sie ihn nicht zu lange bei Raumtemperatur stehen. Stellen Sie den Tee ansonsten in den Kühlschrank und wärmen Sie ihn anschließend wieder auf.

Da Kräutertees gerade zur Stärkung des Abwehrsystems immungeschwächter Personen als typische Hausmittel verwendet werden, ist bei nicht sachgerechter Zubereitung die Gefahr einer Erkrankung besonders groß.

4.8.3 Fruchtgetränke

Nichtalkoholische Erfrischungsgetränke werden häufig aus ausgepressten Früchten gewonnen.

Das Wichtigste in Kürze

- Fruchtgetränke bieten Mikroorganismen gute Ernährungs- und Wachstumsbedingungen, wenn sie nicht durch einen hohen Säure- und Zuckergehalt oder durch Kohlensäure geschützt sind.
- Fruchtsäfte sind aufgrund eines niedrigen pH-Werts in der Regel lange haltbar und enthalten keine krankheitserregenden Keime.

Herstellung. Bei der industriellen Herstellung von Fruchtgetränken muss zwischen dem Direktsaft und dem Konzentrat unterschieden werden:

- Beim Direktsaft, auch Muttersaft genannt, wird der Fruchtsaft nach dem Pressen filtriert und sofort nach einer bestimmten Lagerzeit abgefüllt. Durch eine Pasteurisierung werden die Keime abgetötet.

Tab. 4.6 Fruchtgetränke

Bezeichnung	Fruchtsaftanteil (%)	Zusätze (außer Wasser)	Schutzprinzip
Fruchtsaft	100	–	Säure, Zucker
Fruchtschorle	50	–	Säure
Fruchtnektar	25–50	Zucker/Süßungsmittel	Säure, Zucker
Fruchtsaftgetränk	6–30	Zucker/Süßungsmittel, natürliche Aromen, Genusssäuren	Säure, Zucker
Fruchtlimonade	3–15	Zucker/Süßungsmittel, Aromen, Genusssäuren	CO_2, Zucker

- Bei Konzentraten erfolgt industriell eine Konzentrierung der Säfte, z. B. mittels Eindampfung oder Gefrierkonzentrierung. Die Direktsäfte werden bei Temperaturen von 85 °C oder höher entkeimt.

Aus Kostengründen dominiert die Herstellung der Konzentrate, die dank der dabei erhöhten Zuckerkonzentrationen gleichzeitig lagerstabiler sind als die Direktsäfte. Bei beiden Verfahren werden vorhandene Mikroorganismen und Enzyme inaktiviert, um das Produkt stabiler und damit haltbarer zu machen. Da industriell abgefüllter Direktsaft immer pasteurisiert ist, hat das Kühlen mancher Säfte ausschließlich sensorische Gründe. Fruchtgetränke sind außerdem frei von chemischen Konservierungsstoffen.

Unterschiedliche Fruchtsaftanteile am Gesamtvolumen bestimmen die Verkehrsbezeichnungen (Tab. 4.6). Ein Fruchtsaftprodukt besteht beispielsweise zu 100 % aus Fruchtsaft, weder Zucker noch Zusätze dürfen zugefügt werden. Der Zuckergehalt kann dennoch aufgrund des beträchtlichen Saccharose- und Fructosegehalts in manchen Früchten sehr hoch sein (höher als in Limonaden).

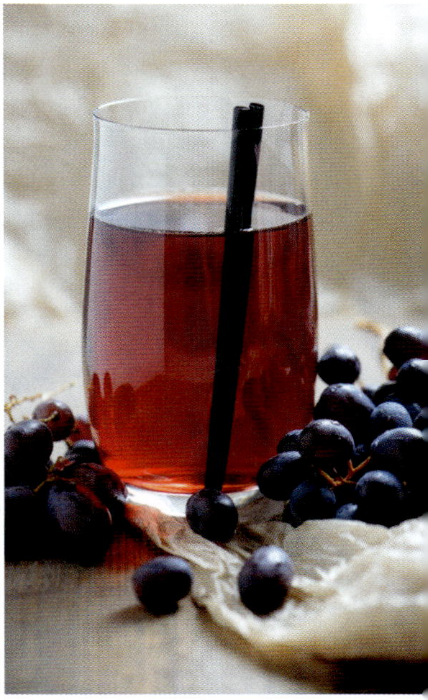

Zuckerhaltige Fruchtgetränke erlauben im Unterschied zu ungesüßten Wässern (▸Kap. 4.8.1) grundsätzlich das Wachstum von Mikroorganismen. Fruchtgetränke sind nährstoffreich; sie enthalten mit den Zuckern Saccharose, Glucose und Fructose, die aus den Früchten stammen und zum Teil auch zugesetzt werden, gute Wachstumssubstrate für Mikroorganismen.

Beispielsweise bei der Ernte über anhaftenden Staub an den Früchten, bei der Verarbeitung oder beim Konsum können Hefen und Bakterien in die Säfte gelangen. Bakterien, wie z. B. Milchsäurebakterien, verursachen eine Trübung der Säfte.

Hefen sind gegenüber Säuren relativ unempfindlich und wachsen zwischen pH 4 und 5 noch deutlich. Sie verwerten bei geringen Sauerstoffbedürfnissen zuckerhaltige Flüssigkeiten gut und vermehren sich auch bei niedrigen Temperaturen. Hefen können Änderungen in Geruch und Geschmack und auch Bombagen hervorrufen und stellen für alkoholfreie Getränke oft ein Problem dar.

Deshalb ist es notwendig, dass Schutzmechanismen das Keimwachstum in diesen Getränken begrenzen. Zucker in hohen Konzentrationen hat beispielsweise einen hemmenden Effekt auf die Keimvermehrung, da Wassermoleküle gebunden werden und der a_W-Wert sinkt. Der jeweilige Effekt ist von Getränk zu Getränk aufgrund der unterschiedlichen Zusammensetzung verschieden.

Mit Ausnahme von Gemüsesaft senken große Mengen an Fruchtsäuren in diesen Getränken den pH-Wert deutlich (z. B. auf pH-Werte von 2,5–4,5) und stabilisieren sie in mikrobiologischer Hinsicht. Je saurer der Saft, desto haltbarer ist er in der Regel. Folglich verderben Gemüsesäfte schneller als Obstsäfte. Außerdem besitzen Fruchtgetränke sekundäre Pflanzeninhaltsstoffe wie Polyphenole, die bakterien- und virenhemmende Eigenschaften haben.

Praxistipps

- Bewahren Sie geöffnete Fruchtgetränke im Kühlschrank auf und verbrauchen Sie sie zügig.
- Nehmen Sie klare und keine trüben Fruchtsäfte mit festen Fruchtanteilen, da Sie dann einen beginnenden Verderb am Auftreten von Bläschen und einer Eintrübung erkennen. Aus diesem Grund sind auch Glas- oder PET-Flaschen vorteilhafter als Kartonverpackungen.
- Trinken Sie in der Gastronomie keine offen ausgeschenkten Getränke, sondern nur solche in verschlossen servierten Flaschen.
- Selbst hergestellte Säfte sollten sofort getrunken werden. Das Safteinkochen im eigenen Haushalt ist mit der Pasteurisation vergleichbar.
- Benutzen Sie keine Trinkflaschen für Fruchtgetränke, da Feuchtigkeit und Zuckerreste in den Flaschen einen idealen Nährboden für Bakterien und Pilze abgeben.

Aufgrund der hohen Säurekonzentrationen können in Fruchtgetränken nur säureliebende Mikroorganismen wie Milchsäurebakterien, Essigsäurebakterien, Hefen und Schimmelpilze wachsen und keine pathogenen Bakterien. Dieser Schutz ist besonders für **Getränke ohne Kohlensäure** wie Fruchtsäfte und -nektar wichtig. Auch in Fruchtsirupen, den dickflüssigen Konzentraten mit einem hohen Zuckergehalt, wird ein Hefewachstum durch Zugabe von Säure mit Ansäuerung unter einem pH-Wert von 3 erschwert.

Kohlensäurehaltige Getränke wie Limonaden sind weniger anfällig für Mikroorganismen als CO_2-freie Getränke; nur säuretolerante Keime, die zudem keinen Sauerstoff zum Wachstum benötigen, können überleben.

4.8.4 Alkoholische Getränke

Das Wichtigste in Kürze

- In alkoholischen Getränken ist bei höheren Alkoholkonzentrationen (ca. 10 %) eine Vermehrung von Mikroorganismen nicht mehr möglich und es besteht keine Gefahr der Übertragung pathogener Keime.
- Unter Einnahme von Medikamenten kann es zu Wechselwirkungen mit Alkohol kommen.

Alkoholische Getränke wie z. B. Bier und Wein entstehen mithilfe der alkoholischen Gärung. Es sind Hefebakterien der Gattung *Saccharomyces*, die den Zucker zu Alkohol vergären. *Saccharomyces*-Hefen, auch Bier- und Bäckerhefe genannt, sind grundsätzlich nicht pathogen.

Ethanol in Konzentrationen von 10 % im Getränk verhindert das Wachstum der meisten Mikroorganismen einschließlich der pathogenen Keime. Schon bei einer Konzentration von 5 %, wie sie für Bier typisch ist, kommt es zu einer teilweisen Hemmung der Keime, die durch weitere für Mikroorganismen ungünstige Faktoren in den Getränken verstärkt wird.

Getränke mit einem Alkoholgehalt von über 10 % haben kein Mindesthaltbarkeitsdatum, da die Haltbarkeit dieser Spirituosen im Grunde unbegrenzt ist (mit Ausnahme von Likören, die Zutaten wie Sahne, Milch oder Ei enthalten). Das liegt daran, dass der Alkohol ein natürliches Konservierungsmittel ist, das sich in die Zellmembran der Keime einlagert und die Vermehrung verhindert.

Wissenswert

Langfristiger und sogar einmaliger Alkoholmissbrauch kann das Immunsystem schwächen und die Abwehr von Infektionskrankheiten behindern (▶Kap. 2.1.5).

Der Konsum von Alkohol in der **Schwangerschaft** kann zu Schädigungen des ungeborenen Kindes führen. In der Schwangerschaft stellt jede Alkoholvergiftung ein hohes Risiko für das ungeborene Kind dar. Der Alkohol gelangt über die Plazenta zum Embryo und greift Nerven und Organe an, die sich gerade entwickeln. Die Folge kann eine geringe Körpergröße, Herzfehler, Gehirnschäden oder auch andere schwere körperliche sowie geistige Behinderungen sein. In Deutschland kommen jährlich bis zu 4000 Babys mit Alkoholschädigungen zur Welt.

Außerdem wird empfohlen, in der **Stillzeit** auf Alkohol zu verzichten oder Alkohol nur gelegentlich in geringen Mengen zu trinken. Ein Teil des Alkohols, der mit alkoholischen Getränken aufgenommen wird, geht über das Blut in die Muttermilch über. Auch die Ausschüttung der Hormone, die die Milchbildung steuern, ist verändert.

Einige **Medikamente** können zu Wechselwirkungen mit Alkohol führen und ihre Wirkung verlieren bzw. verändern (Smollich, Podlogar 2016). Achten Sie daher auf den Beipackzettel der Medikamente.

Bier

Bier darf dank des deutschen Reinheitsgebotes nur aus Malz, Wasser, Hopfen und Hefe bestehen. Das kohlensäurehaltige Getränk hat einen Alkoholgehalt von etwa 5 %. Eingesetzte Hefestämme sind bei obergärigen Bieren *Saccharomyces cerevisiae* und bei untergärigen *Saccharomyces carlsbergensis*.

Herstellung. Der Brauprozess beginnt mit dem Maischen, bei dem das geschrotete Malz mit warmem Wasser gemischt wird. In der Maische findet bei Temperaturen um 45 °C der enzymatische Abbau der Getreidestärke statt. Der flüssige Teil der Maische, die Würze, wird danach durch Filtration abgetrennt und nach Zugabe des Hopfens bis zu zwei Stunden gekocht. Dabei kommt es zur Keimabtötung und zu einer Inaktivierung der Enzyme.

Nach weiteren Zwischenschritten erfolgt in den sogenannten Gärtanks das Beimpfen der Würze mit der Bierhefe, wodurch Stärke zu Ethanol vergoren wird. Das dabei entstehende Kohlendioxid wird abgesaugt und später wieder zugesetzt.

Bier ist aufgrund folgender Eigenschaften mikrobiologisch stabil:

- Antimikrobieller Alkohol (Ethanol) mit bekannter konservierender Wirkung
- Kohlendioxidgehalt von etwa 0,5 %
- Niedriger Sauerstoffgehalt und geringe Mengen an Kohlenhydraten, die kaum Wachstum von Mikroorganismen erlauben
- Niedriger pH-Wert (4–5)
- Antimikrobielle Bitterstoffe des Hopfens

Alkoholfreies Bier. Es entsteht entweder durch eine frühzeitig abgebrochene Gärung oder durch Alkoholentzug normaler alkoholhaltiger Biere. Letzteres geschieht beispielsweise durch Vakuumverdampfung. Der Alkoholgehalt bei beiden Herstellungsarten beläuft sich auf maximal 0,5 %, womit die antimikrobielle Wirkung des Ethanols entfällt.

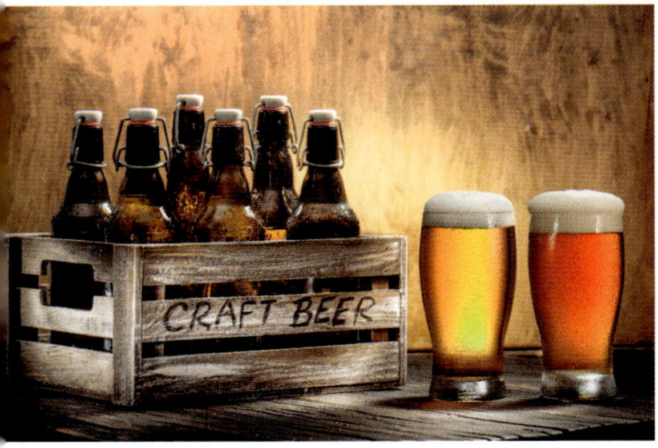

Zuckerhaltige Biergetränke. Biermischgetränke (z. B. Radler oder Alsterwasser) oder Malzbier weisen für Mikroorganismen deutlich bessere Nährstoff- und Wachstumsbedingungen auf als Bier. Sie sind deshalb auch nicht so lange haltbar.

In der **Gastronomie** ist der Inhaber verpflichtet, hygienisch einwandfreie Getränke auszugeben. Seine Anlagen müssen entsprechend gereinigt und gewartet werden. Es werden bestimmte Reinigungsintervalle empfohlen. Dennoch kann es zu einem veränderten Geschmack und sogar zu einer Trübung der Getränke kommen – Zeichen von Mikroorganismenwachstum. Milchsäurebakterien und Fremdhefen werden häufig angetroffen. Besonders gefährdet sind die handwerklich produzierten Craft-Biere, wenn sie nicht pasteurisiert oder steril filtriert werden.

Möglich ist die Verkeimung bei Bieren und anderen Getränken aus **Zapfanlagen**, wenn eine Schankpause von nur einer Nacht stattfindet. Bei alkoholfreien Getränken sind es meist Hefen und Essigsäurebakterien, die die Getränke modrig oder stechend riechen lassen und damit Zeichen für Verderb sind.

Praxistipps

- Bestellen Sie sich die Biergetränke immer in der Flasche und meiden Sie Schankanlagen.
- Bewahren Sie Biermischgetränke wie z. B. Radler oder Alsterwasser nach Anbruch nur kurzfristig im eigenen Kühlschrank auf.

Wein

Wie bei Bier beruht die Herstellung von Wein aus roten und weißen Trauben auf den Gärungsaktivitäten von Hefen. Die Bedeutung der natürlich auf Weintrauben vorkommenden Hefen geht bei der Weinherstellung zurück und sie werden durch die gärstarke

Saccharomyces cerevisiae ersetzt. Die Gärung verläuft unter *Saccharomyces cerevisiae* schneller, die Verderbnisanfälligkeit nimmt deutlich ab.

Mit zunehmender Reife der Früchte bilden die Trauben feine Risse, wodurch anhaftende Hefen besser in die Früchte gelangen und sich dort vermehren können. Die Hefen werden durch Essigfliegen oder durch Wespen auf die Früchte gebracht. Je nach Witterung und Reifegrad finden sich auch immer Schimmelsporen sowie Essig- und Milchsäurebakterien in den Traubenmosten.

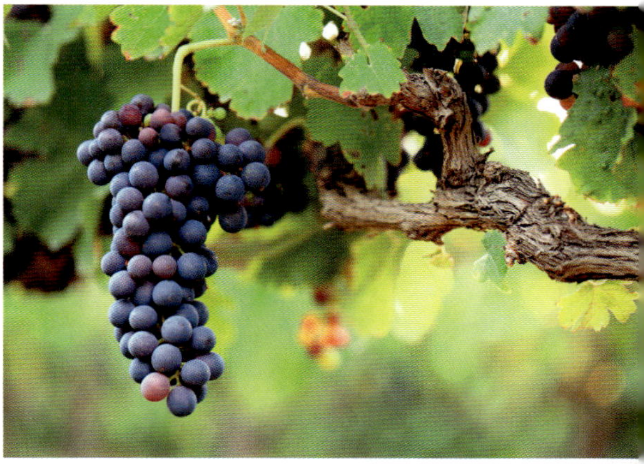

Neben bestimmten Hefestämmen werden in vielen Fällen zusätzlich Milchsäurebakterien eingesetzt, die die Säuren im Wein abbauen. Wenn der Wein in Flaschen abgefüllt wird, müssen die Mikroorganismen abgetrennt oder inaktiviert werden, um nicht nachträglich den Wein noch zu verändern. Im abgefüllten Wein sind diese Mikroorganismen wie auch wilde Hefen und Schimmelpilze unerwünscht.

Einen **Alkoholgehalt** über 17 % hinaus können Weine durch die Hefegärung nicht erreichen, da spätestens dann die Hefen durch das von ihnen selbst gebildete Gärprodukt Alkohol absterben. Wein enthält in der Regel 9–13 % Alkohol. Der Alkoholgehalt muss in Deutschland auf der Flasche angegeben werden.

Der hohe Alkoholgehalt zusammen mit phenolischen Verbindungen, einem niedrigen pH-Wert von 3,0–4,0 und die Abwesenheit von Sauerstoff hemmen das Wachstum vorhandener Keime. Letzteres verhindert insbesondere die Vermehrung der streng aeroben und säuretoleranten Essigsäurebakterien, die den Alkohol zu Essigsäure umsetzen.

Schwefelung. Die Zugabe von schwefeliger Säure – eine bewährte Methode, um Wein längere Zeit haltbar zu machen – fördert die mikrobiologische Stabilität des Weins. Schwefeldioxid bzw. schwefelige Säure wirkt keimhemmend; viele Hefen und fast alle Bakterien sind empfindlich gegenüber diesem Konservierungsmittel. In geringen Mengen ist schweflige Säure unbedenklich, wobei einzelne Personen mit Kopfschmerzen und anderen leichteren Beschwerden reagieren können. Zu große Schwefelmengen im Wein sind gesundheitlich schädlich, weshalb es gesetzliche Grenzwerte gibt. Mangelhafte Hygiene bei der Weinherstellung kann außerdem zur Entstehung von biogenen Aminen wie Histamin führen.

Praxistipp

- Trinken Sie Wein nicht, wenn er Ihnen in Geruch und Geschmack untypisch erscheint.

4.9 Süßwaren

Mit über 15 Mrd. Euro Umsatz im Jahr gehört die Süßwarenindustrie zu der viertgrößten Lebensmittelbranche in Deutschland. Dabei werden zu den Süßwaren nicht nur zuckerhaltige, sondern auch einige salzige Produkte (Knabberartikel) gezählt.

Die Hersteller gewährleisten die Qualität ihrer Produkte bis zum Verlassen ihres Hauses. Nur in äußerst seltenen Fällen werden pathogene Keime mit den Produkten verschleppt. Anschließend trägt der Verbraucher die Verantwortung für die Sicherheit und Qualität des Produkts und sollte dem durch eine angemessene Lagerung, wie z. B. bei kühlen Temperaturen und nicht in der Sonne, gerecht werden.

4.9.1 Zuckerreiche Lebensmittel

Zucker, der Hauptbestandteil der meisten Süßwaren, wirkt durch Erniedrigung des a_W-Wertes (Kap. 1.1.1) hemmend auf das Wachstum von Mikroorganismen. Zucker wird dabei als Kristallzucker oder als Flüssigzucker wie z. B. Invertzucker eingesetzt.

Das Wichtigste in Kürze

- Süßwaren sind vor einem Befall mit Mikroorganismen aufgrund ihres hohen Zuckergehalts weitestgehend geschützt.
- Marmelade und Honig sind bei Einhaltung guter Lagerbedingungen sichere Lebensmittel.

Bei der Hydrolyse von Saccharose zur Herstellung von **Invertzucker** kommt es zur Umkehrung (Inversion) des optischen Drehsinns (Veränderung der Schwingungsebene von linear polarisiertem Licht). Durch Einwirken von Säuren oder des Enzyms Invertase auf Saccharose entsteht ein 1:1-Gemisch von Glucose und Fructose. Der Vorteil von Invertzucker gegenüber Kristallzucker ist eine höhere a_W-Wert-Absenkung bei gleicher Menge.

Bei einem Sirup, wie z. B. **Glucose-Fructose-Sirup**, ist dieser Effekt auf die Wasseraktivität besonders groß. Das Polymer Stärke wird enzymatisch in die Zuckerbausteine gespalten und dabei erhöht sich die Anzahl der wasserbindenden Moleküle stark. Glucose-Fructose-Sirup wird beispielsweise aus Mais hergestellt. Der Maissirup hat eine hohe wirtschaftliche Bedeutung und ist gesundheitlich wegen des hohen Gehalts an Fructose umstritten, die als maßgebliche Ursache von Übergewicht gilt.

Süßstoffe. Die synthetisch hergestellten oder natürlichen Ersatzstoffe für Zucker, die eine höhere Süßkraft besitzen, haben den Vorteil, dass sie für die meisten Mikroorganismen keinen Nährstoff darstellen. Wird jedoch in einem Lebensmittelprodukt der Zucker vollständig oder zum großen Teil durch Süßstoffe wie Aspartam oder Cyclamat ersetzt, so kann dies einen gefährlichen Einfluss auf die Vermehrungsmöglichkeiten von Bakterien und Pilzen haben. Der a_W-Wert bzw. die Wasserverfügbarkeit für Keime wird dadurch erhöht, sodass entsprechend die Haltbarkeit des Produkts sinkt und die mikrobiologische Anfälligkeit steigt.

Marmelade und andere Süßaufstriche

Selbsthergestellte süße Brotaufstriche sind wie industriell produzierte Waren aufgrund ihrer Produkteigenschaften und der Herstellungsmethoden als sicher einzustufen. Das konservierende Prinzip des Einkochens von Früchten mit Zucker beruht auf dem Effekt der a_W-Wert-Absenkung durch hohe Zuckerkonzentrationen. Zucker bindet freies Wasser, das somit den Mikroorganismen zum Wachstum nicht zur Verfügung steht.

Beim Einmachen von Konfitüre, Marmelade und Gelees werden die Zutaten gekocht und damit pasteurisiert. Das anschließende heiße Abfüllen von Marmelade in saubere Gläser und ein sofortiges Verschließen gibt einen zusätzlichen Schutz. Die geschlossenen Gläser dreht man auf den Kopf, sodass die herabfließende heiße Masse den Kopfraum entkeimt. Im Inneren entsteht außerdem ein Vakuum. Der Sauerstoff wird dabei zum großen Teil entfernt und die Vermehrung aerober Keime blockiert.

Das Wichtigste in Kürze

- Bewahren Sie Marmelade möglichst im Kühlschrank und in kleinen Portionen auf.
- Entnehmen Sie Marmelade mit einem sauberen Löffel und verbrauchen Sie Marmelade bald nach Anbruch.

Zuckerrübensirup. Nach gründlicher Reinigung der Zuckerrüben schließt sich bei der Herstellung ein Dampfprozess von über 100 °C an, der einige Stunden vollzogen wird. Bei dieser Pasteurisierung kommt es zur Bildung von Invertzucker, von Glucose und Fructose. Der dabei entstehende Rohsaft hat ein Verhältnis Saccharose zu Invertzucker von 1:1, wodurch ein Auskristallisieren der Saccharose verhindert wird. In einem Verdampfer wird dem Saft Feuchtigkeit entzogen, er wird eingedickt.

Honig

Honig besteht zu 70–80 % aus Zucker, überwiegend Glucose und Fructose, und in kleineren Mengen aus Fett, Eiweißen und Vitaminen. Der Wassergehalt in Honig liegt bei 20 % und der a_w-Wert beträgt 0,75. Honig ist außerdem schwach sauer und hat einen pH-Wert von 3–5.

Honig ist daher bei angemessener Lagerung kaum verderblich. Für die Erhaltung der Inhaltsstoffe ist die kühle Lagerung wichtig; Honig sollte nicht über 40 °C erwärmt werden. Frisch gewonnen ist der Honig flüssig, wird dann je nach Sorte im Laufe der Zeit aber fester.

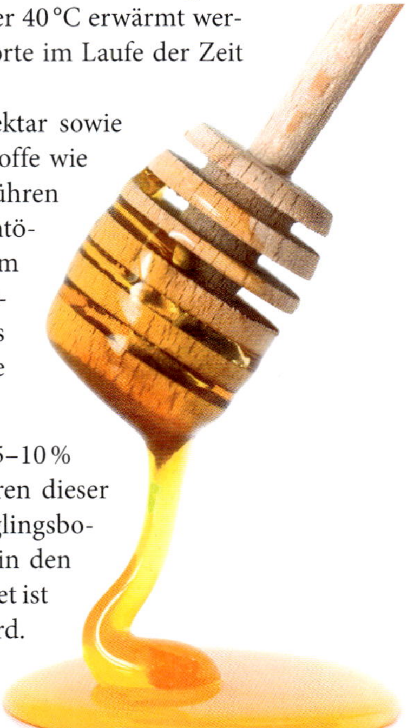

Ernten die Bienen den für den Honig notwendigen Blütennektar sowie Sekrete anderer lebender Pflanzenteile, geben sie körpereigene Stoffe wie z. B. Enzyme zum Nektar, die zur Bildung von Wasserstoffperoxid führen und den pH-Wert erniedrigen. Honig erhält dadurch eine bakterientötende bzw. -hemmende Wirkung. Durch das Fächeln der Flügel im Bienenstock und andere Vorgänge verdunstet überschüssiges Wasser. Der Honig reift in den Waben der Bienenstöcke und muss als Futterquelle für die Nachkommen der Bienen geeignet und lange haltbar sein.

Säuglingsbotulismus. Bei Untersuchungen von Honig werden bei 5–10 % der Proben *Clostridium botulinum*-Bakterien gefunden. Die Sporen dieser Bakterien können im Honig überleben und den sogenannten Säuglingsbotulismus hervorrufen. Diese Gefahr besteht, weil bei Säuglingen in den ersten sechs Monaten die Darmflora noch nicht komplett ausgebildet ist und die keimtötende Magensäure nicht genügend produziert wird.

Die über die Nahrung aufgenommenen Sporen keimen im Dünndarm aus und bilden die extrem giftigen Botulinumtoxine.
Für ältere Kinder und Erwachsene besteht nach Verzehr von kontaminiertem Honig keine Erkrankungsgefahr, solange der Magen-Darm-Trakt keine Störungen, wie z.B. chronische Darmerkrankungen, aufweist. Ältere Menschen mit reduzierter Magensäuresekretion und Personen, die Medikamente wie Protonenpumpeninhibitoren einnehmen, die den pH-Wert im Magen erhöhen, besitzen ein leicht erhöhtes Risiko an Botulismus zu erkranken (▸ Kap. 2.3.2).

Praxistipps

- Bewahren Sie Honig immer gut verschlossen und kühl (7–12 °C) auf, da der hohe Zuckergehalt Feuchtigkeit und Fremdgerüche anzieht.
- Verzehren Sie keinen Wabenhonig, in dem sich verschiedene Schadstoffe anreichern können.
- Kinder im ersten Lebensjahr sollten keinen Honig verzehren.

Invertzuckercreme. Die frühere Bezeichnung lautet „Kunsthonig". Es handelt sich um eine aus Invertzucker hergestellte honigähnliche Creme mit oder ohne Zusatz von Glucosesirup und Honig. Die Creme kann fest oder zähflüssig sein, bei der Lagerung kristallisiert sie aus. Ein Zusatz von Aroma- und Farbstoffen ist zulässig.

Lakritz

Aus dem Süßholzstrauch *Glycyrrhiza glabra* wird der Süßholzsaft *Liquiritiae succus* gewonnen, der für den typischen Lakritzgeschmack verantwortlich ist und in üblichen Lakritzwaren zu mindestens 3 % enthalten ist. Der Hauptbestandteil der Süßholzwurzel ist Glycyrrhizin, das eine 150-fach stärkere Süßkraft als Saccharose aufweist. Bei der Herstellung von Lakritz können außerdem Zuckersirup, Gelatine und Salmiak zugesetzt werden. Der Glycyrrhizin-Gehalt in Süßwaren kann stark schwanken:

- Fertigerzeugnisse besitzen maximal 0,2 g/100 g.
- Starklakritz weist über 0,2 g/100 g auf.

Schon kleine Mengen der Verbindungen des Süßholzsafts können ähnlich wie Grapefruit die Wirkung einiger Medikamente beeinflussen. Wird Lakritz in großen Mengen verzehrt (> 50 g/Tag), kann es z. B. zu Kopfschmerzen, Herzrasen und Ödemen kommen. Es kann bei übermäßiger Aufnahme den Blutdruck steigern und eventuell das Risiko für eine Frühgeburt erhöhen.

Praxistipps

- In der Schwangerschaft sollten Sie Lakritz nur sehr sparsam essen.
- Meiden Sie Lakritz unter Medikamenteneinnahme, insbesondere unter der Einnahme von Immunsuppressiva.

4.9.2 Speiseeis

85 % des Speiseeises, das in Deutschland verzehrt wird, wird industriell hergestellt; der Rest entsteht in Eisdielen. Speiseeis wird aus einer Reihe verschiedener Zutaten gefertigt, von denen einige wie Milch und Sahne für Mikroorganismen sehr anfällig sind. Speiseeis sollte eine Temperatur von –18 °C besitzen; aufgetautes Eis ist ein idealer Nährboden für Bakterien.

Das Wichtigste in Kürze

- Industriell gefertigte Speiseeis ist unbedenklich, Speiseeis aus Eisdielen birgt Risiken.

Die industrielle Produktion von Speiseeis vollzieht sich im Rahmen strenger Betriebshygiene. Bei der Herstellung wird das Eis einer Pasteurisierung unterzogen, die die Abtötung eventuell vorhandener pathogener Keime garantiert. Gleichzeitig kommt es zur Inaktivierung von Enzymen, die bei einer längeren Lagerung zu geschmacklichen Veränderungen führen können. Das sofort auf die Pasteurisierung folgende schnelle Abkühlen der Eismasse auf –18 °C verhindert das einsetzende Wachstum möglicherweise vorhandener Keime.

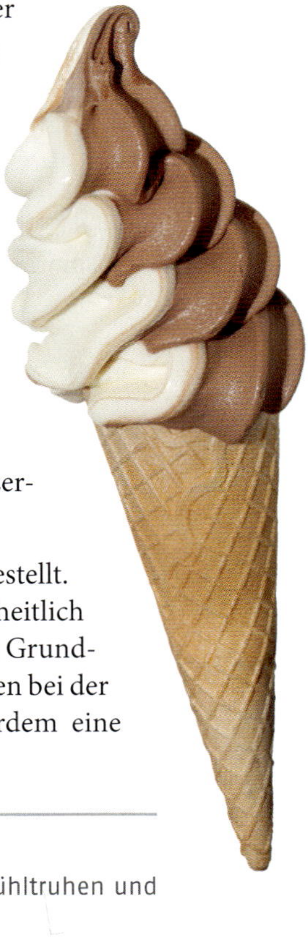

Frische Früchte werden gezuckert und entstehender Sirup untergearbeitet, wodurch sich das Eis geschmacklich deutlich verändert. Andere Früchte werden wärmebehandelt oder zum Zweck der Konservierung gefroren und dann dem Eis zugegeben. Damit Nüsse und Mandeln das Eis nicht mit pathogenen Keimen belasten, kommen sie in eine kochende und schwach gesalzene Zuckerlösung. Anschließend werden sie zerkleinert und zu der Eismasse gegeben.

Eisdielen. In Eis von Eisdielen werden öfter erhöhte Keimzahlen festgestellt. Auch wenn die nachgewiesenen Keime in den allermeisten Fällen gesundheitlich unbedenklich sind, so weisen sie doch auf Hygienemängel hin. Besitzen die Grundstoffe beispielsweise hohe Keimgehalte, werden nicht unbedingt alle Bakterien bei der Pasteurisierung abgetötet. Schlecht gereinigte Eisportionierer sind außerdem eine Ursache für die Keimbelastung von Speiseeis in Eisdielen.

Praxistipps

- Kaufen Sie nur einwandfrei verpacktes Fertigeis aus gut funktionierenden Kühltruhen und kein Speiseeis in Eisdielen oder Cafés.
- Nutzen Sie eine Kühltasche für den Transport, wenn Sie Eis für den häuslichen Gebrauch kaufen und gehen Sie damit direkt nach Hause. Wenn das Eis beim Heimtransport geschmolzen ist, darf es nicht verzehrt werden.
- Verzehren Sie kein Softeis.

Softeis. In speziellen Maschinen wird Softeis, ein Milcheis, hergestellt und direkt abverkauft. Beim Abfüllen läuft die Eismasse durch eine Düse und wird dort mit Luft aufgeschäumt. Erst beim Austritt aus der Düse friert der gekühlte Eismix aufgrund der Expan-

sion und es entsteht die weiche und voluminöse Konsistenz. Softeis ist mit etwa –6 °C nicht so kalt wie festes Speiseeis und damit anfälliger für Mikroorganismen.
Besonders bei warmen Temperaturen können Softeismaschinen ein Hygienerisiko darstellen, wenn Keime in den Zutaten vorhanden sind oder bei der Herstellung, z. B. durch die Einmischung nicht steriler Luft, in die Masse gelangen. Werden Softeismaschinen nicht ausreichend gereinigt, können Keime überleben und sich eventuell vermehren. Heutzutage pasteurisieren die professionellen Eismaschinen jedoch den Softeismix, sodass Bakterienverunreinigungen in der Regel nicht entstehen können.

4.9.3 Kakao und Schokolade

Um möglichst gute, qualitativ hochwertige und hygienisch einwandfreie Kakao- und Schokoladenprodukte herzustellen, durchlaufen die Kakaobohnen ab der Ernte standardisierte Verfahrensschritte.

So werden die Kakaobohnen nach der Ernte zunächst durch Mikroorganismen fermentiert. Ein Auskeimen der Samen wird verhindert und es kommt zur Aroma- und Farbausbildung. Die Kakaobohnen haben eine Restfeuchte von etwa 60 %. Die anschließende Trocknung dauert 1–2 Wochen und reduziert den Wassergehalt der Bohnen auf 5–7 %. Den Mikroorganismen wird so die wichtigste Wachstumsgrundlage genommen und die Bohnen können lange Schiffsreisen schadlos überstehen. Während des Transports muss auf Feuchtigkeit und Temperatur geachtet werden.

Das Wichtigste in Kürze

- Kakao- und Schokoladenprodukte sind im Allgemeinen sichere Lebensmittel, obgleich Salmonelleninfektionen durch Schokolade ausgelöst werden können.

Die Röstung der Kakaobohnen findet dann erst in den jeweiligen Verbraucherländern statt. Hierbei erfolgt gleichzeitig eine Flammensterilisation der Oberfläche. Durch die Fermentation anhaftende Mikroorganismen werden auf diese Art und Weise abgetötet. Die Röstung und Trocknung erfolgt bei Temperaturen von 110–135 °C, und der Feuchtigkeitsgehalt sowie die mikrobielle Belastung nehmen dabei weiter ab. Im Anschluss werden die Bohnen gebrochen und gekühlt, um ein Überrösten zu verhindern. Danach wird der Kakaobruch zu Kakaopulver oder Schokolade weiterverarbeitet.

Schokolade

Um mikrobielle Risiken zu vermeiden, sind die Standards und Kontrollen bei der Herstellung sehr hoch. Das betrifft nicht nur die Qualität der Rohstoffe, wie z. B. der Nüsse (▸ Kap. 4.2.1), sondern auch die Hygiene des gesamten Produktionsprozesses.

Für die Herstellung von Schokolade wird zunächst der Kakaobruch zerkleinert und mit Kakaobutter, Zucker und Milchpulver vermischt sowie fein zermahlen. Im Anschluss erfolgt das sogenannte **Conchieren**, d. h., bei Temperaturen von 55–90 °C wird mehrere Stunden bis Tage lang gerührt, sodass Wasser, Geruchs- und Bitterstoffe sich verflüchtigen.

Der Herstellungsprozess der Schokolade bietet Keimen nur geringe Möglichkeiten der Besiedlung und des Wachstums. Der für die Schokolade verwendete Kakaobruch ist durch die vorgeschalteten Prozesse nahezu frei von pathogenen Keimen. Allerdings ist ein erneuter Befall nach der Röstung durch das Umfeld oder durch zugesetzte Zutaten, wie z. B. Nüsse oder Kokosnuss, nicht auszuschließen.

In einigen Fällen sind Salmonellenerkrankungen durch den Verzehr von Schokoladenprodukten in der Vergangenheit vorgekommen. Dabei haben außergewöhnlich niedrige Keimzahlen ausgereicht, um die Erkrankung auszulösen. Die niedrige Infektionsdosis (▸ Kap. 1.3.1) wird darauf zurückgeführt, dass die Bakterien in der fetthaltigen Schokolade besonders gut gegen die menschliche Magensäure geschützt sind und lebend in den Darm gelangen können. Salmonellen können in der wasserarmen und fettreichen Schokolade sehr lange – bis zu mehreren Jahren – überleben.

Praxistipps

- Sie sollten keine Schokolade genießen, an der sich außen rohe Kokosflocken befinden.
- Der Hinweis „Kann Spuren von Nüsse enthalten" ist alleinig für Allergiker gedacht.
- Schokolade und Kakaopulver sind sehr lange haltbar, wenn sie kühl, dunkel und trocken gelagert werden.

Fettreif. Bildet sich an der Oberfläche der Schokolade eine weiße, fleckige Schicht, handelt es sich nicht um Schimmel, sondern um Fettpartikel. Dies ist ein Zeichen für eine zu warme Lagerung oder für extreme Temperaturunterschiede bei der Lagerung.

4.9.4 Knabberartikel

Die Rohstoffe der Knabberartikel werden während ihrer Produktion kurzzeitig einer intensiven Wärmezufuhr ausgesetzt. Die Produkte können letztendlich immer nur qualitativ hochwertig sein, wenn es auch die verwendeten Rohstoffe sind.

4

Das Wichtigste in Kürze

- Knabberartikel wie Kartoffelchips und Erdnussflips können ohne Bedenken gegessen werden.

Kartoffelchips

Für die Herstellung von Kartoffelchips müssen die Kartoffeln frei von Schäden sein (Verderb, Fäulnis, Pilzbefall, Druckstellen). Die für die Röstung/Frittierung verwendeten Öle sind thermisch stabil und lagerstabil, wofür sie z. B. wenig oxidativ sein dürfen. Das Frittieren dauert etwa 2,5 Minuten und erfolgt bei einer Rösttemperatur von 160–180 °C. Die Hersteller achten darauf, dass die Öle nicht überhitzt werden. Ein günstiger Nebeneffekt des Röstens ist das Verdampfen überschüssigen Wassers in den Kartoffelscheiben. Nach dem Rösten werden Salze und Gewürze gleichmäßig aufge-

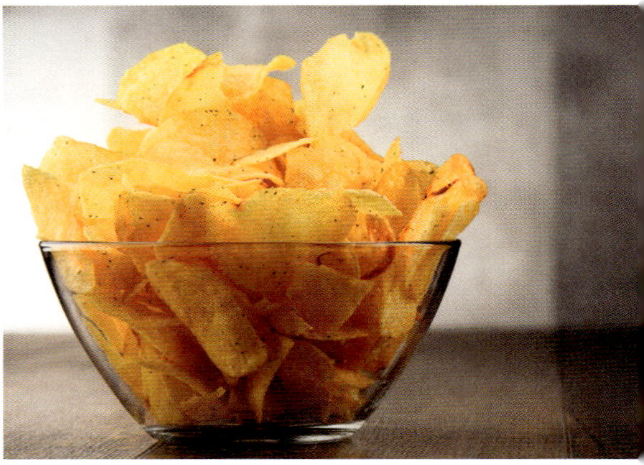

tragen. Anschließend werden die Kartoffelchips unter Begasung mit Stickstoff verpackt. Das Schutzgas gewährleistet dabei eine gleich bleibende Qualität während der Mindesthaltbarkeitsdauer (▸ Kap. 4.1.1).

Sogenannte **Stapelchips** werden – anders als Kartoffelchips – nicht aus dünnen Kartoffelscheiben hergestellt, sondern z. B. aus Kartoffelpüreeflocken. Da das Ausgangsmaterial als solches einen geringeren Wassergehalt hat, ist die Verweildauer in der Fritteuse geringer, die Temperaturen aber gleich hoch. Würzung und Verpackungskriterien entsprechen denen der Kartoffelchips.

Erdnussflips

Erdnussflips bestehen zum größten Teil aus Maismehl. In Pelletform gebracht, werden sie mit einer Mischung aus pflanzlichen Ölen, Gewürzen und gemahlenen Erdnüssen überzogen.

Die Maisflips entstehen unter großen Drücken und hohen Temperaturen. Ein gleichzeitig stattfindender Feuchtigkeitsverlust macht sie lagerstabil. Im Anschluss werden sie unter Zugabe pflanzlicher Fette gewürzt. Neben Salz und Pfeffer enthält die Würzmischung Erdnussbutter. Dabei handelt es sich um fein gehackte und zerstampfte Erdnüsse. Nach der Würzung werden die Erdnussflips unter Schutzatmosphäre verpackt.

Die für die Herstellung verwendeten Erdnüsse müssen qualitativ einwandfrei sein (▸ Kap. 4.2.1).

Praxistipps

- Lagern Sie Erdnussflips und Chipstüten nicht in der Sonne und gut verschlossen. Verbrauchen Sie sie nach dem Öffnen zügig.
- Halten Sie angebrochene Verpackungen möglichst luftdicht verschlossen.

Glossar

Aflatoxine	Von einigen Arten des Schimmelpilzes *Aspergillus* produzierte Mykotoxine, die stark leberschädigend sind und als extrem karzinogen eingestuft werden
Aminosäuren	Bausteine der Proteine (Eiweiße)
Antigene	Moleküle, wie z. B. Oberflächenstrukturen von Mikroorganismen, an die spezifische Antikörper binden können
a_W-Wert	Verfügbarkeit von Wasser für das Wachstum von Mikroorganismen in einem Lebensmittel
Blanchieren	Kurzfristige Behandlung mit heißem Wasser bzw. Wasserdampf, mit dem Ziel, Mikroorganismen und Enzyme zu deaktivieren
Bombage	Aufwölbung der Deckel von Dosen oder anderer Lebensmittelgefäße
Erhaltungstherapie	Über mehrere Jahre oder lebenslänglich andauernde Verabreichung eines Arzneimittels
Fermentation	Umsetzung von Naturstoffen mithilfe von Bakterien-, Pilz- oder Zellkulturen oder durch Zusatz von Enzymen
Granulozyten	Weiße Blutkörperchen (Leukozyten), die Krankheitserreger zerstören oder über Phagozytose in die Zelle aufnehmen
Immunreaktion (Immunantwort)	Reaktion des Immunsystems auf die Konfrontation des Körpers mit fremden oder bereits bekannten Antigenen
Immuntoleranz	Verhinderung oder Abschwächung einer Immunantwort auf ein Antigen
Induktionstherapie	Anfängliche Behandlung mit hochdosierter Gabe eines Arzneimittels
Infektionsdosis	Anzahl an pathogenen Keimen, deren Aufnahme notwendig ist, um eine Infektion hervorzurufen
Inkubationszeit	Zeit zwischen der Ansteckung und dem Ausbruch einer Krankheit
Koinfektion	Gleichzeitige Infektion einer Zelle bzw. eines Organismus mit zwei unterschiedlichen Krankheitserregern
Kommensalen	„Mitesser", Mikroorganismen, die zur Ernährung auf einen Organismus einer anderen Art angewiesen sind, diesen aber nicht schädigen
Kontamination	Übertragung von Mikroorganismen (allgemein: Verunreinigung)

Kreuzkontamination	Übertragung von Mikroorganismen von einem Lebensmittel auf ein anderes, das vorher diese Keime nicht besaß
Lipopolysaccharide	Charakteristische Bestandteile der äußeren Membran gramnegativer Bakterien, die Zucker- und Lipideinheiten besitzen; beim Zerfall der Bakterien als Endotoxine freigesetzt
Mykotoxine	Von Schimmelpilzen gebildete Giftstoffe
Neutropenie (Granulozytopenie)	Verminderung der neutrophilen Granulozyten im Blut
Opportunistischer Krankheitserreger	Keim, der nur bei einer Immunschwäche oder besonderen Bedingungen eine Infektionserkrankung auslöst
Pathogen	Krankheitserregend
Phagozytose	Fähigkeit – etwa von Protozoen und Immunzellen –, kleine Partikel wie Bakterien zu umfließen und in das Zellinnere aufzunehmen
Proteolyse	Spaltung der Peptidbindungen von Eiweißen (durch Enzyme)
Protozoen	Gruppe von Mikroorganismen mit komplexer zellkernhaltiger Zelle, auch tierische Einzeller/Parasiten genannt
Virulenzfaktoren	Eigenschaften des Erregers, die seine krankmachende Wirkung bestimmen, z. B. Fimbrien, die es Bakterien ermöglichen, an Zellen anzudocken
Zytokine	Körpereigene hormonartige Proteine, die das Wachstum und die Differenzierung von Immunzellen regulieren (Untergruppe: Interleukine)

Literaturverzeichnis

Berger T, Recher M. Immunregulation durch regulatorische T-Zellen. www.medicalforum.ch/docs/smf/2015/04/de/smf-02114.pdf, abgerufen am 15.11.2017

Bailey DG et al. Grapefruit-medication interactions: Forbidden fruit or avoidable consequences? www.cmaj.ca/content/185/4/309.full.pdf+html, abgerufen am 15.11.2017

Bayerisches Landesamt für Gesundheit und Lebensmittelsicherheit. www.lgl.bayern.de/presse/detailansicht.htm?tid=27156, abgerufen am 15.11.2017

Bayerisches Landesamt für Gesundheit und Lebensmittelsicherheit. www.lgl.bayern.de/lebensmittel/warengruppen/wc_20_mayonnaisen_feinkostsalate/, abgerufen am 15.11.2017

Bayerisches Landesamt für Gesundheit und Lebensmittelsicherheit. www.lgl.bayern.de/downloads/lebensmittel/doc/merkblatt_backwaren.pdf, abgerufen am 15.11.2017

Belitz HD, Grosch W, Schieberle P. Lehrbuch der Lebensmittelchemie. 4. Aufl., Springer, 2007

Berndtson A et al. Distribution and numbers of Campylobacter in newly slaughtered broiler chickens and hens. Int J of Food Microbiol, 15: 54–50, 1992

Beuchat LR. Ecological factors influencing survival and growth of human pathogens on raw fruits and vegetables. Microbes and Infection, 4: 413–423, 2002

Biesalski H, Tinz J. Antioxidantienkombinationen zur Stärkung des Immunsystems. Ausgabe 40/2005. www.pharmazeutische-zeitung.de/index.php?id=28282

Bischoff SC. Probiotika, Präbiotika und Synbiotika. 1. Aufl., Thieme, Stuttgart 2009

Blessington T, Theofel CG, Mitcham EJ et al. Survival of foodborne pathogens on inshell walnuts. Int J of Food Microbiol, 166: 341–348, 2013

Brechmann T et al. Levothyroxine therapy and impaired clearance are the strongest contributors to small intestinal bacterial overgrowth: Results of a retrospective cohort study. World J Gastroenterol, 23 (5): 842–852, 2017

Bundesamt für Verbraucherschutz und Lebensmittelsicherheit, BVL. Berichte zur Lebensmittelsicherheit, Zoonosen-Monitoring 2014, 2016

Bundesamt für Verbraucherschutz und Lebensmittelsicherheit, BVL. www.bvl.bund.de/DE/01_Lebensmittel/03_Verbraucher/09_InfektionenIntoxikationen/06_Listerien/lm_LMVergiftung_listerien_basepage.html, abgerufen am 15.11.2017

Bundesamt für Verbraucherschutz und Lebensmittelsicherheit, BVL. www.bvl.bund.de/DE/01_Lebensmittel/01_Aufgaben/04_Schnellwarnsystem/01_aktuelle_rasff_meldungen/03_LM_laufender_monat/lm_schnellwarnsystem_rasff_lm_Zusammenstellung_im_Februar_2017.pdf;jsessionid=825F8A78F182DE7E8ECEBE6C9904B631.2_cid340?__blob=publicationFile&v=852, abgerufen am 15.11.2017

Bundesamt für Verbraucherschutz und Lebensmittelsicherheit, BVL. www.bvl.bund.de/DE/01_Lebensmittel/01_Aufgaben/05_GrenzueberschreitenderHandel/lm_grenzueberschrHandel_node.html, abgerufen am 15.11.2017

Bundesinstitut für Risikobewertung, BfR. www.bfr.bund.de/cm/350/mykotoxine_in_lebens_und_futtermitteln.pdf, abgerufen am 15.11.2017

Bundesinstitut für Risikobewertung, BfR. www.bfr.bund.de/de/fragen_und_antworten_zu_verdorbenem_fleisch-7042.html, abgerufen am 15.11.2017

Bundesinstitut für Risikobewertung, BfR. Campylobacter spp. in Entenbrust. Stellungnahme Nr. 002/2008 vom 20. Dezember 2007

Bundesinstitut für Risikobewertung, BfR. Hohe Keimbelastung in Sprossen und küchenfertigen Salatmischungen. Stellungnahme Nr. 017/2011, 2011

Bundesinstitut für Risikobewertung, BfR. Rohwurst kann eine Infektionsquelle für Toxoplasmose sein. Stellungnahme Nr. 039/2005 vom 05. September 2005

Bundesministerium für Ernährung und Landwirtschaft, BMEL. www.bmel.de/DE/Ernaehrung/SichereLebensmittel/RueckstaendeKontaminanten/Texte/RechtsgrundlagenKontaminantenInLebensmitteln.html, abgerufen am 15.11.2017

Byrd-Bredbenner C et al. Food safety in home kitchens. Int J Environ Res Public Health, 10: 4060–4085, 2013

Chang AS, Sreedharan A, Schneider KR. Peanut and peanut products: A food safety perspective. Food Control, 32: 296–303, 2013

Cioca DP et al. Immunosenescence and tumourigenesis in the elderly. Euro J Ger, 9: 58–64, 2007

Cook RT. Alcohol abuse, alcoholism, and damage to the immune system – a review. Alcohol Clin Exp, 22(9): 1927–42, 1998

Deutsche Landwirtschafts-Gesellschaft, DLG. Ausschuss Sensorik. www.dlg.org/fileadmin/downloads/fachinfos/sensorik/Downloads/Sensorik/Frischfleisch_AB_Sensorik_2011_05.pdf, abgerufen am 15.11.2017

Doran MF et al. Frequency of infection in patients with rheumatoid arthritis compared with controls: a population-based study. Arthritis Rheum, 46: 2287–2293, 2002

EFSA Panel on Biological Hazards 1437. Scientific opinion on quantification of the risk posed by broiler meat to human campylobacteriosis in the EU, 8: 1437–1526, 2010

Eisenbrand G, Schreier P. RÖMPP Lexikon Lebensmittelchemie. 2. Aufl., Thieme, 2006

FAO (Food and Agriculture Organization of the United Nations), WHO (World Health Organization). Microbiological hazards in fresh leafy vegetables and herbs. 2008. www.fao.org/3/a-i0452e.pdf, abgerufen am 15.11.2017

Heiss R, Eichner K. Haltbarmachen von Lebensmitteln – Chemische, physikalische und mikrobiologische Grundlagen der Qualitätserhaltung. 4. Aufl., Springer 2002

Heiss R. Lebensmitteltechnologie. 6. Aufl., Springer 2004

Höfler E, Sprengart P. Praktische Diätetik – Grundlagen, Ziele und Umsetzung der Ernährungstherapie. 2. Aufl., Wissenschaftliche Verlagsgesellschaft Stuttgart, 2018

Hölzl C, Aldrian U. Lebensmittelsicherheit und Hygiene im Privathaushalt. Österreichische Agentur für Gesundheit und Ernährungssicherheit GmbH, 2011. www.ages.at/fileadmin/AGES2015/Themen/Lebensmittel_Dateien/Lebensmittelsicherheit_und_Hygiene_im_Privathaushalt_13_12_2013.pdf, abgerufen am 15.11.2017

Humphrey TJ et al. Campylobacter spp. in the kitchen: spread and persistence. J Appl Microbiol, 90: 115–120, 2001

Janssen R et al. Host-pathogen interactions in *Campylobacter* infections: the host perspective. Clin Microbiol Rev, 21 (3): 505–518, 2008

Jay JM, Loessner MJ, Golden DA. Modern Food Microbiology. 7 Aufl., Springer, 2005

Jay JM et al. Modern Food Microbiology. 7. Ausg., Springer Science + Business Media, New York 2005

Kasper H. Ernährungsmedizin und Diätetik. 12. Aufl., Urban & Fischer, 2014

Kesseler HG. Lebensmittel- und Bioverfahrenstechnik – Molkereitechnologie. 4. Aufl., Verlag A. Kessler, 1996

Keweloh H, Frintrop L. Molekulare Biologie und Mikrobiologie. 1. Aufl., Europa-Lehrmittel-Verlag, Haan-Gruiten 2016

Keweloh H. Mikroorganismen in Lebensmitteln. 6. Aufl., Pfanneberg Verlag, Haan-Gruiten 2016

Kommission für Krankenhaushygiene und Infektionsprävention, Robert-Koch-Institut. Anforderungen an die Hygiene bei der medizinischen Versorgung von immunsupprimierten Patienten. Bundesgesundheitsblatt, 53: 357–388, 2010

Koukkidis G et al. Salad leaf juices enhance Salmonella growth, colonization of fresh produce, and virulence. Appl Environ Microbiol, 83: 2416–2416, 2017
Krämer J, Prange A. Lebensmittel-Mikrobiologie. 7. Aufl., UTB/Ulmer, Stuttgart 2016
Krömker V. Kurzes Lehrbuch Milchkunde und Milchhygiene. Parey 2007
Kück U et al. Schimmelpilze – Lebensweise, Nutzen, Schaden, Bekämpfung. 3. Aufl., Springer, Berlin 2009
Lamont RF et al. Listeriosis in human pregnancy: a systematic review. J Perinat Med, 39: 227–236, 2011
Landesamt für Landwirtschaft, Lebensmittelsicherheit und Fischerei Mecklenburg-Vorpommern, LALLF. http://www.lallf.de/fileadmin/media/PDF/lebensm/LebensmittelvergiftTab.pdf, abgerufen am 15.11.2017
Mead PS et al. Food-related illness and death in the United States. Emerg Infect Dis, 5: 607–625, 1999
Munk K. Mikrobiologie. 1. Aufl., Thieme, Stuttgart 2008
Niedersächsisches Landesamt für Verbraucherschutz und Lebensmittelsicherheit, LAVES. www.laves.niedersachsen.de/startseite/lebensmittel/lebensmittelgruppen/getreide_getreideerzeugnisse/belegte-broetchen---das-schnelle-essen-zwischendurch-144132.html, abgerufen am 15.11.2017
Rehner G, Daniel H. Biochemie der Ernährung. 3. Aufl., Spektrum, 2010
Renneberg R, Berkling V. Biotechnologie für Einsteiger. 4. Aufl., Springer Spektrum 2013
Rimbach G, Nagursky J, Erbersdobler HF. Lebensmittel-Warenkunde für Einsteiger. 2. Aufl., Springer, 2015
Robert-Koch-Institut. Epidemiologisches Bulletin, 34: 341–346, 2010
Robert-Koch-Institut. Infektionsepidemiologisches Jahrbuch meldepflichtiger Krankheiten für 2015, 2016. www.rki.de/DE/Content/Infekt/Jahrbuch/Jahresstatistik_2015.pdf, abgerufen am 15.11.2017
Robert-Koch-Institut. Listeriose, RKI-Ratgeber für Ärzte, 2017. www.rki.de/DE/Content/Infekt/EpidBull/Merkblaetter/Ratgeber_Listeriose.html, abgerufen am 15.11.2017
Sächsisches Staatsministerium für Umwelt und Landwirtschaft, www.landwirtschaft.sachsen.de/landwirtschaft/download/BU_Mykotoxine_April2005.pdf, abgerufen am 15.11.2017
Sahm H et al. Industrielle Mikrobiologie. 1. Aufl., Springer Spektrum, 2013
Schuchmann, Schuchmann. „Lebensmittelverfahrenstechnik“, WILEY-VCH Verlag, 2005
Schünemann C, Treu G. Technologie der Backwarenherstellung. 11. Aufl., Gildebuchverlag 2016
Schweizer Eidgenossenschaft, Forschungsanstalt Agroscope Liebefeld-Posieux ALP. Mikrobiologische Kriterien in der Käsefabrikation. ALP forum 77d, 2010
Smollich M, Podlogar J. Wechselwirkungen zwischen Arzneimitteln und Lebensmitteln. 1. Aufl., Wissenschaftliche Verlagsgesellschaft Stuttgart, 2016
Smollich M, Vogelreuter A. Nahrungsmittelunverträglichkeiten. 2. Aufl., Wissenschaftliche Verlagsgesellschaft Stuttgart, 2018
Ternes W et al. Lexikon der Lebensmittel und der Lebensmittelchemie. 4. Aufl., Wissenschaftliche Verlagsgesellschaft Stuttgart, 2007
Ternes W. Eiprodukte; aktuelle Trends in der Verarbeitung und Verwendung. Landbauforschung 322, 2008. http://literatur.ti.bund.de/digbib_extern/dk042555.pdf, abgerufen am 15.11.2017
Ternes W. Lebensmittellexikon. 4. Aufl., Behr's Verlag, Hamburg 2005
Tomblyn M. et al. CDC – Guidelines for preventing infectious complications among hematopoietic cell transplantation recipients: a global perspective. Aus: Biology of blood and marrow transplantation, 15 (10): 1143–1238, 2009

Trevejo RT et al. Important emerging bacterial zoonotic infections affecting the immunocompromised. Vet Res, 36: 493–506, 2005

Vollmar A, Zündorf I, Dingermann T. Immunologie – Grundlagen und Wirkstoffe. 2. Aufl., Wissenschaftliche Verlagsgesellschaft Stuttgart, 2012

Vyas A et al. Behavioral changes induced by Toxoplasma infection of rodents are highly specific to aversion of cat odors. PNAS, 104: 6442–6447, 2007

Weber H. Mikrobiologie der Lebensmittel – Fleisch, Fisch, Feinkost. 2. Aufl., Behr's Verlag, Hamburg 2003

Weber H. Mikrobiologie der Lebensmittel – Milch und Milchprodukte. 2. Aufl., Behr's Verlag, Hamburg 2006

Weidenbörner M. Lexikon der Lebensmittelmykologie. 1. Aufl., Springer, Berlin 2000

Bildnachweis

▸Seite 2, ○Abb. 1.2: https://microbewiki.kenyon.edu/index.php/File:0041261239.jpg; ▸Seite 5, ○Abb. 1.4: Africa Studio/stock.adobe.com, ○Abb. 1.5: jarun011/stock.adobe.com; ▸Seite 6, ○Abb. 1.6: www.wikipedia.org/wiki/Influenza; ▸Seite 9: SGiustiPHOTO/stock.adobe.com; ▸Seite 19, ○Abb. 1.13: https://de.wikipedia.org/wiki/Toxoplasmose#/media/File:Toxoplasmose.jpg; ▸Seite 20: Printemps/stock.adobe.com; ▸Seite 27: volff/stock.adobe.com; ▸Seite 35: hiddenhallow/stock.adobe.com; ▸Seite 40: Ingo Bartussek/stock.adobe.com; ▸Seite 47: pressmaster/stock.adobe.com; ▸Seite 49: Grycaj/stock.adobe.com; ▸Seite 52: DoraZett/stock.adobe.com; ▸Seite 55: mihi/stock.adobe.com; ▸Seite 56: Lsantilli/stock.adobe.com; ▸Seite 57: monropic/stock.adobe.com; ▸Seite 59: PhotoSG/stock.adobe.com; ▸Seite 64: udra11/stock.adobe.com; ▸Seite 68: PhotoSG/stock.adobe.com; ▸Seite 70: kab-vision/stock.adobe.com; ▸Seite 71: Fontanis/stock.adobe.com; ▸Seite 74: Firma V/stock.adobe.com; ▸Seite 77: Tatiana Kitaeva/stock.adobe.com; ▸Seite 79: womue/stock.adobe.com; ▸Seite 80: CWIS/stock.adobe.com; ▸Seite 82: womue/stock.adobe.com; ▸Seite 85: tpzijl/stock.adobe.com; ▸Seite 87: fox17/stock.adobe.com; ▸Seite 88: womue/stock.adobe.com; Seite 91: Andrea Wilhelm/stock.adobe.com; ▸Seite 92: Olo/stock.adobe.com; ▸Seite 95: Tatiana/stock.adobe.com; ▸Seite 93: TrudiDesign/stock.adobe.com; ▸Seite 99: chandlervid85/stock.adobe.com; ▸Seite 102: ji_images/stock.adobe.com; ▸Seite 105: Olivier Tabary/stock.adobe.com; ▸Seite 110: fudio/stock.adobe.com; ▸Seite 113: fotofund/stock.adobe.com; ▸Seite 114: Mara Zemgaliete/stock.adobe.com; ▸Seite 117: Jiri Hera/stock.adobe.com; ▸Seite 118: Aintschie/stock.adobe.com; ▸Seite 119: kaycco/stock.adobe.com; ▸Seite 121: funny face/stock.adobe.com; ▸Seite 128: rdnzl/stock.adobe.com; ▸Seite 131: Lsantilli/stock.adobe.com, ExQuisine/stock.adobe.com; ▸Seite 135: Bernd Kröger/stock.adobe.com; ▸Seite 138: Martin Rettenberger/stock.adobe.com; ▸Seite 141: Vladyslav Danilin/stock.adobe.com; ▸Seite 142: M.studio/stock.adobe.com; ▸Seite 144: yamix/stock.adobe.com; ▸Seite 145: mahey/stock.adobe.com; ▸Seite 147: Christian Jung/stock.adobe.com; ▸Seite 151: K.-U. Häßler/stock.adobe.com; ▸Seite 152: lunglee/stock.adobe.com; ▸Seite 155: Visions-AD/stock.adobe.com; ▸Seite 157: Kitty/stock.adobe.com; ▸Seite 160: volff/ stock.adobe.com; ▸Seite 161: andrewhagen/stock.adobe.com; ▸Seite 163: Frog 974/stock.adobe.com; ▸Seite 165: mo-ment/stock.adobe.com; ▸Seite 167: monticellllo/stock.adobe.com

Sachregister

T

Die Autoren

Priv.-Doz. Dr. rer. nat. Heribert Keweloh

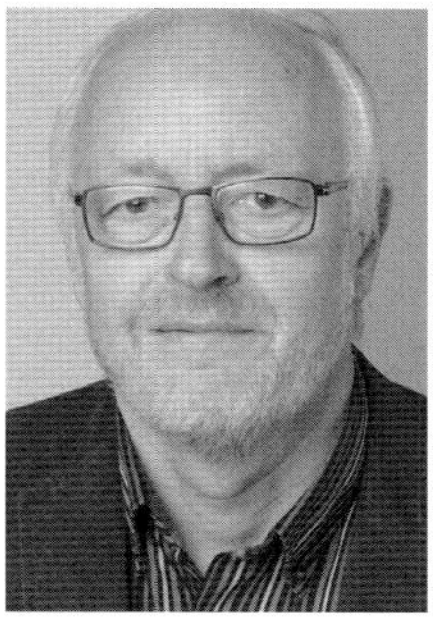

Studium der Biologie an der Universität Marburg. 1985 Promotion in Mikrobiologie an der Universität Osnabrück. 1993 Habilitation am Institut für Mikrobiologie der Universität Münster. Forschungs- und Lehrtätigkeit zur mikrobiellen Ökotoxikologie und zur Lebensmittelhygiene an der Westfälischen Wilhelms-Universität Münster.
Seit 1997 freiberufliche Tätigkeiten als Mikrobiologe und Hygieneberater in Beratung und Weiterbildung sowie Autor zahlreicher Fach- und Lehrbücher. Ab 2006 Lehrtätigkeit an der Fachhochschule Münster in den Fachbereichen Oecotrophologie sowie Gesundheit im Fachgebiet Lebensmittelmikrobiologie und -hygiene.

Dipl. oec. troph. Uta Reinecke

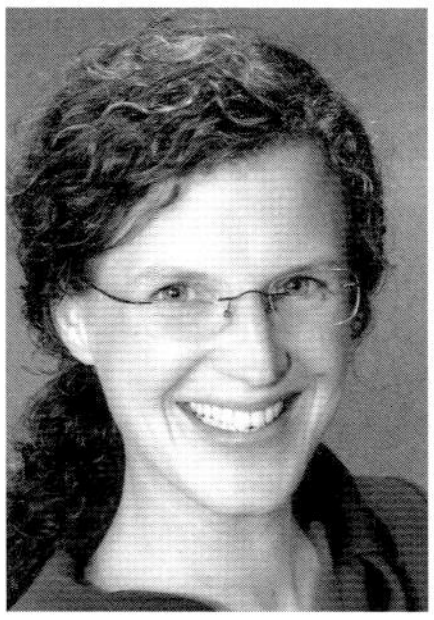

Ausbildung zur staatlich anerkannten Arzthelferin mit Abschluss 1993. 1997 Studium der Oecotrophologie an der Christian-Albrechts-Universität Kiel.
Seit 2004 Ernährungstherapeutin in der Rehabilitationsklinik Fallingbostel, Fachklinik für Kardiologie, Pneumologie, Transplantation (Herz, Lunge, Niere) und Internationale Rehabilitation.